U0335892

具身情绪

如何借助身体化解情绪困境

Raja Selvam

[美] 拉贾·塞尔瓦姆 著

常邵辰 田真明 译

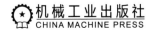

机械工业出版社
CHINA MACHINE PRESS

Raja Selvam. The Practice of Embodying Emotions: A Guide for Improving Cognitive, Emotional, and Behavioral Outcomes.

Copyright ©2022 by Raja Selvam.

Simplified Chinese Translation Copyright ©2025 by China Machine Press. Simplified Chinese translation rights arranged with North Atlantic Books through the Chinese Connection Agency, a division of Beijing XinGuangCanLan ShuKan Distribution Company Ltd. This edition is authorized for sale in the Chinese mainland (excluding Hong Kong SAR, Macao SAR and Taiwan).

No part of this book may be reproduced or transmitted in any form or by any means, electronic or mechanical, including photocopying, recording or any information storage and retrieval system, without permission, in writing, from the publisher.

All rights reserved.

本书中文简体字版由 North Atlantic Books 通过 the Chinese Connection Agency, a division of Beijing XinGuangCanLan ShuKan Distribution Company Ltd. 授权机械工业出版社仅在中国大陆地区（不包括香港、澳门特别行政区及台湾地区）独家出版发行。未经出版者书面许可，不得以任何方式抄袭、复制或节录本书中的任何部分。

北京市版权局著作权合同登记　图字：01-2022-6357 号。

图书在版编目（CIP）数据

具身情绪：如何借助身体化解情绪困境 /（美）拉贾·塞尔瓦姆（Raja Selvam）著 ；常邵辰，田真明译 . 北京：机械工业出版社，2024.12. -- ISBN 978-7-111-77243-9

Ⅰ. R749.055

中国国家版本馆 CIP 数据核字第 20240RA602 号

机械工业出版社（北京市百万庄大街 22 号　邮政编码 100037）
策划编辑：胡晓阳　　　　　　　　责任编辑：胡晓阳　侯思琪
责任校对：王小童　杨　霞　景　飞　责任印制：刘　媛
涿州市京南印刷厂印刷
2025 年 4 月第 1 版第 1 次印刷
170mm×230mm·19 印张·1 插页·268 千字
标准书号：ISBN 978-7-111-77243-9
定价：89.00 元

电话服务　　　　　　　　　　网络服务
客服电话：010-88361066　　　机 工 官 网：www.cmpbook.com
　　　　　010-88379833　　　机 工 官 博：weibo.com/cmp1952
　　　　　010-68326294　　　金 　书 　网：www.golden-book.com
封底无防伪标均为盗版　　机工教育服务网：www.cmpedu.com

　　这是一部令人印象深刻的作品，集多方面研究于一体。塞尔瓦姆博士凭借他在学术上的严谨和深刻的思考能力，带我们走进一场令人震撼的探索之旅。他不仅深入研究了大脑和身体中情绪的构造及作用，还探讨了情绪在保持健康或引发疾病中的角色。更进一步，他还阐述了如何通过身体机制来更好地调节和耐受情绪，从而在各种治疗方法中优化认知、情绪和行为。本书不仅是一本对所有专业治疗师都很宝贵的书，也是一份献给渴望唤醒情绪智慧并丰富生命体验的普通读者的珍贵礼物。

——彼得·莱文（Peter A. Levine）博士

体感疗愈创始人

《唤醒老虎》（Waking the Tiger）和《心理创伤疗愈之道》

（In an Unspoken Voice）等畅销书作者

　　我们对情绪的调节能力在治疗依恋性创伤和建立健康人际关系方面具有极高的重要性。本书以简单而有效的方法，教我们如何通过身体来提升这种调节能力。对于专注于依恋问题的治疗师，以及那些希望通过自助来优化人际关系的人来说，这是一本不可或缺的读物。

——黛安娜·普尔·赫勒（Diane Poole Heller）博士
《碰撞的历程》（*Crash Course*）和《依恋的力量》
（*The Power of Attachment*）作者

这本出色的书非常符合我们这个时代的需求，它深刻地阐述了全面具身化各种情绪的重要性——无论是愉悦、痛苦的情绪，还是介于两者之间的情绪。本书提供了丰富的研究和实证数据，明确指出情绪对认知和行为的影响远大于反过来的情况。作为一名专注于婚姻家庭治疗和学校儿童心理健康倡导的专家，我认为本书简直是一份天赐的礼物。在一个充满同情心的人的陪伴下，我们可以在身体内充分感受并拓展情绪，使其成为我们生活中的盟友，而不是敌人。塞尔瓦姆博士还慷慨地分享了他的四步法，目的是通过情绪具身来减轻人们的痛苦并增强愉悦体验。

——玛吉·克莱因（Maggie Klein）
婚姻与家庭治疗师，体感疗愈培训师
《改变大脑的策略：让我们的学校免受创伤的影响》
（*Brain-Changing Strategies to Trauma-Proof Our Schools*）作者

本书具有诸多亮点。它不仅关注如何调节情绪反应，还进一步探索了通过情绪调节来改善认知与行为的方法。作者从科学的角度出发，详尽地阐述了认知、情绪与行为在大脑和身体方面的密切关联。本书还为我们提供了确凿的证据，揭示了我们的认知、情绪及行为会受到他人和更为宽广的环境的影响。在书中，作者巧妙地穿插了理论与实用案例，充分展示了其才华和坚定的立场。我强烈推荐这本书给所有的治疗师，以及那些专注于个人和心理发展的读者。

——利斯贝思·马尔谢（Lisbeth Marcher）
身体动力躯体发展心理学系统（Bodynamic Somatic Developmental
Psychology System）创始人
《身体百科全书》（*The Body Encyclopedia*）共同作者
欧洲躯体性心理治疗协会（European Association for Body Psychotherapy）前主席

拉贾·塞尔瓦姆的这本著作可谓是一场心灵的启示。他成功地把神经科学的新发现、西方的心理动力学观点,以及东西方对于身心联系的精妙洞察整合在一起,形成了一种强有力且富有变革性的处理情绪的新方法。多年来,塞尔瓦姆博士与受到创伤的个体和群体的广泛合作,证明了这一方法的实用性,使其成为各类心理治疗的有力补充。全书每一页都充满了深度,且十分明晰和丰富。

——格伦·斯莱特(Glen Slater)博士
太平洋研究生院荣格和原型研究项目联合主席

对于那些想深入了解并实践情绪具身化的人来说,本书是一本不可或缺的读物。书中完美地结合了科学理论、历史文化背景、实际来访者案例,以及一个结构明确、富有创新性的模型。读者将被巧妙地引导,走过一个由各种传统、学科和情绪理解模型交织而成的探索旅程,最终顺利进入塞尔瓦姆博士关于如何有效实践情绪具身化的明晰且详尽的解释中。

——凯西·L. 凯恩(Kathy L. Kain)博士
《培育韧性》(Nurturing Resilience)和《创伤之道》(The Tao of Trauma)共同作者

别错过这本书,它不仅是治疗师的宝贵指南,也适用于对这个领域有兴趣的人。书中不仅介绍了全新的概念和坚实的理论基础,还提供了通过温和且创新的方式实践情绪具身化的方法。尤其是其中的"感知运动情绪"概念,对于人类意识的研究无疑是一份独特且必要的贡献。整本书的语言都清晰明了,目的是引导读者更好地理解和接纳自己。

——伊恩·麦克诺顿(Ian MacNaughton)博士
心理治疗师
《身体、呼吸与意识》(Body, Breath & Consciousness)作者

本书对体感心理学领域是一次及时而必要的提升。拉贾·塞尔瓦姆不仅深入地解析了如何在具身治疗中运用身体来体验和表达情绪,还探讨了如何用身体来抵御情绪的体验和表达。他的这些努力不仅使得这一

整个领域更加生动，而且在临床实践中也具有重要的应用价值。

——莫琳·加拉格尔（Maureen Gallagher）博士
执业临床心理学家，认证心理分析师，体感疗愈培训师，内在关系聚焦
（Inner Relationship Focusing）培训师，情绪聚焦疗法认证督导师

在荣格心理学体系里，能容纳人们经历中的矛盾（尤其是情绪方面），被认为是精神健康、个人发展和维护美满关系的关键。这一点不仅在创伤恢复中有着至关重要的作用，也在社区建设和应对现今多变世界的各种挑战中具有不可或缺的价值。这部洞悉人性、富有力量的著作，通过身体维度为我们提供了一套增强情绪耐受力和情绪转化的高效途径。本书根植于科学，同时融合了作者跨领域整合的深厚经验，内容实用而全面，案例也极具启示性。无论你是荣格学派的研究者、治疗专家，还是那些希望为构建更好世界贡献力量的人，我都强烈推荐你阅读这本书。

——蒂娜·斯特罗姆斯特德（Tina Stromsted）博士
婚姻与家庭治疗师，执业心理咨询师，注册体感运动治疗师，荣格学派治疗师，
舞动治疗师，躯体治疗教育者，心灵之躯（Soul's Body）中心主管

本书对于精神分析领域具有里程碑式的意义，它为创伤治疗引入了一种安全且无须直接接触的体感方式。这部精彩的著作绝对值得所有涉足创伤治疗的精神分析师和治疗师仔细阅读。

——玛格丽特·奥弗迪克（Margret Overdick）
精神分析师、心理治疗师和创伤治疗专家，产前和围产期心理创伤治疗权威

塞尔瓦姆博士的这部杰作深刻剖析了人体如何在产生、防御，以及触发创伤性情绪经验（特别是在言语形成之前的经验）中发挥关键作用，将成为理解围产期心理学者所研究的内隐创伤记忆生理基础不可或缺的资源。本书兼具学术深度和人性温度，以实证为基础且直指心灵，堪称

创伤治疗领域的颠覆性创新作品，我个人极力推荐。

——威廉·R.艾默森（William R. Emerson）博士
心理学家，美国国家科学基金会心理学杰出贡献奖得主
《婴儿和儿童出生创伤治疗》（*Treatment of Birth Trauma in Infants and Children*）作者

本书深入剖析了我们内心和身体深处最难以面对的和最隐秘的部分。它温和且富有同情心，帮助我减轻了恐惧，重新找回了身体的主权。本书的一个突出特点是，它全面地涵盖了我们所有的情绪经历，包括创伤、焦虑、恐慌、欢乐等，并不是简单地排除其他治疗方式，而是在诚实、智慧和自我觉察的基础上加以拓展，为我们提供了一条明确而合乎逻辑的自我康复之路。这是一本令人惊叹的优秀作品，极大地丰富了我的生活和自我认知。

——保罗·利伯（Paul Lieber）
演员，诗人，洛约拉马利蒙特大学和美国音乐戏剧学院教师
诗集《化学倾向》（*Chemical Tendencies*）和《被大海打断》
（*Interrupted by the Sea*）作者

拉贾·塞尔瓦姆博士关于通过身体来调控和体验情绪的深入研究，为创伤治疗领域增添了一笔难能可贵的财富。我特别欣赏这本书涵盖的丰富的跨文化视角。

——吉娜·罗斯（Gina Ross）
婚姻与家庭咨询治疗师，体感疗愈资深培训师，
国际创伤治疗研究院创始人和主席
《突发新闻！媒体与创伤旋涡》（*Breaking News! The Media and The Trauma Vortex*）等创伤图书的作者

作为一位创伤治疗师和教育者，我觉得本书是一本非常令人满意的

VIII

著作。它巧妙地将深入的理论研究和大量实际案例融为一体，以清晰明了的方式解释了相关概念和治疗方法。拉贾·塞尔瓦姆显然是一位卓越的临床专家，我特别受益于书中后几章提供的实践练习。这本书对治疗师而言是必读的，对于那些致力于个人康复的普通人也同样具有极高的价值。

——阿里耶尔·贾雷托（Ariel Giarretto）
理学硕士，婚姻与家庭治疗师，体感疗愈从业者，创伤治疗师和教育者

本书所基于的情绪具身疗法对于专业人士和大众来说都是一股清流。它融合了当前的科学研究、东西方哲学传统、线性和非线性的情绪体验世界，带领我们进入更深层次的康复。这本书写得非常出色，为所有希望深入了解复杂的创伤工作领域的人提供了丰富的信息。人们也可以借助情绪具身疗法更深入地了解自己对创伤后应激障碍的反应。

——拉尔夫·斯蒂尔（Ralph Steele）
文学硕士，婚姻与家庭治疗师，体感疗愈从业者，国际政治心理学会会员，
通过躯体冥想进行情绪具身的培训师
《照顾火焰》（Tending the Fire）作者

这本杰出的著作介绍了一套深刻而直接的方法，目的是加强我们应对、消化并完整体验复杂心理状态的能力。这套方法不仅适用于不同流派的心理治疗专家和其他援助性职业的从业人员，还适用于那些想知道如何在日常生活中有效应对情绪波动，并且不会因为逃避而受苦的普通人。该方法的核心思想极为简单：去除身体对情绪的生理防御，让身体更全面地参与到情绪体验中，并延长在情绪状态中的停留时间。这样扩展和维持情绪体验，反过来会对人体的各个系统（包括认知、行为、人际关系、身体健康、能量平衡和精神健康）产生积极的影响。

——埃琳娜·罗曼琴科（Elena Romanchenko）
心理治疗师、心理学家、教育者，欧洲躯体性心理治疗协会成员

有能力妥善处理情绪深处的反应是触及和化解可能在生活中产生巨大影响的强烈情绪的关键。在这本精彩的书中，拉贾·塞尔瓦姆为我们提供了一份明确的路线图，用于识别、触及、处理储存在我们身体与潜意识中当下的和久远的情绪——这些情绪经常无预警地影响我们当前的关系和生活状况。作者提供了实用的建议和准则，引导我们如何培养技巧和能力，来面对并解决那些曾经令人难以承受的情绪体验。

——南希·J.纳皮尔（Nancy J. Napier）
文学硕士，婚姻与家庭治疗师，专攻创伤解决的心理治疗师，体感疗愈培训师
《度过这一天》(Getting Through the Day)、《重塑你的自我》
(Recreating Your Self)等书的作者

我对这本书的出版可谓期待已久，实属多年盼望的佳作！拉贾·塞尔瓦姆在这部创新之作中，成功地将心理治疗、神经科学和量子物理与认知、情绪和行为相结合。这一多领域的融合不仅为情绪工作提供了一款极其有用的工具，还将显著提升你在治疗领域的工作效果（无论你专长何处）。你和你的来访者都将因此深感庆幸。

——伊丽莎白·佩莱格里尼（Elisabeth Pellegrini）博士
儿童与青少年精神病学专家，心理分析师，现任教于维也纳医科大学、
维也纳大学和克雷姆斯多瑙河大学，并在维也纳精神分析和自我心理学
研究圈担任培训分析师

这本书极具可读性，拉贾·塞尔瓦姆博士巧妙地将具身情绪的科学原理与治疗实践融为一体。不仅专业治疗师会从中获益匪浅，普通大众也会发现其中的具体建议非常有用。特别是在这个全球面临重大挑战的时刻，这本富有教诲意义的书成了我们受创人群的慰藉，同时也是一份教我们如何从集体创伤中康复的详尽指南。

——阿克夏·R.拉奥（Akshay R. Rao）博士
明尼苏达大学卡尔森管理学院营销学教授

引　　言　The Practice of Embodying Emotions

这是一本关于什么的书

这是一本关于情绪的书，也是一本从情绪角度理解身体的书。具体来说，本书的内容会教你如何建立对情绪更多的耐受能力。本书的目标是用科学的方式确认，我们可以通过将情绪体验尽可能扩展到更多身体部位的方式，使得我们对情绪（特别是令人不愉快的情绪）拥有更多的耐受能力，以及我们可以如何在情绪层面之外，也在身体、能量、思维、行为、关系甚至精神层面提高所有心理治疗的效果。

本书也旨在为"情绪具身化"提供具体的步骤和工具，或者通过将情绪体验扩展到尽量多的身体部位，建立对情绪更多的耐受能力，从而提高一系列治疗效果。本书适用于使用任何疗法取向的、正在寻找提高工作中治疗效果方法的专业人士，同时也适用于那些寻找自助工具来帮助自己调节日常生活中起伏情绪的人。

当人们对某事感到非常不舒服，而自己又无法化解时，便会主动寻求帮助。来访者向咨询师呈现的几乎每一个问题的核心都是在情绪上遇到的困难。化解情绪困境的有效方法有很多：改变我们对某种情况的看法（认知），通过表达或行动（行为）改变我们对某种情况的处理方式，使用药物改变大脑和身体的生理状态，以及其他多种多样的方式，比如运动、营养饮食、冥想、涂抹精油、塑身纤体甚至电击。或者无论情绪以何种方式呈现出来，我们都可以和这种情绪相处，只要有必要，我们可以继续和情绪相处，直到其发生转化。

既然人们找到我们（也就是他们的治疗师）是为了帮助他们解决痛苦，那我们为什么不简简单单地通过上述方法，减轻或直接去除他们的痛苦，而还要通过将情绪体验扩展到尽量多的身体部位，让人们深入痛苦，去建立对难以忍受的情绪的耐受能力呢？最新的神经科学研究对上述问题给出了答案：我们重要的三项心理功能（认知、情绪和行为）不仅仅取决于大脑，还取决于身体及身体与环境的联系；抑制身体在情绪上的参与会损害我们的认知，以及与此情绪有关的场景中的行为。对于主要聚焦于认知和行为的疗法来说，这些发现结合本书的中心论点（即在情绪体验中更多地使用身体，可以创造更多的情绪耐受能力，从而使人能与情绪相处更长的时间）提供了改善认知和行为结果的可能性。

情绪是某种情境对一个人幸福的影响程度的总体评估。当大脑因为身体参与得更全面而运作得更有条理时，就能有更多时间来处理情绪，从而更有可能在这种情境下产生更具功能性的认知和行为。如果我能够耐受对另一个人的愤怒，那么我在这个情境中的所思所行就可能更稳定、更因地制宜。所以，即使是那些聚焦于改变认知和行为来缓解症状的疗法，也可以通过具身情绪来提高治疗效果。

所有常见的处理情绪的方法（特别是那些将觉知聚焦在情绪体验上，直到情绪发生转化的策略）确实可以让人们发展出一些耐受情绪的能力。尽管这些方法在一定程度上能够帮助人们培养情绪耐受能力，但它们的效果有限。原因在于，这些方法要么没有涉及身体的参与，要么即便与身体有关，也未将情绪体验扩展到尽可能多的身体部位上。在所有的方法中，那些让人和情绪体验相处直到发生转化的策略，是最有可能让情绪耐受能力提高的。

然而，如果一个人不知道情绪体验（尤其是痛苦的情绪体验）可能涉及整个大脑和身体的生理，那么他想要的情绪变化可能就会延迟，甚至无法实现。此外，人们也需要知道，处理了与情绪对抗的身体防御机制之后，才能将情绪体验扩展到尽可能多的身体部位。这会在很长一段时间内提高耐受情绪的能力，并全面地化解某种情境对我们幸福的影响。情绪浮现时只是被动地与其相处会有二次受创的风险，与之相比，主动地扩展情绪，以在身体层面调节情绪体验，可以降低再次受创的可能性。

出于上述的原因，具身情绪（将情绪体验扩展到尽可能多的身体部位，以获得更大的耐受力）可与任何疗法、处理情绪的常见方法和药物相结合，以提高各方面的疗效。

对于那些不在助人行业工作的读者来说，这本书也能为他们提供一份自助指南，帮助他们理解和处理可大可小的情绪困境。对于打算用这本书进行自助的人们，即使你自己就是位治疗师，也请在遇到难以自处的情况时寻求专业的帮助。请记住，就情绪层面的事情而言，无论是谁，迟早都需要他人的支持来解决。

接下来，我将会简要地和你分享一下，在发展具身情绪的过程中，我个人生活中和职业上的心路历程，并对那些一路上向我伸出援手的人表示感谢。然后，我会分章介绍本书，再分享一些你如何最大程度地受益于本书的建议。

情绪具身工作的发展

在富有洞察力的图书《云中的面孔：人格理论中的主体间性》(*Faces*

in a Cloud: Intersubjectivity in Personality Theory）中，主体间性心理分析师阿特伍德（Atwood）和斯托洛罗（Stolorow）论证了心理学家弗洛伊德、荣格和赖希发展出的多样化心理学理论是如何被这些思想家的个人经历、需求和个性所塑造的。[1] 我的荣格学派分析师理查德·奥格（Richard Auger）观察到，我们会将自己需要学习的东西教给他人。回首我的一生以及我对心理学取向的选择，我发现自己与情绪具身疗法（Integral Somatic Psychology，ISP，也被称为整合躯体心理学）中情绪具身化的关系也不例外。我所发展的情绪具身疗法，是在心理的所有层面（无论是个体的还是集体的）具身化的一种全面的心理学取向，情绪具身化是其主要临床策略，可以在所有的疗法中提高认知、情绪和行为层面上的疗效。

我早年经历坎坷。我妈妈和我都差一点儿在我出生时就死掉。由于产道过窄，我的头卡在里面，在漫长的分娩过程中，脐带还紧紧地绕住了我的脖子，而这一过程都是在一位没有什么经验的助产士的照顾下进行的。据我奶奶描述，我妈妈和我都能活下来简直算是奇迹了。我从后来在心理治疗中处理出生创伤时所表现出的症状和那一时期做的梦中发现，那时的出生创伤差点儿使我患上脑瘫。我妈妈和我的关系格外亲密，我想也和这段共同的创伤经历有关。因为这种和妈妈紧密的关系，从十个月到五岁间反复且长时间地经历和妈妈的分离，对我是更大的创伤。如果在这个基础上再加上我爸爸在身体上、语言上和情绪上对我的虐待，我的童年创伤确实很多啊！我曾经做过一个梦，在梦里，我走进一个重兵把守的警察局，找到了一个装满文件夹的文件柜，里面描述了我经历过的各种创伤。

我一直惊叹于，人们选择职业不仅仅是为了找到最理想的环境和机会为他人服务，也是为了疗愈自己。特别是在治疗师成为心理健康专业人员的选择以及他们在培训和治疗时对临床取向的选择上，我都看到了这一点。我自己也是一样。

早年的创伤让我失去了与自己身体和情绪的联结，于是我慢慢长成了一个大脑发达、喜欢数学超过音乐的孩子。有一次，我和一个喜欢音乐的女孩约会，我自豪地告诉了她一个欣赏音乐的数学模型。我肯定你可以想象故事后来的发展！这也解释了为什么在心理学职业发展初期，我就被各种身体工作的治疗系统所吸引，比如体势整合、瑜伽和躯体心理学治疗系统，如赖希疗法（Reichian therapy）、生物能量学（bioenergetics）和身体动力分析（bodynamic analysis）。我最先是从这些系统中了解到生理对情绪和其他心理体验的防御机制的，并学习到如何温和地（且不过度温和地）处理这些防御机制，让大脑与身体联结起来，进入情绪，与它们一起工作，而这一过程通常是带有宣泄性的和退行性的。

威廉·赖希（Wilhelm Reich）是与西格蒙德·弗洛伊德同一时代的心理学家，被认为是西方躯体心理治疗传统的创始人，他所发展出来的心理学系统被人们称为赖希疗法。躯体心理治疗的取向，比如生物能量分析，便起源于赖希疗法，常被称为新赖希疗法。如今，一些新赖希疗法和其他治疗模型共同组成了躯体心理疗法。在我看来，身体动力躯体发展心理学，也就是身体动力分析，是迄今为止最精细的躯体心理治疗系统，它在心理运动功能的基础上，根据经验得出了主要自主肌肉的心理功能图，并为儿童发展的七个阶段提出了复杂的性格结构理论。这一系统在那个时代是非常超前的，因为在更大的心理学领域中，躯体取向依然未站稳一席之地。在教授身体动力分析心理学中肌肉和性格结构理论的那些年中，我收获颇丰。我十分感谢利斯贝思·马尔谢和她在身体动力学院的同事们对我个人和职业发展的帮助，他们为我标注了一幅孩子在每一个发展阶段中情绪需求的详细地图。[2]

许多早年创伤给我的身体和大脑带来了太多的压力和失调，这使我被创伤后应激障碍（PTSD）的症状困扰了很久，包括对声音极为敏感、失眠和在关系中表现出过激反应，而当时我根本就没有意识到这是创伤后应激障碍的症状。创伤性压力（特别是源自童年早期的）往往会导致自主神经系统及其管理的内脏，以及大脑和脊髓中枢神经系统出现高度的压力、调节失常和反应过度。

参加一个基于身体的、名叫体感疗愈（somatic experiencing®，SE）的培训让我受益匪浅。这个培训由其创始人彼得·莱文发展并为人所知，目前已经遍布全球，它聚焦于通过自主神经调节来化解创伤。这些体验不仅有益于疗愈我的创伤压力症状，而且为我提供了一个发展我自己的情绪具身工作的实验场。莱文博士是一位具有惊人智慧的出色的临床医生，他的《唤醒老虎》一书在出版二十多年后依然是这一领域的畅销书。[3] 他是一位擅长降低自主神经系统高度应激状态（这种状态会引发创伤压力症状）的大师。在个人和专业方面，我都十分感谢这位杰出的老师，我很庆幸自己在心理学生涯的早期便遇到了他。

在迈克尔·谢伊（Michael Shea）博士那里接受的生物动力颅骶疗法（biodynamic craniosacral therapy）培训，帮助我理解了如何直接处理他人和自己的大脑与脊髓中枢神经系统的压力和情绪失调问题。[4] 我所经历的出生创伤和早年的抛弃创伤这样严重的创伤，会让大脑和脊髓的核心区域出现失调的症状。生物动力颅骶疗法也教会了我如何在量子和亚原子水平上深入地和身体工作，随着创伤程度的加重，这一水平上的失调会更加显著。这一方法还向我展示了如何重新建立身体与其所处环境中集体治愈能量之间的联系，这种联系在经历创伤后可能会遭到不同程度的破坏，具体程度依创伤的严重性而定。

在我对心理学正式的培训感兴趣之前，我是商业领域的一位研究者，之后我完成了学历教育和培训，成了一名执业临床心理学家，而无论在哪一个时期，我都很难联结到并调节自己的情绪。这促使我深入探究情绪及其生理机制的研究成果，尤其是在情绪神经科学和躯体性心理治疗的理论框架下寻找方法和策略，以便更有效地理解并应对情绪和身体的问题，这不仅对我的来访者有益，对我个人也同样重要。

　　躯体性心理疗法，如赖希疗法、生物能量学和身体动力分析，是通过肌肉神经系统和身体中的防御机制一起工作，从而使人能够联结到并表达情绪。近来，躯体性心理疗法的聚焦点已经扩展到了自主神经系统所起的作用。比如体感疗愈关注的是自主神经系统中的防御机制和失调，从而联结并调节情绪。这种取向基于东方的冥想实践，例如正念减压疗法，通过正念练习来处理情绪。主体间精神分析、克莱因派精神分析取向和荣格的分析心理学主要通过认知来处理情绪。认知行为取向通过认知和行为来调节情绪，身体工作取向和能量工作取向分别通过调节身体和能量去调节情绪，这些取向都是基于实证研究或经历过市场和时间考验的，可以在众多临床议题上有效地帮助来访者。但是，我认为这些疗法在某种程度上还缺少些什么，或是过于耗时，或是在处理情绪上还不完整，至少对于我的一些来访者（特别是对于我）来说是这样的。

　　在对情绪生理学中情绪神经科学，特别是对具身认知（embodied cognition）领域的深入研究中，有不止一个发现令我惊讶。其中一个发现是，在过去的二十年里，人们对情绪和认知生理学的理解已经发生了范式的转变，颠覆了早期的研究结果。另一个令人惊讶的发现是，在情绪和认知生理学上我们知之甚少的东西，已经被融入心理学实践甚至躯体性心理治疗的系统中了。此外，我注意到大多数关于情绪的研究都聚焦在少数几个基本情绪上，如愤怒和悲伤，而忽略了大量始终存在的情绪，我把这些情绪称为感知运动情绪（sensorimotor emotions）——只对自己所处情境感到好或坏的情绪。在全新的具身和嵌入式认知以及具身和交互式情绪的科研范式下的情绪神经科学研究，为情绪具身工作提高各种心理疗法在认知、情绪和行为层面疗效的有效性上，提供了大量的理论与实证证据，这与我自己的经验相符。

　　没有任何一项成就是可以被独立造就的，它总是要站在无数过往成就的金字塔上。我有太多的感谢要给予我接受的教育，让我把情绪、认知和行为关联了起来。但我先把感谢只局限在站在智慧金字塔塔尖的那些人。我从神经科学家安东尼奥·达马西奥（Antonio Damasio）[在他的家族中，巴德·克雷格（Bud Craig）最近做出了杰出的贡献] 和神经科学家与心理神经免疫学家坎达丝·珀特（Candace Pert）的教导中明白了身体和大脑与情绪是密不可分的。[5-7]

这些杰出学者的工作成果教会了我：人的情绪、认知和行为不只是大脑的功能，也是身体和环境的功能；从本质上说，认知、情绪和行为与大脑和身体的生理机制是分不开的；对情绪进行具身化可以改善认知和行为；情绪是流动的，也是可以预测的。这些杰出的学者包括来自芝加哥大学的尤金·简德林（Eugene Gendlin）、[8] 俄勒冈大学的马克·约翰逊（Marc Johnson）、[9] 美国东北大学的莉莎·费德曼·巴瑞特（Lisa Feldman Barrett）、[10] 巴纳德学院的西恩·贝洛克（Sian Beilock）、[11] 英国埃克塞特大学的乔凡娜·科隆贝蒂（Giovanna Colombetti）、[12] 加拿大温哥华不列颠哥伦比亚大学的埃文·汤普森（Evan Thompson）、[13] 威斯康星大学麦迪逊分校的葆拉·尼登塔尔（Paula Niedenthal）[14] 以及瑞士巴塞尔大学的丽贝卡·胡芬迪克（Rebekka Hufendiek）。[15]

任何在情绪上完成有效工作的前提都是理解对令人难以忍受或无法接受的情绪的心理防御，以及如何对情绪体验提供足够的外部支持。我很幸运地学习了如何使用情绪心理防御机制工作，以及使用多种心理学流派的方法来支持情绪，包括卡尔·罗杰斯（Carl Rogers）的人本主义心理学、弗里茨·珀尔斯（Fritz Perls）的格式塔疗法、海因茨·科胡特（Heinz Kohut）的自体心理学、梅兰妮·克莱因（Melanie Klein）的客体关系理论以及罗伯特·斯托洛罗（Robert Stolorow）的主体间精神分析。

我在印度长大，在 26 岁那年来到美国接受高等教育。在我成长的家庭中，梦想被视为来自集体的富有意义的讯息。在我的文化中，一个人的量子能量体是真实存在的，一个人的经验被深深地嵌入集体中，并被集体所塑造。因此，在学习心理学的早期，由于荣格对人类心理具有宽广的视角，我被荣格心理学所吸引便是自然而然的了。而由于东方心理学具有更加宽广的视角，我最终还是回到了东方心理学，就也是很自然的了。

为了处理情绪这种生而为人最困难的体验，我们自然要从身体的、能量的和集体的层面去工作，因为情绪会在这三个层面被影响。荣格心理学、极性疗法（polarity therapy）[16]和生物动力颅骶疗法[17]让我有了足够的学识与工具，在与情绪相关的心理的所有层面去工作。主体间精神分析和荣格心理学都强调发展出更多对体验中的对立面的耐受能力或更多的情绪耐受力，前者是为了促进心理健康，后者是为了促进个体化。看到这么多不同的系统都如此重视情绪耐受力，这在早期给了我发展出情绪具身工作的灵感。情绪具身工作是情绪具身疗法取向的核心临床策略，而情绪具身疗法是我理解心理的一种综合的方法。

二十年前，在我最开始把情绪具身的方法（聚焦于发展出更多对情绪体验的耐受能力）作为一种临床工具发展出来的时候，还没有如今所有这些科学证据告诉我为什么这种方法是有用的。那时我们对身体在情绪和认知过程中扮演的角色的看法正在发生着革命。两个简单的想法激发了我的早期工作，首先，基于我对主体间精神分析和荣格心理学的学习与研究，发展出情绪耐受力是好事，我们也可以利用脑体系统[⊖]让情绪体验变得更易于承受。第二个想法源于我在情绪生理学的研究中（特别是从神经学家达马西奥和分子科学家坎达丝·珀特那里）了解到，脑体系统大部分（如果不是全部）都可以参与到情绪体验的产生中。我还从一些躯体性心理疗法中认识到，对难以忍受的体验的生理防御机制可以在大脑和身体中形成，从而减少相应的痛苦。

经过对自己和来访者情绪体验的观察，我明确地发现一种情绪体验（例如恐惧）会在不同个体身体的不同部位发生，也会因场合不同，在同一个体身体上的不同部位发生，有时在胸口，有时在腿部，有时在肚子、

⊖ 大脑和身体在生理层面的统一体。——译者注

头部或脑中。有一次，一位来访者在我的询问下告诉我，恐惧只存在于她的脑中。我让她用手去触碰后颈，因为那里的肌肉往往会形成一种防御机制，抵住从头部延伸到身体（或相反方向）的体验，没过多久，她惊讶地发现自己全身都体验到了恐惧。

依据我的观察，我的来访者和我努力地去化解的往往只是出现在脑体系统中少数几个部位的令人难受的情绪，这不禁让我想到，如果在脑体系统的更多部位处理某种令人难受的情绪能量，即在一个更大的容器中处理情绪，可能会以某种方式让我们更容易忍受、消化并完结这些情绪。为了激励来访者将困难的情绪体验具身化，我常常向来访者解释说："正如用两只手提包比一只手更容易一样，使用身体上更多的部位会让对情绪耐受变得更容易。"

情绪具身工作于我的职业和个人成长来说都是至关重要的。这种融合让我非常高兴，更新的临床经验和理论知识也会让它不断获得进展。情绪具身无疑让我、我的来访者和我的学生以及他们的来访者都有所受益。在写这本书时，我非常期待将这一工作分享给世界各地更多的人，无论是心理健康从业者还是非专业人士。

本书提纲

本书分为三部分：对情绪具身工作领域的总览（第一部分"总览"：第 1～4 章），对情绪具身工作背后理论的探索（第二部分"理论"：第 5～9 章），以及实践情绪具身的细节（第三部分"实践"：第 10～14 章）。

第 1～4 章，也就是第一部分，从更加基础的角度介绍了情绪具身工作。这一部分使用了不同临床背景下的案例，包括对情绪有不同程度耐受力的来访者，介绍了理论、基本概念、情绪具身疗法及其益处。第 1 章聚焦于情绪耐受力高的来访者，他们的情绪强度很高，情绪在身体中拥有又宽又深的扩展，且情绪的处理周期很长。第 2 章聚焦于情绪耐受力在另一个极端的来访者，他们的情绪强度很低，在身体中的扩展是细窄且表浅的，情绪处理的周期很短。第 3 章通过对临床案例的呈现，着重显示出通过情绪具身工作而带来益处是完全有可能的，这些益处包括在认知、情绪、行为、能量和精神上的改善与进展。本章还呈现了一位长期使用情绪具身疗法的临床案例，并讨论了这种方法的限制。第 4 章的内容会说明，当严重的创伤导致脑体系统发生巨大失调时，情绪具身治疗是如何发挥作用的。我希望读者在读完第一部分后，会对这一取向有一个大概的了解，并开始在来访者或自己身上尝试使用情绪具身方法。

第二部分，也就是理论部分（第 5 ～ 9 章），涉及情绪具身工作所依据的确凿的科学证据。第 5 章详细介绍了情绪生理学，并展示了情绪的产生和体验是如何涉及整个脑体系统的。第 6 章的内容介绍了越来越多的研究表明，认知、情绪和行为不仅仅依赖于大脑，还依赖于身体和环境。与大脑和身体相关的生理学研究表明了这三者是如何密不可分的，并说明了这些发现对情绪具身工作的影响和意义。第 7 章提出了一个包括七种生理机制的框架，这个框架解释了情绪是如何在脑体系统中产生和被抵御的，在情绪具身工作中，我们可以观察并利用好这些机制。第 8 章的主题是对情绪的耐受力，这也是本书的核心主题。基于第 5 ～ 7 章的内容和一个简单的生理学调节模型，我们发现在生理层面上将情绪经验扩展开来可以增强一个人对情绪体验的耐受力。在第 9 章中，我们将讨论不同种类的情绪，尤其包括一直存在却被忽视的感知运动情绪，例如仅仅感觉很好或很糟，从而在与来访者的第一次会面时，便为情绪体验创造一个更大的区域，促成具身的发生。

在第三部分，也就是第 10 ～ 14 章的内容里，我们会关注情绪具身实践的具体细节。第 10 章的标题为"明确情境"，在这一章，我们讨论了如何识别并处理一个情境，从而引出一些情绪反应，为我们的工作提供抓手。第 11 章的标题为"体验情绪"，这一章主要讲了我们可以使用哪些方法与心理和天生的防御机制工作，从而联结到情绪，以及可以通过哪些途径去支持自己和他人的情绪体验。第12章"扩展情绪"讲了我们如何应对情绪在生理层面的防御机制，以及如何通过在脑体系统不同部位的工作，以尽量稳定且具身的方式，达到扩展情绪体验的目的。第13章"完成整合"的内容涵盖整合的几个步骤，这一章的主要内容是，在情绪具身的过程中，生理能量的改善、集体能量以及在认知和行为上的转变可能会自动浮现出来，而我们可以利用这些资源让自己更好地耐受情绪体验，加快症状的缓解。第14章的主题是"人际共鸣"，即人与生俱来便有通过短程生物电、生物磁能和远程量子能的方式与他人交换信息的能力，这一章还讨论了如何使用人际共鸣来理解并支持他人的情绪状态。

最后一章的标题为"总结：展望未来"，将会讨论情绪具身在神经科学领域研究中有趣的话题，以及我们可以在哪些维度上让情绪具身更加丰富（如量子物理学层面和集体心理学层面），从而让所有疗法的效果都有所改善。

我建议时间匆忙或有较少耐心的读者从第一部分开始读起，然后跳过第二部分，直接阅读第三部分，之后再回到第二部分了解情绪具身背后更多的理论基础。同时我也极力推荐每一位读者在自己或他人身上开始实践情绪具身的练习。我们时时刻刻都在产生情绪，那些大大小小的、令人难受的情绪是每天的家常便饭。所以你还在等什么呢？如果你对在身上扩展难受的情绪体验有些犹豫，那就试试从令人愉悦的情绪体验开始吧。

目 录 The Practice of Embodying Emotions

赞誉

引言

第一部分　总览

　　　　　情绪具身工作的理论、案例及益处

第 1 章　开端　/2

第 2 章　情绪具身工作中的一些变化　/18

第 3 章　情绪具身对于处理个体、群体以及代际创伤的贡献　/37

第 4 章　情绪具身在各种临床场景中效果的多样化优势　/50

第二部分　理论

　　　　　情绪具身工作的科学依据

第 5 章　情绪的生理学　/64

第 6 章　认知、情绪和行为　/ 84

第 7 章　生理动力在情绪体验的生成与防御中的作用　/ 99

第 8 章　情绪具身和情绪耐受　/ 121

第 9 章　情绪的不同种类　/ 136

第三部分　实践
情绪具身的四个步骤与人际共鸣

第 10 章　明确情境　/ 157

第 11 章　体验情绪　/ 167

第 12 章　扩展情绪　/ 182

第 13 章　完成整合　/ 204

第 14 章　人际共鸣　/ 220

总结：展望未来　/ 239

附录：两份情绪清单　/ 255

致谢　/ 261

参考文献　/ 263

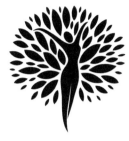

第一部分

The Practice of Embodying Emotions

总　览

情绪具身工作的理论、案例及益处

从具体案例和疗效的角度出发，
本部分的四章总览了情绪具身的理论、
概念、方法和益处。

第 1 章

开　　端

章节概要：在高度情绪唤起的案例中，从发展情绪具身实践的早期视角，总览相关的概念、方法和疗效。

为了进一步理解情绪具身工作，我们不妨先看一看生活中的具体案例。本章和下一章的内容将呈现情绪具身的临床案例，触及其背后的一些关键概念，让读者感知到这一工作的发展过程。我不会在本部分深入讨论情绪具身工作具体的技巧，那将会出现在本书的第三部分。

在与情绪高度唤起的来访者工作时，我第一次注意到了情绪具身疗法的有效性，本章后面会有具体的案例研讨。在下一章里，我会分享和低情绪唤起的来访者工作的案例，在这一过程中我理解了情绪具身疗法的广泛性和通用性。为了尊重隐私，案例中个人的名字和地点已有所改动。

佩特拉：声音和惊恐发作

从 7 岁那年起，佩特拉开始有惊恐发作的症状。据她回忆，当时她在自己的房间玩，突然听到一个来自她右下腹部的声音对她说："佩特拉，你马上就要死了。"在随后的十四年里，她受到惊恐发作、抑郁、学业困难的困扰，还受到高中毕业后一直从事低收入工作的压力。佩特拉的生活里只有上班、下班、吃饭，然后一天睡上十二个小时。她在家时也不想让她父母离开家，因为她一个人会觉得不安全。我第一次见到她是在荷兰，当时我在教授一个六天的培训。在第一天课程结束后，作为培训助教的她叔叔问我是否可以帮助佩特拉。

第一次会面时，让我印象深刻的是她的父母有多么沮丧。我完全理解他们为什么不再抱有希望。佩特拉是他们的独生女，他们做了能想到的一切来帮助她：内科医生、精神科医生和精神分析师，他们都找过了。到 21 岁这年，佩特拉已经经历了两位精神分析师的治疗，并且还吃着好几种药。我告诉她，在我在荷兰的这几天里，我最多只能和她见两次，之后她可能只能与我推荐转介的其他治疗师继续工作。听到这里，佩特拉就很清楚地表示，她不想再做心理治疗了。我没有坚持要她在和我会面后去见另一个治疗师，以确保她得到足够的关照，而是告诉她，如果她愿意按照我在治疗中教给她的去做，她的病情会有很大的机会好转。

在 2004 年的海啸[⊖]之后，我和其他一些同行在印度的一个渔村帮助那里的幸存者，这段经验教会我，来访者也可以是他们自己疗愈过程的积极参与者。[1] 在这场毁灭性的自然灾害发生后的两年，我带领一个由来自世

⊖　2004 年 12 月 26 日，印度尼西亚苏门答腊岛附近海域发生里氏 9 级地震并引发海啸，造成印度洋沿岸各国人民生命和财产的重大损失。——编者注

界各地的五位治疗师组成的小组到泰米尔纳德邦[⊖]，为幸存者以及参与他们
康复工作的人提供治疗、教育和培训服务。我们印度之旅的一次后续调查
发现，那些在治疗期间练习所学技能的受访者，更有可能报告他们的症状
有更大幅度的减轻。

佩特拉的叔叔向我透露，她在出生不久后就接受了两次手术，目的是
修复她大肠中一处有生命威胁的先天缺陷，而那个部位恰恰就是听似宣告
她的死期的声音来源的地方。我当时很好奇这个位置是如何参与惊恐发作
的形成的。从自己和来访者的经验中，我深知，受到创伤的身体某部位的
功能失调常常和呈现出的症状有关联。来自我自身经验的例子：在我出生
时，我的头被卡在过窄的产道中太久，以至于差点儿要了我的命；只要我
在身体或情绪上难受的感觉超过一个程度，我头的右侧便会隐隐地有收紧
和不适感。虽然这种症状比以前好多了，但如今它依然存在着。

我告诉佩特拉，那场救了她命的手术所带来的未被化解的创伤模式可
能和她的惊恐发作有关。她并没有感到惊讶，因为之前她的一位精神分析
师已经做出了这个判断。我告诉她，当身体某个部位经历了创伤后，比较
常见的情况是能量会在这个部位聚集，并且其强度会逐渐上升，直到突破
了上限，引发像惊恐发作这样的症状，从而使该部位能量的强度下降，使
得症状有所缓解。症状形成时能量强度的水平也被称作症状阈值。随后我
给了她一些既是治疗也是自助的建议：每当在生活中感到有压力时，不管
这是由什么引起的，她都应该学会如何将身体上的压力分散开来，这样压
力就不会在右下侧腹部聚集并超过症状阈值，从而将那个声音诱发出来，
导致惊恐发作。

我们从如何处理工作压力开始，因为她的老板常常是她压力的来源。
我让她想象自己和老板的一次困难对话，然后注意她右下腹部区域出现的
紧缩、能量唤起、压力和不舒服感觉的堆积。我指导她与腹部和腿部的身

　　⊖　位于印度南部。——编者注

体防御机制工作，使用简单的觉察、意愿、动作和自我触摸作为工具，把这些能量唤起、压力和不舒服的感觉分散到邻近的腿部区域。我邀请她留意这个过程是如何让腹部的不适感的强度下降的，以及这个区域最终是如何平静下来的。这个过程并没有花很长时间。我让她把这个练习应用到她日常生活中感到有压力的时候（无论压力的来源是什么），然后在五天后，也就是我培训的最后一天再做一次治疗。我发现佩特拉是乐意采纳我的建议的，但她其实也依然心怀疑虑，而考虑到她已经被困扰这么久了，我也可以理解她的这种态度。

五天后，佩特拉回来了，我注意到了她的一些变化，她看起来心情有所好转。我询问她是否练习了上一次治疗中学到的东西，以及她是否自我观察到一些变化。她说自己经常做这个"练习"，她妈妈也观察到佩特拉在向积极的方向改变。然而，她随后告诉我的内容令我颇为惊讶。佩特拉长久以来受到便秘的困扰，要非常努力才能一周有一两次免受其苦。自从我们的治疗开始后，她每天早上上厕所开始变得轻松且规律。她说这个"练习"看来真的很有效，她会有空就做。现在她非常相信并希望更多地了解这个"方法"。

根据和佩特拉的第一次治疗中我观察到的对她有效的部分，我总结了这个方法，其实很简单：当她感到压力在腹部堆积的时候，她可以先动一动双腿，把腿部的紧绷感释放掉。然后把一只手放在肚子上，另一只手逐次放在两条腿上，把能量引下来并平均分散在腹部和腿部，然后注意身体中发生了哪些变化，尤其是更好的变化。 比如，高度唤起的应激状态可能会自动地降下来，整个身体可能会变得好受一些。

这么多年后，在一些来访者身上，我再看到非常顽固、长期且严重的症状（包括心因性症状，如哮喘、偏头痛和慢性头痛）可以如此快速地得到缓解，就不会像第一次在佩特拉那里看到时那么惊讶了。人们可能会在低水平的情绪压力上受到心理生理症状的影响，例如慢性疲劳。心理生理

（*psychophysiological*）症状曾经被称为心理身体（*psychosomatic*）症状，指的是被心理因素诱发或加强的生理症状。（本书使用的是"心理生理症状"，而不是"心理身体症状"，因为后者包含一种"症状只是存在于头脑中"的消极含义。）让人学会如何以一种更分散和稳定的方式，在身体更大的耐受空间中去体验情绪压力的好处有：

○ 有更大耐受能力来对情绪上的困扰耐受，提高症状形成的阈值和耐受的水平。

○ 降低个体的压力和失调的水平，提高自我调节的水平。

○ 增强身体与环境的联结，提高两者之间互动式调节的可能性。

○ 快速缓解症状，缩短疗程。

○ 让人的整个系统更具有复原力，从而在面对压力时，症状不再那么容易形成。即使症状形成，也能尽快得到缓解。

当时的我还不知道这些，那时我无法排除佩特拉便秘的缓解是否只是"移情带来的治愈"，这种疗效常发生于来访者将咨询师或某种疗法理想化的时候，且常常是无法持续的。我将这些疑虑先放在一边，在离开荷兰前，我和佩特拉进行了第二次治疗。受到仅仅在一周里就发生的好转的鼓舞，她看起来已准备好全身心地投入第二次治疗。当我们刚开始处理一个她生活中的压力事件时，她报告说在胸口涌现出了一种很连贯的恐惧情绪。情绪常常是最先出现于胸口的。然后她马上就感觉到这是一个好的迹象，说明在面对令人难受的恐惧情绪时，她已经有了更强的耐受能力，而不必关闭身体的感受。一旦学会了如何使用身体更多的部位去消化情绪，人们就可以依靠自己进行疗愈并拥有对情绪更高的耐受能力。

我们可以把情绪当作评估环境是如何影响整个身体健康的一个指标。[2]这就意味着情绪的影响在身体上的分布越分散，在主观上人们越容易对其耐受。我们习惯于使用身体和能量层面上的防御机制（比如紧缩），将情绪只限制在身体的某几个部位，以应对这些情绪。为了让自己感到舒缓，我们所有人都倾向于使用这种策略，但这可能是一种错误的尝试。我们都厌恶那些令人不悦的经历，所以这一切其实很好理解。对抗情绪在身体和能量层面上的防御机制，比如紧缩、低唤起状态和麻木，会阻断各种流动（血液、神经系统、淋巴、组织间液和细胞间液、电磁能和量子能），而这些流动对大脑和身体的调节以及生理和心理的健康都是很重要的。在这种语境下，我使用"扩展身体"这个短语是指努力消除这些身体和能量防御，促进所有生命之流从身体的一个部分流向另一个部分，帮助人们将情绪体验分散到身体的更多地方，使其更容易被耐受，并改善整个大脑和身体的调节水平，以解决心理生理症状。

在我教佩特拉如何通过"扩展"她的身体来扩展恐惧情绪的时候，她的恐惧情绪和心理生理唤起水平变得格外高，高到让我怀疑我是否让佩特拉的情绪来得太多、太快了。我开始担心她会在这次治疗结束后出现内在失调或崩溃。

我们硬着头皮坚持了很久，恐惧转化成了恐怖，这显然和我们最开始处理的场景应该引发的情绪是不匹配的，而佩特拉、我和她的叔叔都在观察着这一过程。我让佩特拉将她的注意力分成两份，一份放在她内在正在经历的体验上，一份放在她周围环境中注意到的东西上，从而减轻她主观的痛苦程度。我让她说"我的身体在害怕，我并不害怕"，以此引入对当下的觉察。我将她的恐惧解读为由于出生后的先天性缺陷和手术而产生的死亡恐惧，以便提供一个有意义的框架来耐受这种恐惧。这确立了一个背景，即它不是对当前未知的恐惧（这种恐惧会更难以耐受），而是对过去某件事的恐惧反应。

最重要的是，在这个过程中，我持续地和她对恐怖的生理与心理层面的防御工作着，所以她可以在尽可能稳定的状态下扩展自己的身体，以便将情绪分散到尽可能多的身体区域（胸口的其余地方、腹部、手臂、双腿、头部、脖子、脊椎、大脑、躯干前侧和后侧）。这个过程的目的不是消除生理压力和失调的状态，因为这种状态是产生和体验难受情绪（如恐惧）的过程中固有的，所有这些的目的都是让佩特拉在尽量稳定和耐受的状态下体验情绪。

对于那些认为只有大脑才会参与情绪体验的人来说，身体也会参与其中这个观点是很奇怪的。即使对于那些对身体在情绪中的作用没有异议的人来说，整个身体都会参与到情绪体验中的这种提法也是很奇怪的。正如我们在这本书后面的内容中将看到的，最前沿的研究已经表明，情绪体验不仅仅取决于大脑，还和整个身体及周围环境有关。[3-5] 尽管科学上的解释还很复杂（我们会在本书的第二部分看到），一旦我们接受了整个身体都会参与到情绪体验中这个观点后，就很容易想象使用身体上更多的部位去消化情绪会带来什么好处了。

对于参与治疗的每一个人来说，在不确定对佩特拉是有益还是有害的情况下，这次治疗是艰难且漫长的。与现在不同，对于这个方法是否有效，那时的我还很没有信心。从某种角度来说，我确实也没有选择。她经历的这突如其来的剧烈痛苦让我必须想办法帮助她应对，以免她再次经历惊恐发作。当时我只有理论上的支持：从神经科学的角度来说，情绪可能是涉及整个身体的；从主体间精神分析的角度来说，疗愈需要对情绪有更大的耐受力；从认知行为疗法的角度来说，疗愈有时需要长时间暴露在强烈的痛苦中；从荣格心理学的角度来说，疗愈需要容忍对立面的情绪；从东方心理学的角度来说，容忍对立面的能力是疗愈的前提。现在回头看，我们可以说，正是与佩特拉这样的治疗向我们展示了，通过把身体尽可能地作为耐受容器来提高对必要的痛苦的耐受能力，可以极为有效地缓解心理生理症状。

那一个混杂着恐惧和恐怖的循环大概持续了四十分钟，但佩特拉最终还是稳定了下来。我既感到疲惫不堪，又松了一口气，向佩特拉介绍了在第二次治疗中我们还做了哪些事情来帮助她处理恐惧、压力和失调状态。

我鼓励她继续练习这些技巧，以处理出现的压力感或其他情绪，并尽可能地经常练习。为了确保佩特拉在未来需要帮助时能得到及时的支持，我将她转介给了一位当地的治疗师，也让她通过她的叔叔向我告知她未来的情况。可能是被这次治疗的效果所惊讶到，佩特拉接受了这位治疗师的联系方式，虽然后来我得知她并没有联系。第二天早上，在离开荷兰前，我好像还祈祷了一两句！你可能还不知道，祈祷甚至在对癌症的治疗中都是有效的。[6] 对比有人为之祈祷的实验组癌症患者和无人为之祈祷的控制组癌症患者，研究者发现前者有更高的康复率。

三个月后，佩特拉的叔叔通过电子邮件告诉我，他想通过电话告诉我关于佩特拉的好消息。我非常好奇，松了一口气，马上拨通了他的电话。他确实带来了好消息：困扰佩特拉长达十四年的惊恐发作已经不再困扰她了。在发现自己在惊恐发作边缘游走的时候，她一直在使用从治疗中学到的技术来预防惊恐发作的发生。她对生活的态度变得更积极了，也不再嗜睡了，甚至开始和她爸爸一起慢跑。我告诉他，我非常高兴可以帮助这么一位年轻的女孩在生活中前行。

六个月后，在回到荷兰去教授培训的第二部分和最后部分的时候，我又和佩特拉进行了一次治疗。那是十一月底，圣诞气息已充满了街头。这次我们只进行了一次治疗，主要是了解她的近况，并巩固她在之前的治疗中学到的技术。她的生活发生了巨大的变化：她辞掉了原来的工作，找到了一个更喜欢的职位；她不再受到惊恐发作的困扰了，并且计划和精神科医生商量在下一年二月底停掉所有的精神类药物。看到佩特拉的进步，这位精神科医生很感兴趣，想知道我教给她的是什么练习，竟然会这么有效。在这次治疗结束的时候，佩特拉想让我把她的故事分享出去，甚至允许我透露她真实的姓名，让更多的人从中受益。这位不简单的年轻女孩的真诚、感恩和慷慨深深地打动了我。

下一次，也是我最后一次和佩特拉的沟通发生在第二年的春天。通过她叔叔，她与我取得了联系。因为她爷爷的去世，她经历了一段艰难的时光。当时我人在美国，所以我们先通过电话聊了聊。当时佩特拉已经停了所有精神类药物，惊恐发作也没有复发，总体来说她感觉不错。令她难过的是她爷爷的去世，在她的生命中，爷爷一直是一个很特别的人。我告诉她这确实是一种痛苦的经历，这种"失去"需要时间来疗愈，在这个过程中，我们常常也需要他人的支持。但是她也能使用在我们治疗中学到的处理恐惧的方法来处理她的哀伤。然后我们尝试着如何去解除像紧缩这样的生理层面的防御（这些防御的功能是抵御像悲伤这样令人难受的情绪）。我们也再次练习了使用觉察、意愿、动作、自我触摸和表达这样简单的工具，将胸口的悲伤感在稳定的状态下分散到身体的其他地方。这次她更加有意识地学会了如何将令人难受的情绪（如悲伤）在稳定的状态下全面具身化，这会让人更容易长时间地对情绪耐受。我们一起与这份悲伤待了一会。

在我正要结束这一节治疗，为下一节治疗做准备的时候，佩特拉问我是否可以帮助她解决另一件令她困扰的事情。她说之前她主要是抑郁，但现在她常常感到的是能量太多了，这么多的能量她之前只有在惊恐发作的时候才会体验到，以至于现在不知道如何去处理它们。我向她解释道，在身体不再受到症状困扰，也不再因抵御像情绪这样令人难受的经历而关闭的时候，她的能量就可以自由流动并用于建设性和改善生活目的的事物上了。我问佩特拉是否考虑过把这些能量用到何处，她说她正在考虑是否要重回大学去读一个学位。我鼓励她，甚至略施压力地说，如果她无法善用这些新找回来的能量，之前的那些症状是可能再回来的。

这次电话咨询是我们一起的最后一次治疗。之所以说是"我们一起的"而不是"我为她提供的"，是因为我认为她大部分的进步主要和她愿意学习有关，同时，她能够把身体当作一个耐受容器，去处理高强度的情绪体验以及随之而来的压力和失调体验。我就像骄傲的家长一样，一直在通过她的叔叔追踪她生活的进展：后来她交了个男朋友，从大学毕业，找到了一份新工作，有了自己的公寓，现在和男友住在一起。上一次我听到和佩特拉相关的信息是几年前了，她正和男友在一个亚洲国家进行摩托旅行，我很好奇这个国家是不是就是我长大的印度。之后有机会的话，我会去问问。

康妮：触电和偏头痛

四十多岁的康妮从她记事起就受到偏头痛的困扰。这种症状每周会出现一到两次，严重的时候她只能躺在床上，关上灯，去缓解偏头痛的强度。康妮是一位心理治疗师，也是我在丹麦的培训中的一名学员。我从培训的助教团队那里听说，在小组练习的时候，康妮会不能自已地哭泣（这让其他试着帮助她的学员感到无助或困惑），或者在小组练习结束后会有偏头痛出现。在她提交的为培训中的个案演示准备的个人信息和知情同意表上，我没有找到太多她的既往史信息，但基于我听到的关于她的信息，我想试一试去帮助她。

在培训期间，我常常会在全班面前和一位学员就某个议题做个案演示。之后我会回答并简述我在个案演示中做了什么，然后在助教老师的指导下，让学员组成两人或三人小组做练习。在六天培训中的第二或第三天，我有机会和康妮一起做了个案演示。

在演示开始前我就明白，如果她在整个过程中只是哭，就不会有任何进展发生，并且我也明确地告诉她和所有学员，只有在控制这种行为的情况下，我们才能做一些真正有用的工作。虽然哭泣往往具有疗愈效果，但某些时候，它也可能成为迅速缓解情绪的手段，或者表明某人正困于无助的循环之中。哭泣可以让来访者摆脱导致症状的痛苦，却使来访者和咨询师失去了检查痛苦背后深层原因的机会，而这之中可能隐藏着治愈的线索。对于康妮来说，只要在咨询中触碰到一些痛苦，无助地哭泣已经成了她的一种习惯性反应。后来我才知道，康妮也曾经参与过一些鼓励她强烈地表达情绪的治疗。

让康妮控制自己的哭泣确实是具有挑战性的。我使用的干预方法包括让她睁开眼睛而不是闭上，以及引导她将注意力放在周围的环境中，而不是她身体里发生的东西上，以减少她痛苦的强度。我也一直提醒她尽量随时把内在的体验说出来，以保持她可能会在高强度情绪状态下丧失的思维和语言能力。这些干预方法可以帮助她在一定程度上应对她的哭泣和高强度的情绪。

在我的引导和安抚下，她开始能够在一阵阵哭泣的间隙，从最基本的感知运动情绪层面去识别、承受并表达自己身体里的痛苦，比如感觉很差、很糟糕或无法忍受。这不同于仅是察觉到一种或另一种不愉快的身体感觉，然后在尝试用各种方法未能改变这些感觉后感到无助或做出消极反应，比如试图通过寻求愉悦的感觉来抵消不愉悦的感觉。这些对身体发生之事的追踪和反应方式可能是适得其反的，这在那些经历疑病症、遭受慢性痛苦等重症的人群中很常见，甚至在那些已经学会了详细追踪身体感觉，以在治疗或冥想中进行自我调节的人中也是如此。

内感知（interoception）是通过追踪身体感官的感受而觉察到内在事件的过程，也是一件不仅可以调节大脑和身体，还可以调节大脑和身体中发生的一切心理经验的有效工具。在心理学领域，使用内感知将身体带入到治疗中正在变得越来越普遍。这是心理学领域一个重要且受到赞许的发展，因为在很长一段时间里，心理学一直都处于脱离实体的状态。但正如上面所提到的，很多人仍会错误地使用这个工具去消除或逃避难受却又有意义的心理体验。[7]

类似感觉好或不好、愉快或不愉快这样的基础感知运动情绪，时时刻刻都存在于我们的生活之中，要么作为情绪体验本身，要么是如悲伤和幸福这样复杂情绪体验的基础。无论在心理咨询还是生活中，感觉好或不好、愉快或不愉快都是我们对环境有意义的心理生理反应，但我们缺乏从情绪角度去理解这些体验的视角，因为学术界对情绪的定义只包括几种基本情绪，比如快乐、悲伤、恐惧、愤怒、厌恶、惊讶以及它们之间的不同组合。按照这个理论，就像自然界中的任何颜色都是由某几种原色组成的一样，除了基本情绪之外的情绪都是次生情绪（secondary emotions）或由基本情绪组合而成的复杂情绪。

这种对情绪体验的概念化会引出一个错误的结论：如果一个人没有表现出基本情绪或组合情绪，这个人便没有任何情绪。这种结论限制了对情绪的理解和识别，也限制了各种治疗流派在情绪上的工作。扩展对情绪的理解，将基础的感知运动情绪（如感觉好或不好）包含进来，可以帮助所有的治疗流派（包括以身体为取向的流派）更有效率地联结、证实、支持、发展和区分来访者的情绪世界。

当康妮处理基础感知运动情绪，如感觉不好、糟糕或不愉快时，她能够将情绪能量从头往下散布至脚。她身体中情绪能量的习惯是冲到头部然后聚集在那里，从而让她有强烈的哭泣冲动，以求解脱。当大脑无法应付在身体中发生的事情的时候，它也会有强烈的症状出现。如果偏头痛是心理生理性的问题，我们通常会在其中看到身体上部聚集能量的模式。

在状况慢下来且平稳下来之后，康妮能够注意到、扩展或承受她身体里感觉糟糕这样的基础感知运动情绪了，然后我们才更有可能和从治疗一开始便存在着的恐惧的基本情绪工作。我经常在自己和来访者身上观察到这一过程。当可以感知和承受与某种场景有关的，像感觉不好或感觉糟糕这样的基础感知运动情绪时，我们才更有可能辨别更高层级的感知运动情绪（比如在孤独这种复杂情绪中痛苦的空虚感），以及基本情绪（如恐惧）。

我们没有必要区分康妮的恐惧源于她害怕体验身体中的难受，还是害怕外在的什么东西，因为这种恐惧就在那儿存在着，比以前更加强烈和明显，所以我们自然要将这种恐惧扩展到身体中尽量多的地方。在本书后面的内容里，我们会看到，神经科学研究已经证实，将情绪在身体中扩展可以帮助我们提高对情绪的认识。[8]也就是说，将情绪在身体中扩展可以帮助我们更好地理解自己的情绪，包括情绪是什么，以及它们从哪里来。随着治疗的进展，康妮哭泣的频率越来越低，她在哭泣的间隙可以具身化她内在那深深的恐惧。

在这次治疗临近结束的时候，康妮进入了比较平静的状态，我对她说，看起来她一直都在独自应对内在的一切。通常来说，在一节治疗结束后，特别当这是一次艰难的治疗的时候，我的身体会有参与感并觉得有些劳累。尽管和康妮的这次治疗是如此不容易，但我一点儿也没有觉得累。我十分好奇于对自己的这个观察，并将其分享给了康妮和全班同学。她一听到我这样说，立刻又哭泣了起来，我便自责在好不容易平复下来之后，我又做了一个糟糕的干预，于是打算纠正自己。康妮安抚我说她其实还好，然后和我们分享了更多关于她的故事。如果我提前知道她的故事的话，恐怕会在治疗中更加小心，特别是在我还在通过与康妮这样的来访者工作而学习并发展这套治疗方法的时候。

在康妮一岁半的时候，她把自己的手指放进了一个没有儿童保护的电源插座里，受到了严重的电击，而一岁半正是婴幼儿大脑发展和依恋习得的关键时期。她在医院的烧伤科待了好几个月才康复。她的父母遵照了医生的建议，并没有常常去医院探望她，即使在探望的时候，也只是通过一面单面镜看着她。这段故事帮我理解了很多事情：偏头痛常常是中枢神经系统过载所引发的症状；冲向头部的能量；强烈的无助感和哭泣；对外界的帮助缺乏信任且在艰难时刻尤甚；在培训中的练习里反复地体验到失望。

来自多个学科的研究表明，我们的身体通过可测量的电磁谱频率不断地相互沟通、相互调节或使彼此失调。[9]我将这个过程称为"人际共鸣"，或者就简单地叫作共鸣，它是了解他人情况的宝贵信息来源，也是调节他人状态的有力工具，尽管移情和反移情会让这一概念复杂化（移情和反移情指来访者和咨询师对彼此的反应与对方也许毫无关系）。共鸣是我们与生俱来的能力，它会随着我们一生中生理功能的发展而成长。想象一下，当康妮还是个一岁半的孩子时，医务人员在她父母不在身边的情况下，剥去她烧焦的皮肤或结痂，清洗她的伤口，并使用会令人疼痛的药物帮助她痊愈。而在这个过程中，她的父母都不在身边，连续几个月都是如此。我们终于理解了为什么她的身体会关闭人际共鸣的大门，并伴随着一种隐含的不信任感。难怪我在与康妮的工作中几乎感觉不到我的身体有参与感或有负担。

在随后几天里，我听说康妮在培训练习里的表现变好了，并且开始处理与童年相关的大量的悲伤感，而在这一过程中，她没有像以前那样经常哭泣，也允许别人给予她更多的支持。我感觉这是很好的迹象。基于对自己和来访者的观察，我发现，当人们能够具身化并承受情绪时，便常常能以更灵活的方式和该情境有关的其他情绪工作。这会让和过去有关的以及当下的认知和行为都有好的变化。

在本书后面的内容中我们会看到，越来越多的神经科学研究表明，在我们生活中的每一刻，都是情绪在驱动着我们的认知和行为，这和大家传统上所认为的认知先于情绪，情绪反过来再驱动行为是相反的。因此，情绪失调常常会引发认知和行为上的失调或失能。让我们的注意力涵盖住整个情绪的疆界，特别是那些一直存在着却总是被忽略的感知运动情绪，通过体验和承受它们达到调节它们的目的，即使是对于那些难以联结到悲伤和快乐这样基本情绪的人来说，这不仅会改善情绪，还对认知和行为有益处。

前一阵儿，我在一次线上讲座中介绍我的情绪具身疗法，并以匿名的方式分享了康妮的个案，尽可能让听众了解这种疗法的疗效。然后我收到了一条来自康妮的信息："我就在听讲座呢。"我既惊讶又欣喜，和她打招呼，询问她近况如何。她说："我都还不错，偏头痛仍然还没有复发呢。非常感谢您！"

如今往回看，我意识到佩特拉和康妮并不是唯二受益于这种疗法的人，因为我也从与她们工作的经历中学到了许多。在我逐步形成对情绪具身化理解（尤其是对不愉快情绪）的过程中，这样的个案起到了至关重要的作用。我明白了以稳定的方式在身体中耐受更多令人难受的情绪不仅在所有的治疗流派中对化解和改变情绪有效，也对处理和改变认知与行为有效。但我确实花了很长时间去优化这种方法，检验它在不同个案、临床设置和文化中的有效性，并收集了证明其有效性的科学解释。此外，我花了这么长时间写这本书的一个原因是，验证情绪具身化是一种潜在有效的疗法的研究主要来自神经科学和躯体性心理治疗领域中刚刚兴起且令人激动的治疗范式。

本书的内容概要是提出一种具身和调节更广泛情绪的方法，从而创造更多耐受它们的能力，以改善所有治疗模式中的疗效并缩短疗程，同时在神经科学和躯体性心理治疗的新兴范式中，为这种方法提供科学依据。

在与佩特拉和康妮的治疗中，我们看到了长时间的情绪高度唤起（或是主观的痛苦），也看到了情绪在身体中深入且宽阔的扩展。与她俩的治疗让我不禁好奇，是否一定要将高强度的情绪进行强烈的、长时间的、深入的且广泛的具身，才能带来良好的疗效。认知行为疗法范式下的暴露疗法研究表明，在人的情绪体验很强烈且长时间暴露于令人困扰的刺激下的时候，疗效是最好的。[10] 暴露疗法是一种治疗创伤后应激障碍的循证疗法，研究发现它比系统脱敏疗法（另一种治疗创伤后应激障碍的循证认知行为疗法模式）更有效。系统脱敏疗法会将来访者暴露在情绪水平和强度不断提高的场景中，然后让来访者使用放松技巧，在每次遇到强度不断提高的创伤性经历后自我平抚下来。

使用暴露疗法的来访者的脱落率很高，而治疗师也不愿意使用这种疗法，因为暴露疗法的强度对来访者或他们自己来说都太强了。因此，我认为我找到了一种方法，能够帮助治疗师和来访者在做暴露疗法时更加轻松，这种方法在稳定的状态下把身体当作一个更大的容器，使人更容易持续地去管理和承受自己的情绪。

随着我不断地与来访者进行情绪具身工作并在世界各地教授情绪具身疗法，我发现了一些让其适用性更加广泛、用途更加多样的东西。通过我和其他治疗师与来访者的经验，我意识到情绪具身工作并不总是要在情绪高强度、激烈的、长时间的或在身体上有既广又深的扩展的情况下，才能有效地改善不同疗法的疗效，重要的是人在身体上对情绪体验的耐受能力。在情绪耐受能力低时，人们似乎会常常表现出严重的心理生理症状，如心血管或呼吸系统疾病。

这一切都让我非常好奇，于是我又回到有关情绪及其生理基础的文献中（特别是新出现的研究范式中，如神经科学中的具身认知和交互式情绪，我将其泛称为具身认知、情绪和行为科学）寻找线索。我找到了许多新的研究发现，这些发现与神经科学和躯体性心理疗法中关于认知、情绪和行为的发现相结合，有助于解释为什么在情绪具身不是那么深入、广泛且长久的时候，依然可以有很好的疗效。

在进入本书第二部分，以系统和详细的方式研究该方法及其科学基础之前，让我们看看其他几个成功的情绪具身治疗个案，这些个案在情绪体验的水平、强度和持续时间上都有所不同，在身体中扩展的深度和宽度也有所不同。我们也会从这些个案中了解到情绪具身工作里一些其他概念。

The Practice of Embodying Emotions

第 2 章

情绪具身工作中的一些变化

章节概要：以情绪强度较低的、处于长期
治疗的个案为背景，对情绪具身的概念、方法
和疗效进行综述。这些思考来自我发展情绪具
身疗法的后期阶段。

情绪：水平、强度、深度、宽度、持续时间

情绪具身可以被定义为一种将情绪体验扩展到身体上尽量多的地方，从
而增强个体耐受和维持情绪体验的能力。在情绪具身治疗师和来访者一起
或我们自己具身情绪时，我们是在以一种稳定的方式扩展身体，来处理可
能导致心理生理症状的极度的生理失调和情绪体验所引发的压力。与此同
时，我们也将情绪体验尽可能多地扩展到全身，更全面地联结到情绪信

息。我们尽可能长时间地让来访者和情绪体验待在一起，创造出更多耐受情绪的能力，这样来访者便不会有失调的思维和行为表现，也能给大脑足够多的时间去处理情绪体验信息，从而达成认知、情绪和行为上的最佳效果。在追寻这一策略的过程中，我们从新兴的具身认知、情绪和行为科学中得知，将情绪扩展到身体尽可能多的地方，不仅会使我们更加耐受，而且也会改善我们在情绪困难情况下的思考和行动。

让我快速举个简单的情绪具身工作的例子：2004 年，我第一次带着一个国际治疗师团队去印度南部泰米尔纳德邦海岸的一个渔村治疗印度洋海啸的幸存者。那是一个炎热的夏日，在太阳落下，我们正在收拾东西准备离开时，一个 12 岁的男孩向我们寻求帮助，他说他受到了一种症状的困扰：每当想到另一场海啸可能会来时，他心跳的速度就会变快且不规则，这让他非常难受。

在治疗的过程中，我们让他注意他处在一个很害怕的状态里，这种害怕主要集中在他的胸口。我们还让他注意他的胸口是如何收缩的，仿佛是要把恐惧从身体里挤出来似的。我们让他用呼吸来对抗身体的收缩，带着扩展胸口的目的，用自己的手触碰胸口。为了让恐惧的情绪保持鲜活，我们一起谈论在海啸发生时，他有多么恐惧死亡，以及所有人（也包括成年人）在感到自己生命受到威胁的时候是如何感受这份恐惧的。我们让他有意识地去想象，将恐惧从心脏位置扩展到胸口尽量多的位置，并建议他呼吸和用手触碰胸口的扩展，从而跟随恐惧的扩散。我们不断重复这个过程，通过让他移动手臂来帮助他扩展收缩的手臂，然后再帮助他把恐惧扩展到手臂上来。

在这次短暂的干预后，他表示自己感到更加安宁了，尽管他仍然感到胸口和手臂有恐惧感。我们询问他是否感到惊奇，他表示是的，因为那种让人不安的心跳症状并没有出现。我们向他建议，每当他担心再次发生海啸时，都应该按照我们在治疗过程中所做的来操作。同时，我们还指出，他可能会感到恐惧从胸部和手臂蔓延到身体的其他部位，这样其实是好事。在后来的两次随访研究中（一次是三个月后，另一次是一年后），这名小男孩高兴地告诉我们的研究人员，他不再受到那让人害怕的症状的影响了。

在进行情绪具身的过程中，我们会注意到，不仅不同的个体会有显著不同的具身体验，就连同一个人在不同的时间或情境下也可能体验到差异。我们观察到，这种体验在几个方面都有所不同：情绪的水平、体验的强度、体验在身体内部的宽度和深度，以及情绪体验周期的持续时间。下面，我们将逐一探讨这些变量。

一个人在大脑或身体里产生和感受到的情绪水平可能高，也可能低。那么，情绪水平到底是什么呢？我们常常注意到，自己或他人有时候情绪波动很大，而有时则几乎没有情绪，这个水平并不一定与我们的能量或唤起有关。例如，从生理角度来看，焦虑是一种高唤起的情绪，而绝望则是一种低唤起的情绪。因此，当一个人感到更加焦虑时，他可能会报告更高的唤起水平；反之，当一个人感到绝望增加时，他可能会感到唤起的能量在减少。情绪水平实际上是一种个人主观的评价，它是与个人以往对这种情绪的体验做比较的。换句话说，情绪水平是对"你现在感到的情绪比以前多还是少"这个问题的回应。

从一定程度上说，外界观察者确实能够判断另一个人的情绪水平是提高还是降低了，但这主要取决于观察者对这个人经历的了解程度，同时也取决于这个人在口头和肢体语言上如何表达他们的情绪，以及观察者能否与其产生有效的共鸣。人与人之间通过电磁和量子力学实现的非言语互动（即人际共鸣）在沟通和调整情绪体验方面扮演着重要角色（我们将在第14章中详细讨论该主题）。另外，观察者对另一个人情绪体验的耐受度也会影响他们的评估。总的来说，任何关于他人情绪水平的评估都具有主观性。

情绪体验在强度方面也有高低之分。这里的"强度"是指一个人在面对或承受情绪时，从心理和生理两个方面感到的难度。我们用"心理生理的”来形容，这是因为承受情绪的难度既包括心理因素，也包括生理因素。这一点我们从进行如跑步等体育锻炼的经验中就能明白，当我们开始觉得某项运动很吃力时，内心越认为它难以忍受，生理感受也会相应变得更为艰难。我们通常会说情绪体验太"强烈"，就是指这种情绪在主观上让我们难以忍受。这样的评估与别人可能的看法无关，尽管我们有时会受到父母观点的影响，认为即便是一些低强度的情绪也难以承受。无论是由经历这种情绪的人进行评价，还是由观察这种情绪的人来评价，情绪强度的评估都是主观的。

情绪水平和情绪强度有什么内在联系？一般来说，一个人可能会觉得，情绪水平越高，其体验到的强度也越大。但这种情况并非一概而论，因为每个人的感受都是独一无二的。有人可能觉得某种情绪水平或强度水平相当轻微，而有人可能会觉得难以承受。换句话说，有人可能明知情绪水平不高，但仍觉得无法忍受；相反，有人可能认为情绪水平很高，但觉得完全可以接受。

情绪水平仅仅是影响情绪强度的多个变量之一。一个人觉得某种情绪非常强烈，而另一个人可能不这么觉得，这其中涉及包括思维和行为在内的多种因素。例如，如果一个人认为感到悲伤是件坏事，那么他在任何情绪水平上都会觉得悲伤更为难忍，而如果另一个人没有这样的消极观点，他就不会这样感觉。同样，能轻松表达自己情绪的人，可能会在任何情绪水平上都觉得情绪更容易承受。人的身体状况也会影响其处理情绪的能力，健康状况更好的人在面对各种强度的情绪时通常会感到更为舒适。情绪可以被看作一种特定情况下对个人大脑和生理机能产生的影响的评估。因此，我们可以预期，对于本身健康状况就不佳的人来说，不利的情境会对其生理造成更多不良影响。

我们能在一定程度上评估一个人的情绪水平，同样地，情绪体验的强度也能被别人评估，但要注意相同的限制因素，即这种评估依然是主观的，能否准确评估取决于多种因素，其中包括我们对于那个人情绪体验的熟悉程度。

人们似乎确实能分辨情绪强度与承受该情绪的难易程度之间的差异。比如，人们说他们感到很焦虑但可以接受或承受，或者说即使一丁点儿焦虑也难以忍受。这两个因素肯定是有关联的，因为它们都涉及身体状态这一共同点。情绪水平越高，预期身体的改变也就越多。同样，情绪强度越大，身体内可能出现的压力和失调也会更多。这是因为身体内的压力和失调水平可能是决定任何身体体验（包括情绪）能否被接受或承受的最关键因素。

在强度和水平这两个因素中，人们可能会认为强度更偏主观，因为水平可能更多地和身体状况相关。虽然这两个因素都比较主观，但在调节自己和他人的情绪时，它们还是很有帮助的。我们可以沿着这两个维度来追踪自己和他人的情绪变化，这样在处理情绪时，我们就能知道什么时候该放松一点，或者什么时候需要增强某个方面。

当我们试图使情绪具身时，我们要密切注意的最关键因素是情绪的强度。这意味着，我们要始终关注在承受和维持这种情绪时遇到的个人感觉上的困难。同时，我们要避免产生严重的心理生理反应（比如印度渔村中那个男孩在海啸后出现的心律不齐），并防止通过麻木或解离等防御方式，彻底与情绪失联。

有好几种方法可以管理情绪，让情绪强度保持在一个能接受的范围里。其中一种就是调整情绪水平，因为情绪水平在很大程度上决定了一个人能不能承受这种情绪。具体怎么做呢？我们可以稍微减少用来感知这种情绪的注意力。比如，我们可以把一半的注意力放在体内的情绪上，另一半则放在体外的事物上。这样做一段时间后，我们通常会发现自己的情绪水平有所下降，因为我们体内那些自己不再那么关注的事情的强度通常会逐渐减弱。

我们也能通过不去想那些会触发情绪的具体场景来控制情绪的强度，

或者反过来，集中精力去想那些不会激发情绪的事情。另外，我们也可以通过专注于身体的感受，在身体层面上调整我们的情绪。一般来说，专注于身体的感官感受会让身体和大脑形成一个反馈机制，进而使身体恢复正常状态。具体来说，我们会明显感到自己的整体状态有所改善，因为我们已经努力提高了身体对某种情绪的承受能力。

除了通过调整情绪水平来控制情绪强度外，我们在情绪具身化的过程中还可以操纵其他几个因素，包括身体扩展的宽度和深度，以及情绪处理中各个周期的持续时间。接下来，我们将讨论这些因素，并探究如何运用它们来调节情绪体验。

身体中情绪体验的扩展可分为浅层和深层两种，比如，在胸部，它可能仅局限于肌肉层，也可能深入到肺和心脏。情绪体验扩展的范围也各异，有时可能涵盖多个区域或全身，有时则可能仅限于少数几个区域，比如，悲伤这种情绪可能只出现在胸部，也有可能涉及面部，或者全身都能感受到。

另外，人们维持并处理情绪的时间也有很大差异。有的人可能只能短暂地维持某种情绪，而有的人则能够维持更长的周期。这种差异还可能因同一人在不同时间或不同情境中而有所变化。

案例研究：应对边缘情绪状态

让我们简要探讨一下，如何运用宽度、深度和持续时间等几个关键因素，来有效管理情绪体验的强度，以防止情绪调节变得无效。若某人在情绪体验方面的耐受水平非常低，可能需要使用非常短暂的情绪消化周期。事实上，这就是我在与一名被诊断为患有边缘型人格障碍的患者工作时所采取的策略。患有这类障碍的患者几乎不能忍受任何形式的情绪痛苦，通常表现为对外部环境极度敏感或产生严重的心理生理症状。诚然，我们每个人都可能在某些情境下表现出类似"边缘性"的倾向，因此，了解如何通过调整情绪周期的持续时间来提升对此类情绪体验的耐受能力是非常有益的。

接下来这个案例中的来访者是一名年轻女性，她希望消除自己对男性格外强烈的不信任感。在我们的互动过程中，我引导她回忆与某男性的一次经历，她认为这次经历加重了她的不信任情绪。然而，她并没有在身体层面上感受到这种不信任。我随后指导她去注意，在回想这个特定场景时，她身体的哪个部位感觉不适。她描述胸口有不适感，但这种感觉很快就消失了。接着，她用询问的眼神看了我一眼，似乎想知道下一步应该怎么做。我便让她再次深入地回想那个场景，并观察身体不适的地方，这一次也仅持续了不到一分钟。与某个情境相关的不适感其实是一种有意义的身体反应，也就是一种情绪——这种不适感实际上是所有不愉快情绪体验中都存在的一个层面。这种不适感可以被视为一种基础的感知运动情绪，是对特定情境的有意义的身体反应。这种基础感知运动情绪并没有列在我们通常在心理学课程中学到的基本情绪和次生情绪的列表上。当我们无法容忍像悲伤或恐惧这样的常见情绪时，首先去感受和培养对"不适感"这种基本情绪的耐受性，通常能够帮助我们更好地承受并意识到悲伤或恐惧。

为了深化她胸口不适感的情绪体验，我引导她用声音来表达她胸口有多么不舒服。用言语来表达情绪不仅能激活涉及喉咙和面部的生理结构，也能帮助个体将这种情绪体验扩展到身体的其他区域。这是因为言语表达通常都伴随着身体的非言语反应。当她无法继续体验这种情绪，注意力转移到了外部环境时，一个情绪消化周期就此结束。在接下来的几个周期里（每个周期大约只有一分钟），她在胸口区域的情绪体验只有微小的扩展。总体来说，她的情绪体验在身体上既不深也不广，可谓相当表浅和狭窄。

我们在评估中一致认为，她自己的情绪水平本身相当低。但是，当我们以短周期、有条不紊的方式开展这个过程时，重要的变化逐渐发生。悲伤开始替代她习以为常的愤怒，而且变得可以接受了。这证实了一些科学研究的结论：随着具身化痛苦能力的提升，人们无意识的认知、情绪和行为将逐渐变得更加自觉、优化和有序（这是第 6 章和第 8 章讨论的内容）。随着治疗的进展，每个周期都有所延长，但延长得并不多，最长的一个周期可能只持续了两到三分钟。尽管如此，这些周期的持续时间已经足够让她产生我们可以观察到的改变。那天晚上，培训团队的一名成员注意到她开始哀悼由于不信任他人而失去的人生价值。在随后的培训日子里，我们发现她在与同学进行的实践课程中，变得更加有能力处理自己的弱点，而不再是像过去那样，总是与他们争执，感觉没有从他们那里得到应有的支持。

在这个案例中，周期的结束是因为当来访者不再能够承受体内的情绪体验时，她自行决定终止了它们。其实，还有其他多种方法可以调控消化情绪的周期的长度。我们可以简单地建议来访者将注意力从情绪体验上转移到其他方面，比如观察身体内部的感觉，或者思考身体如何在消化情绪的过程中感觉好受一些；观察身体外部的当前环境因素；在心理层面反思与情绪的互动可能带来的认知和行为变化。最后一个方法在经历了一个特别长的周期后（或在一次治疗中的最后一个周期）会尤其实用。我们也可以通过减少对该情绪的支持或者将焦点从触发情绪反应的场景中转移出来，以结束这个周期。

当我们察觉到某种情绪体验过于强烈以至于难以与之相处时，我们也能运用扩展策略来控制其强度，使其仍在可接受的范围内，而不用打断整个周期。一般而言，注意力在身体某一特定部位（如胸部）停留的时间越长，情绪体验就会越深入这个区域，情绪强度也越可能上升。所以，如果我们需要控制情绪强度以使其更易于承受，可以考虑在相同区域内的其他部位进行扩展，比如，首先从情绪最初出现的胸前区开始，逐渐向胸部的侧面和背面扩展。我们还可以将其扩展至身体的其他区域，比如从胸部到手臂。这正是我们在印度渔村中帮助那名男孩做的事情，在两个相对较短的周期中，我们协助他从胸部开始，逐渐将他对可能再次来临的海啸的恐惧扩展到更多的胸部区域，最后到达手臂。

为什么当身体的更多部位参与到情绪体验中时，这种情绪反应会变得更易于承受呢？情绪实际上是对某一情境对全身产生的影响的一种评估，如果我们仅将这种影响局限在身体的某一部位，那这种体验就会更难忍受。把这种影响扩散到身体的多个部位会让其变得更易于承受。当然，有时候我们需要停留在一个地方，更深入地了解那里的生理反应，以便疗愈能够发生，这部分工作我们将在后续章节进行探讨。在这一章中，我们主要关注那些不需要在身体某一特定部位进行深度工作的情况。

在第1章中，我们探讨了两个案例，这些案例涉及高水平、高强度或对参与者来说难以处理的情绪，还涉及在身体内更广泛、更深入的情绪扩展，更长的处理周期以及更快的疗效。我优先介绍这些案例是因为我正是通过它们才开始深刻认识到情绪具身化的实用价值。然而，大多数情况下，在较长时间和较缓慢的过程后，我们才能看到情绪具身工作明显的好处。尽管用深入、宽阔和广泛的方式对高水平的情绪进行具身化确实有其优势，但情绪具身的方法也可以在各种治疗模式中改善认知、情绪和行为方面的疗效，不论所涉及的情绪有何不同。本章后面将介绍的案例让我得到了这些重要的启示。

从区分各种情绪具身化治疗过程的角度来看，接下来要介绍的两个简短案例与我们之前讨论过的案例截然不同。在本章前面的内容中，通过我与一名患有边缘型人格障碍的来访者的互动，我们已经看到了一个类似的案例。这些案例一同证明了，即使在情绪水平和强度相对较低、身体内情绪扩展相对较浅或有限、情绪周期持续时间短暂的情况下，情绪具身化的治疗依然有效。这种情况在治疗过程和日常生活中更为常见。

萨莉：悲伤和哮喘

在我教授的情绪具身疗法专业培训和工作坊里，我会通过与学员互动来从各个方面演示情绪具身工作。在法国的一次培训课程中，一位名叫萨莉的女士找我做了个案演示。她患有哮喘，想探索我们能否就这一问题进行治疗。和许多疾病一样，哮喘有很多可能的成因，包括遗传倾向、激素波动以及过敏等。更有可能的是，哮喘也是心理和生理因素共同作用的结果，特别是当它作为对抗情绪痛苦的一种自然防御机制时，这种防御往往会在呼吸系统（尤其是肺部）出现生理上的表现。

针对情绪痛苦，最普遍的生理防御手段是抑制呼吸肌，比如膈肌和肋间肌，以及肺等器官的活动。在我们休息的时候，身体并不需要大量的氧气，通过自主神经系统，肺部的工作效率会自动降到最低。然而，当同一种机制用于减缓呼吸，以降低情绪体验的强度时，呼吸会受到比休息时还要严重的抑制，这就可能导致出现支气管症状，如哮喘，尤其是对于那些已有遗传、激素和过敏因素的人。

除了在必要时需要通过吸入药物来治疗哮喘，萨莉提到她的另一个主要问题是在与他人建立和维持关系方面遇到了困难。自主神经系统和它所调控的器官（如心脏和肺），对于一般的情绪体验乃至于与人建立和维持关系的特殊情绪体验都起到了关键作用。[1]因此，选择与萨莉生活中某个让她失望的人际关系有关的情境进行处理是十分合理的。

尽管萨莉从小就有哮喘的问题，但她最近更为严重的哮喘爆发是由她和自认为是一生中最深爱的男人分手引起的。对于萨莉来说，要在身体里感知这段关系带来的巨大失望和悲伤并不容易。她的生理和心理防御机制显得相当强大，足以把情绪强度和水平维持在相对较低的状态，并仅让这些情绪浅显地出现在喉咙和眼睛这两个局部区域。萨莉发现自己很难感受和释放这种悲伤，她表示自己在身体或心理层面上几乎感受不到这份悲伤。要触及这份悲伤并愿意面对它，即便每次只是短暂的一刹那，她都需要我和团队给予大量的心理支持。这也表明了在她成长的过程中，很少有人支持和理解她的情绪体验。

　　我们鼓励她尽量去感受与这一情境相关的各种情绪，并推荐她在独处的时候通过觉知、意愿、呼吸、动作、表达和自我触摸等手段来加深体验。尽管我们成功地把她喉咙和眼睛中的低度悲伤感扩散到了整个面部和胸部，但这种改变是非常表面和短暂的。因此，当我们几个月后听到萨莉说自己自从参加那次体感疗愈会话后就不再受到哮喘困扰时，我们都感到非常惊喜。

　　那么，如何解释通过短暂的具身化实践就能消解长期存在的严重症状呢？一个可能的解释是，现代人越来越容易在情绪痛苦水平相对较低时，或者换句话说，在情绪水平和强度都很低时出现心理生理症状，而情绪具身化实践稍微提高了人们对情绪承受的临界点，这也解释了像萨莉这样的案例所展示的显著效果。

　　萨莉身体内对情绪痛苦的耐受水平相当低，这从她强烈抵抗觉知身体中的悲伤，以及她感觉身体内有限的悲伤经历并不强烈（主观感受上的难度）这两点就可以明确看出来。因此，仅仅在她的心理防御和生理防御机制层面上稍微提高对身体内情绪痛苦的耐受能力，便引发了她哮喘症状的出人意料的转变。

萨宾：流泪和偏头痛

　　我曾教过的一名学生萨宾，她长期饱受偏头痛之苦。与她的上司发生一次不愉快的互动后的三个月里，她的偏头痛问题越发严重。每当头痛发作，她都会想起上司那张生气和不满的面孔。这次不愉快的互动源于萨宾在得到上司不公平的评价后对他的大声斥责。她认为这是好事，因为在她小时候，她从未能够向虐待她的继母表达自己或为自己辩护。萨宾描述，她童年时与继母的关系非常糟糕，经常遭到继母无端且严厉的精神和身体惩罚。当我在她的同学面前和她进行个案演示时，我注意到她很难面对自己脆弱的一面，无论是与她上司的事，还是继母因重新摆放花瓶里的花而打她的事。

萨宾极力抵抗去感受自己内在的脆弱。情绪体验方面的抵抗有时是先天性的，有时则源于心理因素。不愉快的体验通常会暗示身体进入一种应激和失调状态，这直接影响到个体的身体健康和心理健康，所以我们的大脑有先天性的抵抗这些体验的倾向。相反，愉快的情绪体验通常标志着身体应激的减少和内在平衡的增加，这与健康和幸福的提升是一致的。弗洛伊德将这种寻求快乐和回避痛苦的天性称为"快乐原则"。由于不愉快的情绪体验会加剧大脑与身体的应激和失调，我们天生就对这些情绪有一种抵触心理。值得注意的是，即便是愉快的情绪也可能遭遇抵抗，因为大脑对不熟悉的情绪也会产生一种先天性的警觉。

对情绪体验的心理抗拒有很多可能的原因。家庭和文化背景在决定哪些情绪可以被接受和如何表达情绪方面具有显著影响。各种文化对于情绪在生活中的角色的观念和对情绪的态度都有所不同，而这些观念和态度在不同的治疗方法中也各有差异。普遍存在的观点认为，情绪总会导致不理性的认知和行为，这不仅是大众的普遍看法，也在某些治疗方法中有所体现。

对于情绪的这些偏见正逐渐受到科学的挑战。最新的神经科学研究表明，认知、情绪和行为在大脑[2]与身体[3]的生理机制中实际上比之前所认为的更加密不可分。研究还证实，情绪在我们的每一个生活瞬间都影响着认知和行为的各个方面，正如认知和行为已被证实会影响我们的情绪状态。更进一步地，情绪影响认知和行为的程度比认知和行为影响情绪的程度更多，因为包括注意力在内，所有发生在行为之前的认知活动都受到我们当前情绪状态的影响。[4]情绪的在场和具身化已经被证实能够改善认知、情绪和行为，反之，情绪的缺乏会削弱这些方面。[5]情绪是一种评估特定情境是如何影响个人幸福的方式，其实际上可能涉及整个大脑和身体的生理系统。[6,7]我们将在第 6 章和第 8 章中进一步探讨这些发现如何表明了通过在身体中具身化或扩张情绪体验，不仅可以改善情绪，还能改善认知和行为。遗憾的是，这些重要的研究成果尚未在很大程度上被应用到公众生活或各种治疗方法中，这也正是本书试图弥补的不足。

　　要优化我们及来访者在情绪处理方面的工作，关键在于掌握一些关于情绪的基础事实。这些信息虽然重要，但并没有广泛地被大家所了解。因此，向来访者普及情绪在生活中的关键作用以及情绪的生理基础是非常有益的。我们需要认识到，人们对于体验自己的情绪有一种天生的和心理上的抵触，只有明确了这种抵触，我们才能有效地解决并克服它。通过探讨情绪、认知和行为在大脑与身体里是如何密切相关，以及身体是如何参与到认知、情绪和行为中的，来访者就能更好地理解，为了躲避难以承受的情绪而封锁身体反应不仅可能损害情绪，还可能影响到认知和行为。

　　作为学员的萨宾早已明白情绪在生活和治疗中占据着至关重要的地位。尽管如此，在治疗过程中，我们仍然需要时常与她大量对情绪的抵触心态做斗争，并给予她强有力的心理支持。在个案演示中可以看出，萨宾在治疗阶段最需要的就是从我和整个课堂中获得的持续性认可及心理支持，以便她能更好地进入、维持并解读自己的情绪，这在她的成长背景下是完全合乎逻辑的。研究证实，孩子能否有效地生成、进入和表达情绪，在很大程度上依赖于他们从主要抚养者那里获得的引导和支持。[8]萨宾自己也证实，在成长过程中，她并没有获得足够的情绪支持。

　　通过让萨宾回想因偏头痛触发的、与不满意的老板以及童年时与继母有关的花瓶事件的画面，我引导她注意并扩展她在这些情况下体验到的不舒服的感觉。我们从感觉运动层面的不愉快感开始，因为除了愤怒之外，她似乎无法明确其他基本情绪或次生情绪。这样的愤怒反应似乎已经成了她成年后面对类似情况的习惯性防御机制。这种不愉快的情绪水平和她自我报告的体验情绪的困难程度（即情绪强度）都相对较低，她身体内部情绪的扩展相当有限和表浅，整个周期也相对短暂，但这已经足够为我们提供一个起点，让我们能开始重组她的身体状态。具体来说，我们引导她把原本集中在头部的能量逐渐分配至下半身，尤其是腿部，这对于处理如偏头痛这种上身过于紧张的症状来说是一个有效的方法。

在个案演示的最后阶段，当我询问萨宾在那些情境下还能想象自己有哪些其他感受时，她似乎短暂而轻微地触及了与脆弱性有关的更为细致的情绪，如悲伤、恐惧、无助和孤独。然而，当我问她在身体的哪个部分能感受到这些情绪时，萨宾迅速回应说她在身体的各个部分都能感受到。与她之前对不愉快情绪的有限的具身经验相比，这是一个巨大的进展，尽管我知道，建立对这种基础感知运动情绪的耐受通常会导致来访者体验到更加多样且复杂的感知运动情绪、基本情绪和次生情绪。萨宾有可能仅仅是回忆起过去某个时刻，曾经在身体里体验过的这类情绪。

在课程结束时，我观察到萨宾有强烈的倾向，即不愿表现出自己在治疗过程中有任何的不足或失败。因此，当她声称自己在全身都能感受到这些情绪时，我有些怀疑。我觉得她有可能只是在大脑或身体的某个部位短暂地感受到了这些情绪，而其他的部分可能是她凭空想象的。

考虑到萨宾短暂的情绪体验的水平和强度都比较低，并且她身体里情绪的扩展也是有限且表浅的，再加上她希望尽力表现最好的自己的倾向，我对她关于内在体验的部分描述持有怀疑态度。因此，我认为这次治疗不太可能带来多少改变，我对我们共同完成的工作也不抱太大期望。还有一个让我失望的原因是，作为一名治疗师，不管我有多少经验，在团体面前进行演示时，我总是无法控制自我，因为我倾向于认为只有激烈和戏剧性的工作才是优秀的工作，这样我的自我就能得到满足和安全感。

直到培训的最后一个单元，也就是将近一年后，我才知道了萨宾的个案演示取得了什么样的成果。那次个案演示结束后，她回家便开始大哭。她之前在一些练习中的轻微流泪，这次变成了泪如雨下，她整个晚上都在哭，仅仅被零星的睡眠所打断。如果我第二天就知道她整晚都在哭，我就会非常担忧，觉得她可能因为这次的个案演示而情绪崩溃。但令人惊讶的是，从那天起，她就再也没有经历过偏头痛了！以某种方式来说，通过哭泣释放情绪，她消除了一种严重的症状。所有这些成效其实都源于一次我过去极度低估的"平淡无奇"的情绪具身工作。这让我再一次惊喜地意识到，真正关键的不是在治疗中到底发生了什么以及一切是如何发生的，而是从长远看，来访者能从中得到什么样的效果。

治疗效果与来访者在心理生理层面上感受到的痛苦程度（即他们的症状阈值）有密切关系。那些痛苦耐受度较低的人，即使在情绪水平和强度较低的情况下也容易产生症状，他们通过做一点点情绪具身化的练习，即便只是略微提升了他们的痛苦耐受能力，也有可能实现"神奇"的治愈效果。而对于那些痛苦耐受度相当高的人来说，由于他们在更高的情绪水平和强度下才会出现症状，在进行情绪具身化工作时，他们可能需要经历更高的情绪水平和激烈程度、更深入和更广的扩展，以及更长周期的具身体验。请注意，情绪的强度是指个体在心理生理上觉得一种情绪体验有多么难以忍受，这与情绪水平的高低无关。

情绪耐受、症状阈值、身体扩展程度与心理生理症状的产生

下面，我们将深入探讨一些有关于提升情绪体验能力的具身工作的核心概念，包括审视情绪水平、强度水平、症状阈值和身体扩展程度之间的相互关系。通常来说，当更多身体部位能自由地参与到情绪体验中时，人们通常会感到相对较低的心理或生理压力。也就是说，身体参与得越全面，每个参与的部分所感受到的心理或生理压力就越小。而且，当身体更全面地参与情绪体验时，即便情绪的强度和体验的主观难受程度较低，人们其实也能体验到更高水平的情绪。

在与佩特拉和康妮的治疗中，我们相对容易地突破了她们的心理和生

理屏障，成功地让她们的身体在更高情绪强度的情况下进行了扩展并体验到了更高水平的情绪。同时，这些情绪能在她们体内得到广泛和深入的体验，并且能维持更长的时间。然而，在与萨莉和萨宾的治疗过程中，由于她们更为强烈的心理和生理防御机制，我们仅能让她们在较低的强度和水平上体验到有限的情绪，并且这种体验在时间和范围上都受到了限制。令人惊讶的是，她们也非常迅速地感受到了症状的缓解。这强调了一个重要观点：治疗效果并不取决于体验的情绪、强度和心理生理上的难受有多少，也不取决于情绪和身体的扩展有多深，以及情绪持续的时间有多长，真正关键的是，来访者能否在不产生新症状的前提下，处理稍微超过他们个人阈值或情绪耐受能力的情绪和强度水平。

症状阈值指的是人们能够承受的情绪水平和强度的总和，超过这个阈值就会产生心理生理症状。这些症状可能表现为认知、情绪、行为、身体、能量、人际关系或心理方面的问题。当身体或大脑的某个部分承受的痛苦超过这一阈值时，症状就会出现。在这种情况下，身体会进入一种失调或关闭的状态，从而进一步加剧应激和体内失调，使人更难应对情绪。心理生理症状及其带来的痛苦可以被认为是个体心理在面对难以忍受的痛苦时做出的无意识妥协。在特定的经历和当时的资源背景下，这或许是个体最好的应对方式。然而，当这些反应模式逐渐演变成未来面对其他情境的习惯性反应时，可能会对个体的整体健康造成重大影响。

心理生理症状实际上是一种两难境地。如果没有这些防御机制，人在社会中的功能表现就会下降，同时会面临更高的应激和情绪失调风险。然而，一旦这些防御机制变得根深蒂固，它们会从多个方面导致个人持续的痛苦，比如功能减退、高度应激和情绪失调，以及对所防御情绪的低耐受度。症状阈值可以看作个体心理承受能力的临界点，为了有效地帮助来访者康复，我们要勇于引导他们超出这个临界点，即其心理承受能力的极限，确保在提升其情绪处理能力的同时，不会产生新的症状。这一目标可以通过结合情绪支持和使身体耐受能力变得更扩展、更有序的干预来实现。治疗师和来访者都需要明白，要想获得最佳的治疗效果，情绪支持和身体层面的干预是缺一不可的，这样才能在改变现状时减少咨询师和来访者的内在阻抗。

需要注意的是，一个人的身体能够扩展到多大程度，能够产生多少情绪，以及能够在不产生症状的情况下承受多少情绪体验，是由多种因素决定的，包括生理状态、社交环境和文化背景。比如，你在父母面前可能会比在朋友面前更容易失去耐心，又或者在面对愤怒和悲伤这两种情绪时，你的承受能力可能会有所不同。所以，我们不能把一个人对情绪的耐受力看作一成不变的，这是受到环境和对特定情绪的态度的影响的。

在决定一个人能否承受不同情绪的诸多因素中，有两点尤为关键：一是我们对待自己情绪的态度，这决定了我们能否真正体验情绪、表达情绪、承受情绪并持续面对它们；二是从他人那里得到的情绪支持。在人际关系中，双方的情绪承受能力实际上是相互影响的。精神病学家丹尼尔·西格尔（Daniel Siegel）曾指出，当两个人建立关系时，他们会形成一个超越各自能力之和的协同系统。[9] 因此，在特定情境中，个人的情绪承受能力不仅会受到身体状态的影响，还会受到内在态度和他人支持的共同作用。

通过对萨莉和萨宾的治疗，我认识到低强度、短时间且身体扩展有限的情绪具身治疗同样能达到高强度、长时间以及身体扩展更全面的治疗的效果，后者是我们在佩特拉和康妮的案例中观察到的。这一发现标志着我对情绪具身治疗深入和细致的理解进入了第二阶段。这样的学习顺序实际上颇有道理，因为我们通常会认为那些发生更多事情的戏剧性场面更重要、更有意义。然而，在错误地认为只有这种高强度的场面才能引发改变的观念下，我们有时会推动自己或患者超越痛苦的承受极限，这样反而会产生负面效果，结果可能导致来访者再次经历创伤，症状加重，或者因心理和生理防御机制的启动而完全关闭内在系统，以避免更大的痛苦。

当我逐渐认识到低水平、低强度、短时间的情绪具身工作有多重要，并在我的培训课程中开始强调这一点时，其他接受过我训练的治疗师也分享了相似情况下该方法的有效性。这其实是很合理的，因为我最初是通过佩特拉和康妮的激烈治疗了解到了高水平、高强度、长时间情绪具身工作的效果，所以在培训治疗师时，我不自觉地将这一偏好传递了出去。在试图将这种治疗方法标准化的过程中，我形成了一个非常强烈的观念过滤器，直到看到萨莉和萨宾等个案在低强度和低水平治疗下同样能达到迅速且显著的效果时，这一观念才得以打破。

现在，无论是在生活中还是在治疗中，都出现了一种越来越明显的趋势：人们倾向于通过调节来回避情绪，而不是面对和处理它们，主要是因为这些情绪会带来痛苦，这导致了人们对情绪痛苦的耐受度越来越低。这一现象已经成为当今社会中心理生理症状越来越严重的一个重要原因，证据是人群中的成瘾现象日益严重。研究表明，多达四分之一至三分之一的医疗症状会引发人们寻求医生的帮助，而这些症状实际上是心理生理性的。[10,11]这就意味着，治疗师未来将更多地与那些情绪痛苦阈值较低的来访者打交道。这样一来，即便是对那些情绪承受能力相对较弱的大多数人来说，低强度、低水平的情绪具身治疗也显得尤为重要和适用。这不仅能帮助那些能承受高强度情绪的少数人，也能有效帮助大多数情绪承受能力较低的人群。

在长期治疗环境下的情绪具身应用

到目前为止，我们看到的各个案例都凸显了情绪具身在短期治疗中的强大作用。然而，治疗的大部分过程通常是长期的。全球范围内的情绪具身治疗师已将具身认知、情绪和行为科学作为一种补充方案整合到了其他疗法中，实证数据显示，这种整合有可能缩短各种治疗方式中，治疗师帮助长程来访者缓解症状所需的时间。情绪具身工作的一个潜在优势可能就在于减少不同治疗方式中所需的长期治疗时间。下面，我将介绍一个来自我的诊疗经验中，需要进行长期治疗的案例。我邀请你估算像这样的案例需要多少时间才能解决其症状，并在案例分析结束后，与实际所需的时间进行比较。

史蒂文和他的飞行恐惧症：一个长程治疗的案例

史蒂文来到我的私人诊所主要是对几个具体的问题寻求治疗。其中一个问题是他患有严重的飞行恐惧症，一坐上飞机就会经历惊恐发作。因为他是个经常需要出差演出的音乐家，这一症状极大地影响了他的工作，除非他大剂量地用药，否则无法乘坐飞机。他的另外一个问题是无法平躺睡觉，只能在像飞机经济舱座位那样的倾斜位置里入睡。史蒂文告诉我，这两个问题都是在他母亲去世后才出现的，他与母亲的关系在童年时期就一直很复杂。

我们逐步地处理了他这两种症状和母亲去世对他的打击，确保不让每一步所涉及的情绪变得过于强烈，从而加重他的症状。对于飞行恐惧症，我让他用想象力规划一次需要乘坐飞机的旅行，并在每个步骤中深入具身体验相关的情绪。至于睡眠问题，我让他尝试在我办公室的昏暗灯光下入睡。一开始，我们让他以他习惯的倾斜角度坐着，然后逐渐调整至更接近水平的姿势。通过一连串治疗小节，我们试图深入扩展且具身每个步骤里涌现出的各种情绪，如不适感、不安全感、恐惧和焦虑等。同时，我们也扩展且具身了他因母亲去世而产生的情绪和关于母亲的童年记忆的情绪反应。

最终，经过大约六个月的持续努力，史蒂文的两种主要症状都得到了缓解，他现在可以无恐慌地乘坐飞机了，也能正常地在水平姿势中入睡。关于他的惊恐发作，有一个值得一提的经历。在治疗期间，史蒂文因个人原因减少了飞行次数，并且暂时休假。然而，在治疗快结束时，他重新开始飞行，并在第一次飞行时遭遇了一次惊恐发作。不过，之后他再也没有经历过类似的情况。我观察到，在情绪强度接近触发症状的临界点时，来访者可能会出现相应的症状。因此，我现在习惯性地提前告知我的来访者这一可能性，以减少他们因此产生的负面情绪反应，从而避免影响治疗进程。

The Practice of Embodying Emotions

第 3 章

情绪具身对于处理个体、群体以及代际创伤的贡献

章节概要：在本章中，我们将围绕处理个体、群体和代际创伤的具体治疗案例，全面概述情绪具身的相关概念、应用方法及效果。

创伤与情绪具身化的治疗方法

　　情绪问题是全人类普遍和常见的难题。如果情绪没有得到妥善的消化处理，即使是日常生活中的普通事件，也容易导致心理生理症状，甚至更严重的症状——人们对这类痛苦的忍受能力通常相当低。创伤通常被定义为那些有可能给生命体造成重大伤害的极端困难的生活经验。例如，在战争或持续的身体虐待等情境下，生命体面临的是实际的生命威胁。这些情况下个体所经历的应激状态和生理失调程度非常高，如果没有得到妥善解决，可能

会导致包括死亡在内的严重心理生理问题。那些被诊断为患有创伤后应激障碍的人就是遭受了这类创伤，他们的生理机能中也存在高度的应激和失调。

值得注意的是，存在许多像情绪忽视或情绪虐待这样的事件，它们虽然没有直接威胁到个体的生命，但同样能引发与生命威胁事件同等程度的应激和生理失调。这促使我们考虑是否需要在《精神障碍诊断与统计手册》中扩展创伤的定义，以涵盖情绪忽视和情绪虐待等内容。因此，在经历过某一事件后，人们身体与大脑产生的应激和生理失调的程度，可以作为一个评价该事件对人们造成创伤程度的参考指标。对于受创伤的人，高度的应激和生理失调显得尤为突出，这表明，如果用于治疗创伤的疗法能够融入直接在生理系统层面上工作的干预措施，以管理这种应激和失调，可能会提升其疗效。[1]

精神病学家巴塞尔·范德考克（Bessel van der Kolk）一直强调，对创伤后应激障碍的任何治疗方案都应该涉及身体层面，而他的这一看法也得到了充分的科学依据支持。这不仅体现在精神科药物治疗的有效性上，还体现在像体感疗愈[2]和正念减压疗法[3]这样身体导向的创伤治疗方式中。然而，这类侧重于追踪身体感觉的创伤治疗方法有一个共同的缺陷：它们有时会因过于关注身体感官的感受而忽视对情绪的处理。对于那些无法充分体验情绪或缺乏外界支持来体验自己情绪的来访者来说，这个问题尤其严重。

如果身体在面对不愉快的情绪时经历过度的生理调节，情绪可能就会消失，这种现象在过量用药时经常会出现。按照情绪具身疗法中关于情绪具身工作的建议，通过系统性地扩展身体，使情绪沿身体内的最佳途径运动，我们就能够在生理调节和情绪调节之间达到平衡。这种做法确保了过度的生理调节不会破坏有意义的情绪体验。相比那些把生理调节和情绪调节分开而交替进行的方法，这种同时关注两者的方式能更有效地为来访者提供全面的情绪支持，同时避免因过度关注生理层面的问题而让情绪体验受到干扰。

在情绪具身疗法中，我们能同时关注生理和情绪的调节，这让该方法在处理与高度生理应激和失调相关的创伤性情绪时特别有用。此外，这一方法也适用于处理日常生活中困难但较为常见的情绪问题，这些问题通常伴随着较低程度的生理应激和失调。事实上，我们会在后面关于情绪的生理机制和感知运动情绪的章节中了解到，有时候，应激和失调也能被视为一种感知运动情绪，因为它们是生物体对创伤事件有意义的反应。例如，一位母亲在失去孩子时经历的震惊是对该事件合适且有意义的生理反应，因此它也被视为一种情绪。然而需要注意的是，有时，特别是当应激和失调达到极高水平，以至于人们可能会晕倒或彻底解离时，应该首先集中注意力于生理状态，以将其降至可控的水平，使得心理体验（包括情绪）能够变得更加连贯，之后再进行情绪具身的深入工作。

虽然一般建议在进行心理工作或情绪具身工作之前先对高度失调的生理状态进行调整，但这一准则并非没有例外，下面的案例就是一个证明。

安妮塔：晚上只能在灯亮的状态下入眠的女士

在我在印度开设的一场培训中，安妮塔主动找到我，希望解决一个困扰她和丈夫的问题：她晚上必须在灯一直亮的环境中才能入睡。她告诉我，她不太清楚这个问题是如何产生的，但这种症状已经持续了相当长的时间。我推测这一症状背后的动力可能是恐惧，因此在一次个案演示中，我让安妮塔尝试闭上眼睛，想象自己在灯熄灭的环境下尝试入睡，目的是激活这种恐惧感，以便我们通过情绪具身与其工作。我特别让她关注自己感到恐惧或不安全的程度，以及这种感觉主要集中在身体的哪个部位。然而，当安妮塔开始感到恐惧时，她立刻就出现了解离症状。她描述自己的身体逐渐变得麻木，甚至感觉自己仿佛已经脱离了自己的身体。

面对这种情况，我通常会让来访者睁开眼睛，重新定位到当前的环境，而不是继续关注那压倒性的恐惧以及触发它的情境。这样做是为了让她感到更加稳定和安全，然后再进入下一个具身恐惧的周期。然而，出于某种原因，我当时没有采取这一步骤。反之，我选择维持情境和情绪的活力，并专注于她仍然能感觉到的恐惧。我反复询问她在哪个身体部位能感受到恐惧，同时尽量让她不去关注身体的麻木感。当她表示自己能在某个部位微微感受到恐惧时，我立即问她恐惧是否还可以扩散到其他地方，这样做的目的是尽可能让恐惧在身体中以不深入但宽阔的方式扩展，以使这一体验维持在可接受的水平。至于如何在有强烈解离倾向的情况下继续处理恐惧，我们可以认为是在与解离的自我部分并存的背景下，对恐惧的自我部分进行工作，我这样对她和全班进行了解释。

从某种意义上来说，这跟暴露治疗师用长时间将他们的来访者暴露在恐惧性刺激环境中的做法有些相似，但二者也存在一个明显差异。暴露疗法是认知行为疗法的一种变体，它依据的是经典的条件反射原理，通常并不会关心身体内部那些不可见（被称为"黑匣子"）的体验。然而，在我们的实践中，我们非常注重身体的体验和调节，同时也关注情绪和具体情境。根据对每个个案的观察和不断地尝试调整，我们在关注身体与调节和关注情绪与情境之间找到了一个平衡点。这样的平衡涉及多个因素，包括情绪的水平、强度与主观感受、身体扩张的宽度与深度，以及情绪处理周期的持续时间等。以安妮塔为例，在她的治疗过程中，这种平衡明显倾向于情绪和情境，她在治疗结束后几乎无法回忆起整个过程中的体验，这表明了该次治疗中存在着高度的压力、失调和解离。

我相信你一定跟我一样，在治疗结束之后对结果感到好奇。因为那时我觉得自己也有点儿麻木，并有一种解离感。我猜想安妮塔是否会在稍后，特别是在那个晚上，感到不适或者情绪崩溃。第二天，她按时参加了培训，并表示前一个晚上睡得很好，虽然她确实没关灯。她是独自从自己居住的城市来参加这次培训的，她还没准备好尝试在没有丈夫陪在身边的情况下把灯关了睡觉。在小组练习中，她告诉小组成员，自己在童年反复经历的一段性虐待创伤或许和如今困扰她的症状有关，这是一个思维层面上重要的觉察。安妮塔小时候有很早起床的习惯，那时天色还很黑，她的父母也还没有醒。她家的送奶工曾在很多个清晨性侵她，并以她和父母的人身安全进行威胁，不让她告诉任何人。这一段创伤经历或许可以解释她在夜晚的黑暗中的不安全感。我心里暗想，如果早知道她在小时候受过这么多的苦，我可能不会有勇气以之前的方式去处理她的恐惧感，以及那样忽视她的解离了。

我不经常去印度，最多一年一次。一年后，当我再次踏足印度时，我在另一场培训中遇到了安妮塔，这次她是培训的助教。她告诉我，先前我们一起做的情绪具身工作以及那次治疗结束之后的感受让她印象非常深刻，因此，她继续从当地的培训师那里接受更多相似的治疗。她对情绪具身工作如此着迷，以至于主动申请成为下一次培训的助教，以更深入地了解这个领域。现在，她在夜里睡觉也不再需要开灯了！通过仅仅五六次与当地培训师的治疗，安妮塔成功摆脱了她在夜间感到的不适，这也显示出情绪具身工作在加速疗效和缩短治疗周期方面的显著潜力。

当我写信给安妮塔，请求她允许我在这本书中分享她的故事时，安妮塔回复说，在那五六次治疗中，她不仅处理了自己的恐惧情绪，还解决了与虐待经历有关的羞耻感。她更深层次地将虐待、对黑暗的恐惧和她的症状通过情绪具身方式联系了起来。她总结说："经历了七年的情绪具身治疗，我不仅摆脱了那种困扰我的症状，还在生活中取得了许多重大成就。现在，我的生活充满和谐与美满，每一天都过得很好。我非常感激你，因为你让我有机会在个人和职业生活中每天都能学习并实践情绪具身疗法。"

通过安妮塔这样的个案，我认识到在来访者身体处于极度应激和失调，甚至出现解离的状态下，我们有时仍需采用情绪具身的方法介入。这样做的前提是当事人具备足够的觉知和耐受能力，而不会产生严重的身体症状。由于我们很难提前判断当事人是否具备这种能力，所以有时不得不通过试错来找出最佳的处理方式。

除了实际操作的需要，理论角度也解释了我们为什么有时需要在极度的应激、失调甚至解离的特定状态下采用这种工作方式，尽管一般来说这是不被推荐的，因为情绪高度依赖于这些极端状态。情绪实际上是当下情景如何对一个人的整体幸福产生影响的一种评估，假如产生的影响包括极端的应激状态、情绪失调甚至是解离，那么如果我们试图在身体已经远离了产生这些情绪体验的生理和心理状态之后去再去理解这些情绪，我们就有可能无法准确把握到情境对我们产生的实际影响了，即那种"情绪"。

正如我们早先观察到的，情绪体验中的压力与失调可能高到足以引发严重的心理生理问题。即便是在这种极端情况下，我们也有理由想象在安妮塔的治疗中所用的极端手段可能有效。然而，更实际的做法可能是采用更为缓和的策略，随着时间推移，让来访者处理复杂情绪体验的能力逐渐增加。这可能伴随着更短的应激周期、更低的情绪强度，以及身体内更低的压力和失调水平。通过这种做法，来访者能够以小步前进的方式，靠近并耐受产生症状的压力和失调水平。

对于那些应激和内在失调程度极高，以至于无法获得连贯的心理体验，以及对痛苦耐受能力极低或有严重心理生理症状（如偏头痛）的人来说，这种渐进式的处理方法可能尤为合适。当个人的痛苦承受能力不够强，以至于不能稳定地面对过于强烈的情绪体验时，这种渐进式方法也值得考虑。人们在体验中的承受能力越强，就越容易接受它，并且以平稳的心态去观察它。然而，值得一提的是，没有必要对每个人都小心翼翼，因为人们在这些能力上的差异很大，即使在有严重创伤史的情况下也是如此。

精神药理学通常会认为所有心理问题都是由过度应激和失调引起的，并且用药物进行治疗。在某些情况下，这样的诊断和药物治疗是必需的，以使个体从严重的心理障碍和心理生理障碍中回到更为一致、清晰的生理和心理状态中。在这些情况下，药物起到了稳定调节的作用，让人有机会在生活中自行康复，如果有需要，也可以寻求专业帮助。

有一种倾向是认为所有心理问题和心理生理问题都是由应激和失调引

发的，并且觉得减轻这两者是解决所有问题的关键。这在一些身体疗法和心理治疗中很明显，特别是一些新出现的疗法。虽然在某些情况下，这种过分谨慎可能是合适的，但值得重申的是，过度依赖这样的治疗策略并在身体层面降低应激和失调，可能会导致我们逃避去直面那些需要更多适应能力才能去体验的重要的心理感受。这种始终着力于减轻应激和失调的方法，可能无法确保来访者在面对可能触发他们情绪反应的各种情况时具备足够的心理和生理弹性。这也可能意味着，当未来再次遭遇这样的情绪体验时，他们可能缺乏化解症状或不再产生该症状的适应能力。

代际创伤

一般来说，焦虑或抑郁的父母更容易培养出具有相同情绪特质的孩子。当然，有的孩子也可能采取与父母完全相反的态度，这是一种防御机制，用以减轻因模仿父母而带来的痛苦。[4]但如果父母自身有着未经处理的心理创伤，比如身体虐待、性虐待或一些生活中的重大丧失，他们对当下情景的反应就经常会受到与这些未解决创伤相关的经验与反应的影响。这会塑造孩子的情绪反应和经验，其影响甚至可以追溯到孩子在子宫里的时光。

从一代传到下一代的代际创伤影响可以通过多种途径发生。众所周知，我们的大脑和身体有能力通过可测量的短距离电磁能分享各自的内部状态、经验和反应（包括身体和能量层面上防御机制），从而相互沟通和调节。[5]由于我们本能地，甚至是下意识地相信父母是维护我们生存和利益的最佳人选，我们特别擅长通过这种途径去感知父母的内心状态。而父母也能基于他们自己的生活经验和期待，通过这种非言语的方式将自己的世界观传递给孩子，从而尽可能地提升孩子的幸福感。

有时，父母可能会成为施虐者，把自己曾经经历的创伤加诸子女身上。尽管曾在童年时期遭受身体虐待的父母并不都会对自己的孩子实施同样的行为，但这样的案例确实存在。令人意外的是，即使是那些决心不将个人的痛苦传给孩子，希望打破代际暴力循环的父母，也难免会发生这样的代际虐待现象。虽然普遍的观点认为，未能解决个人受虐经历的孩子更容易成为施虐者，但一项大规模的长期研究发现，童年时期曾受虐待和未受虐待的人在长大后成为施虐者的可能性并无显著差异，这或许反映了人类精神的弹性。[6] 通过观察和模仿父母，孩子也可能接受一些过时和扭曲的世界观（比如"世界是危险的"），以及一些不良的防御反应（如战斗或逃跑）。

我父亲非常容易感到被冒犯，并以愤怒来回应他所认为的轻蔑行为。为了排解自己因未解决的创伤而产生的羞耻和痛苦，他会将这些情绪投射到他生气的对象上，仿佛他在将愤怒作为一枚导弹，把自己的心理脆弱发射到别人身上。当然，我也会因为父亲在言语、情绪和肢体上对我施加的虐待而感到羞耻和受伤。我当时并未意识到，除了对他的虐待所产生的反应外，我还在潜意识里接收并认同了他拒绝面对的那些心理脆弱。

克莱因派精神分析中有个名叫投射性认同（projective identification）的理论，这个理论解释了父母是如何规范孩子的行为的。它也帮助我们了解了，在受虐的情况下，孩子为何会吸收父母的心理脆弱。[7] 当婴儿感受到难以忍受的焦虑时，他会把这种焦虑投射到父母身上。而父母有独到的调节孩子的能力，他们会把这种投射认同为自己的一部分。除了用抱住和轻摇这样的手段安抚孩子之外，父母也会运用他们更成熟的内在生理状态，来化解他们所接收的孩子的焦虑投射。随后，父母会用非言语的方式，将剩余的焦虑感以及平静感传递给孩子。孩子会如同小鸟接受母鸟嘴里部分消化的食物那样，感激地接受这种无言的支持。在遭受虐待的情境下，父母可能会将自己因受虐而产生的脆弱投射到孩子上，而孩子为了维护与父母的紧密关系，也会认同这些父母不愿面对的脆弱。

有科学证据支持，人们能通过身体释放的短距离电磁能（例如从心脏散发出来，能延伸到皮肤数英尺⊖外的电磁场）进行非言语信息交流。这

⊖ 1 英尺 = 0.3048 米。

为我对投射性认同这一过程的理解提供了坚实基础。在投射性认同的情境里，接收投射的一方通常是愿意接收的。而在像身体虐待这样的暴力经历中，除了为了维持与父母的关系而认同他们投射出的脆弱之外，孩子可能仅仅是无法自我保护的受害者，无法避免去吸收那些直接针对自己的强烈能量。

我的岳父在生前曾遭逢第二次世界大战，那时他只有 5 岁。德国和美国在比利时争夺领土，即后来著名的阿登战役，当时他被困在两军之间，身处一个农场，在那里，他的德国父亲使他们能够避开战争末期盟军激烈的轰炸。他经常躲在床下，因恐惧而全身发抖。后来随着年岁的增长，每当感到恐惧时，他便会对周围的人发火。我的妻子从小就通过观察和投射性认同的方式内化了这种模式。在成年后，如果开车途中的某事令她感到恐惧，她有时会大声骂人或尖叫以摆脱焦虑。而我，通过自己的反应和投射性认同，也会在很长一段时间内感到害怕——这份恐惧恰如 70 年前，那个 5 岁的孩子在比利时农场床底下的夜晚所感受到的。

有很多种方法可以帮助我们了解自己家族里代际创伤的传递。当然，其中一个途径就是深入了解家族成员所经历的各种创伤。说起来容易做起来难，许多人不愿意开口谈论自己经历过的创伤或者不愿意将之视为创伤。特别是那些因战争受到创伤的德国人，他们出于多种原因（包括因为自己是发动战争国家的一员而感到愧疚）而避免这个话题。因此，后文将介绍的一些间接方式可能会帮助人们更好地理解他们继承了哪些创伤。

要深入了解祖先可能遗留给我们的未解决的创伤，一种有效的方法是想象祖先在常态下的体态或反应，进而用自己的身体去感受他们内心可能经历的感觉。另外，也可以在心理治疗中开展家庭系统排列（family constellation），这是由德国的伯特·海灵格（Bert Hellinger）创立的一种疗法，目的是找出并化解来访者可能在无意识中遭受的、其祖先未曾言明的代际创伤。在这种疗法中，其他人将代替真实的祖先参与家庭系统排列，从而揭示和化解那些仍在无意识中影响着来访者及其家族的代际创伤。如果你对这种在德国颇受欢迎的方法存有疑虑，不妨找一位精通该疗法的治疗师，尝试进行自己的家庭系统排列。

集体代际创伤

在欧洲，尤其是在德国这样的国家工作时，你很快就会感受到第二次世界大战留下的阴影。集体代际创伤——一代人经历的重大集体创伤对后续几代人的持续影响——仍然塑造着战后子孙的情绪反应模式。在美国，我们能清晰地观察到，非裔美国人因为奴隶制的集体代际创伤以及美洲印第安人受到的种族灭绝的影响一直持续至今。这些没有得到化解的创伤传递模式不仅会加重人们对当前创伤的反应，还会让他们更难处理或化解当下的创伤。下面来自以色列和德国的治疗案例表明，在集体代际创伤对现有创伤和症状产生重大影响的情况下，情绪具身工作是非常有效的。

克劳迪娅的父亲曾是纳粹德国时期一个小城的市长，他和家人一直冒着生命危险反抗纳粹。克劳迪娅虽然是在战争结束很久后才出生的，但她继承了父亲的社会责任心和对抗体制的勇气。现在，她热心参与环保活动，也用治疗师的身份全力帮助以色列人和德国人面对并消化他们因战争遗留下来的集体代际创伤。她多次作为创伤培训项目的助教去以色列，教授以色列人如何面对各类创伤。我在其中的一个培训课程中遇见了她。

克劳迪娅向我寻求帮助，她的症状是心律不齐（突然的、可怕的心跳不规律）以及高血压。这些症状给她带来了极大的压力，因此她开始服用 β 阻断剂，这是一种能够同时调控心律和血压的药物。我们进行了两次专门针对她生活中大大小小的事情所引发的焦虑的咨询，旨在提高她的身体对焦虑的具身化和调节的能力，进而解决她那些严重的心理生理问题。这个过程并不容易，因为克劳迪娅容易退回到儿童般的情绪状态，并无助地哭泣。因此，我们必须不断地让她定向到当下，尽量让她在成年人的心智状态下进行治疗。

当克劳迪娅逐渐增强了对自己焦虑（这种焦虑最终明确为对死亡，或更糟的，对被世界彻底毁灭的极度恐惧）的耐受能力时，她告诉我，从她有记忆以来，她的一生几乎都被一种不可名状的惶恐和焦虑所控制，仿佛她的生命随时都可能意外终止。根据她生活中的各种情况，她不时地会分析这种恐惧源自何处，并尝试用各种方法来应对，但每次都未能彻底解决。从她还是个孩子时开始，她就接受了大量的心理治疗，这些治疗虽然在一定程度上帮助她控制了这种恐惧，但从未能让她感到真正满意。

我们在处理与生命受到威胁有关的产前或围产期心理创伤时，经常会遇到关于"被杀"或"被世界消灭"的普遍性恐惧。克劳迪娅曾尝试从母亲那里了解她是否有类似的产前或围产期创伤经历，结果发现并没有。尽管如此，我还是向她解释，婴儿甚至在母亲子宫内也有可能因母亲未处理的心理创伤而受到影响。特别是考虑到她的父母在第二次世界大战时期经历了抵抗纳粹的集体创伤，我们有充分的理由相信他们在后来的日常生活中可能存在未被化解的应激状态。战后受创严重的德国缺乏足够的时间和资源来让人们专注于心理康复，这会使这种情况更加复杂。

克劳迪娅感到，身边几乎每一个人都背负着由战争造成的集体创伤，在成长过程中，这从不同方面对她造成了很大的影响。其中一种可能产生影响的方式是人际共鸣，也就是从身处子宫开始，我们的大脑和身体就具有通过电磁能量进行非言语信息交流的能力，比如源自心脏的电磁能量。[8]另外，我们还有在亚原子粒子级别进行快速相互沟通的能力。[9]

当我们没有妥善处理如战争这样传递下来的集体创伤以及由此产生的强烈情绪反应和防御机制时，解决现实生活中遇到的问题和由此产生的情绪反应就会尤为困难。从儿童时期开始，人们就可能通过家庭或社会中的各种途径接触到如第二次世界大战这样的代际创伤。这些传下来的集体创伤会加大处理当前创伤引发的情绪的困难度，因为处理由当前问题引发的情绪反应时很容易触发更大、更难以抗拒的集体代际创伤情绪，进而将它们激发出来。对过往事件的强烈反应好像就藏在皮肤下方，哪怕只是轻微的擦伤也足以激发它们，这让对现在和过去的治疗都变得异常棘手和复杂。

所以，当再次前往以色列并见到克劳迪娅时，我真的十分惊讶，因为她已不再有心律不齐和高血压的问题了，甚至连她的医生也对这短时间内仅通过两次治疗便让她的病情有如此显著改善的现象感到好奇。与西尔维亚工作时，我也有同样的感受。西尔维亚是一名年长的德国女士，比克劳迪娅在更接近第二次世界大战的年代出生，她的父母在战争期间也遭受了很多苦难，包括被迫背井离乡。但在我们仅有的一次治疗之后，西尔维亚就告诉我，她不再受到过敏症状的困扰了，尽管她过敏测试的结果仍然是阳性。

在与西尔维亚的那次治疗中，我们把重点聚焦于她对于当前生活中某一事件的强烈恐惧感。值得一提的是，当我们多年后再次联系时，她已经忘记我们当初处理的是恐惧感了！她记得的是，在治疗过程中，她的能量发生了明显的变化。这其实很容易理解，当身体面对压倒性体验时，若情绪具身疗法能让身体变得更加开放和有序，那么更深层的治愈性能量往往会涌现出来，从而化解各种症状。聚焦并支持这些能量是情绪具身疗法中非常关键的一步。作为一名专业心理学家的西尔维亚十分清楚她的父母和祖父母在战争及余波中遭受的创伤是如何持续影响她自己的。

想要证明一种疗法是有效的，不仅创始人使用时要展现其效果，而且学习这种疗法的人也要成功地使用并使其见效，所以我非常乐于听到其他治疗师成功的治疗经验。下面简要介绍两例来自以色列的成功治疗案例。

斯德洛特是一个位于加沙地带附近的以色列城市，这一区域经常遭受来自加沙的火箭弹攻击。一名居住在斯德洛特并且酷爱园艺的男士在每次外出做园艺时都会经历焦虑发作，这些恐慌症状是在一枚火箭弹落在他家附近之后开始出现的。我向一名参加了我的课程的治疗师建议，她可以运用情绪具身技巧（我有时也叫它扩展技巧）来处理这位来访者的恐惧和焦虑，目的是让他能更好地承受这些情绪。几个月后，这位治疗师就这位来访者的情况向我进行了反馈："我仅与他进行了几次治疗。他对该区域面临的火箭弹威胁仍然感到害怕，但现在他在户外进行园艺活动时已经不再有焦虑发作了。"

近期，紧邻加沙地带的地区受到了一种新型的威胁，氢气或氦气填充的小型易燃气球被释放到以色列，进而导致火灾。我从一名同行的治疗师处了解到，她在该地区所治疗的一户人家正承受着巨大的焦虑压力。她以前教给这个家庭的用于缓解焦虑的放松和化解应激的方法现在已经不再有效果了，她想知道能否通过具身化他们的焦虑来帮助这个家庭。我通过邮件告诉她，这是非常值得尝试的。一个月后，我在特拉维夫见到她时，特意询问了这个家庭的近况。她告诉我，一开始她只与这个家庭中的母亲进行了治疗，因为她不确定孩子们能否承受如恐惧这类强烈情绪所引发的压力。最近，她再与这位母亲沟通时，得知这位母亲现在感觉一切都不错，这种方法非常有效，但她的孩子们的状态依然很不好，因此，这位母亲希望治疗师能像帮助她一样，开始治疗她的孩子们。

克劳迪娅和西尔维亚这两个来自德国的案例，加上以色列治疗师报告的同样高效的治疗结果让我意识到，当人们处理情绪的能力因代际或当代集体创伤的重负而受到严重限制时，情绪具身疗法在治疗严重的心理生理症状方面是高效的。这种创伤可能使人们遭受新创伤的症状阈值变低，而出现心理退行、无助和崩溃的概率变高。当主要的症状即使在轻微的痛苦中也迅速显现时，稍微提高对痛苦的承受能力就可能迅速缓解部分症状，即便这些情况与集体代际创伤有关。这并不是说我们把与创伤有关的所有问题都解决了，但这至少意味着，人们不需要长时间忍受这些难以忍受的症状，或者不用花很长时间来处理这些复杂的创伤问题，就能在症状上得到一定程度的缓解。这真是太好了！

The Practice of Embodying Emotions

第 4 章

情绪具身在各种临床场景中
效果的多样化优势

章节概要：本章简要介绍了在不同的治疗
方法和多样的临床背景（如认知和行为疗法）
中，情绪具身所展现出的各种益处。同时，本
章还汇总了神经科学、认知心理学、躯体性心
理治疗以及普通心理学中旧有至新兴研究视角
中得出的研究成果，这些成果有助于解读在各
种治疗场合中观察到的多样化优势。

在多种治疗方式中，情绪具身疗法能显著提升治疗效果

接受过情绪具身疗法培训的治疗师会把这一方法作为补充，以优化他们专业领域内不同疗法的治疗效果。这些治疗师的专业背景多种多样，包括精神分析师、精神病学家、荣格学派分析师、心理治疗师、社会工作者、认知行为治疗师、咨询师、躯体性心理治疗师，以及从事心理方向的身体工作、能量工作、教育、培训和冥想教学的专业人士。他们会多角度地处理心理体验以协助他们的来访者。

在日常工作中，有的治疗师更侧重于认知层面，而有的治疗师则更关注情绪、行为、大脑、身体或能量等因素；有的治疗师专注于创伤治疗，有的治疗师则更多地处理一般生活中困扰人们的问题和症状。他们接受过循证的治疗培训，并且成效显著，帮助了大量的人。他们都是致力于不断提升自己的治疗技能，通过学习新方法来完善治疗效果的专业人士。他们深知，单一的心理理论或治疗方法是不足以全面理解或有效处理复杂的人类心理问题的。正因如此，我们不断从这一多样化的专业团队中听到，将情绪具身疗法整合到他们的专业实践中，不仅能够提高多方面的治疗效果，还能缩短整个治疗周期。

情绪具身工作如何有效地促进了不同治疗方法以及多个领域（包括认知、情绪、行为、身体、能量、人际关系等）的疗效呢？我们可以从神经科学、认知心理学、躯体性心理治疗和普通心理学的先前或最新发现来预见这些成效，我同时也会结合情绪具身工作的实例进行说明。

在情绪上的效果

当我们更加真实地感受到情绪时，我们能够更深入地理解生活中各种情境的重要性。当通过情绪的具身化使其变得更容易被接受时，我们会相

信，即使再次面对像心碎这样的强烈情绪，我们也能坚持下来。这样，我们就不必封闭自己的心，避免与人建立关系或在与人交往时敷衍了事了。我们会感到与那种情绪的争斗已经取得了成功，以至于我们可以坦然地说："我不再被那次失落所困扰。"当情绪仅仅是身体中的一种感受时，我们可以清晰地意识到它，而不会因为情绪的体验产生其他不良的反应，包括像"我不配得到爱"这样的消极想法，或者像"我需要喝酒来逃避痛苦"这样的自毁行为。

正念被证明是情绪调节中的关键元素。[1]当某人更强烈地感受到与某种投射相关的情绪时，例如，某人可能觉得自己对父亲的不信任感与现在对伴侣的感受相同，这时他更容易收回这种情绪上的投射。一名来访者的话展示了这一理论是如何起作用的："如今，我能深刻地感受到我身体中的不信任情绪，这只是我身体的一种感受，我明白其并非缘起于我的丈夫。"

当我们能通过身体更好地耐受和承受情绪时，我们就能更深入地体验和区分它们。这样的情绪体验给我们带来了认知心理学中所谈到的与心理健康息息相关的"颗粒度"[2]。所谓的情绪颗粒度，指的是我们能够通过语言（特别是隐喻，尤其是身体隐喻）来细化并描述自己身体中的情绪体验。如果我们只能将一次丧失的感受描述为"好"或"坏"，那么这样的情绪颗粒度是很低的。但如果我们能说"这就像是对我的心脏猛地一击"或"仿佛我身体里的能量在那一刻被全部吸走"，那么这表明情绪颗粒度是较高的。

在认知与行为上的效果

神经科学中关于具身认知、情绪与行为的循证范式的最新研究结果显示，认知、情绪与行为在大脑和身体中实际上是密不可分的。[3]此外，认知、情绪与行为既是大脑和身体的功能，也受环境的影响。[4]因此，当我们的大脑和身体为了应对难以承受的情绪而启动生理防御机制，从而进入

"关闭"状态时，我们身体的可用性及其与环境的联系就会受损，这不仅影响了情绪功能，也同样影响了认知和行为功能。当我们对认知、情绪和行为的基本体验受损时，包括人际关系和精神层面在内的每一种心理体验也都会受到影响。

研究表明，情绪的存在可以增强个体在特定情境中制定行为策略的能力，以及在众多选择中做出最佳决策的能力。相对地，相同的研究也表明，缺乏情绪会对这些能力产生不良影响。[5] 此外，研究还发现，将情绪从大脑扩展到身体可以优化对情绪及环境的认知。[6] 这意味着，在心理治疗中，具身感受情绪能帮助我们更好地理解自身的情绪及其含义，这不仅涉及当下的经历，还包括我们过去的经历。为帮助来访者理解并治疗他们目前的情绪难题，这几乎是所有治疗流派都在努力建立的联系。

尽管我们早已知道，认知和行为在产生和改变情绪体验中起着关键作用，但如今我们还认识到，情绪是驱动我们生活中每一刻的认知和行为的首要力量。这里的"情绪"泛指感觉良好或不适的基础感知运动情绪，而"认知"泛指注意、关注和感知。[7] 情绪失调往往会导致认知和行为的功能失调。例如，当她离我而去时，我感到无法承受的自卑（情绪）；我深信她是我自卑的原因（认知）；我觉得除了不断地请求她原谅我，我别无选择（行为）。

当我们能够产生情绪，并在身体这个更大的容器中承受它们更长的时间时，我们就能更好地调节它们，这为大脑提供了更多的时间来消化我们所处情境的认知和行为含义，从而使我们在认知和行为上对该情境的反应达到最佳。我们可以避免自己产生责备和冲动行为。例如，对于一个习惯在傍晚暴饮暴食，以使自己感觉更好的人，具身地体验那种触发强迫行为的模糊的不适感，会让这个人更有能力去面对这种感觉。这个人随后可能会意识到，那种模糊的不适感实际上是孤独，这可能会促使他通过与朋友联系来缓解孤独，而不是去冰箱里找吃的。此外，当情绪更容易获得并被具身体验时，我们可以为应对该情境所需的行为提供足够的情绪驱动能量。

情绪具身工作中认知、情绪和行为改善的案例

意识到当前的困境与过去有关常常有益于治疗。大多数心理治疗流派都认为这种深刻的认识在疗愈过程中至关重要。在治疗中，许多来访者会这样说："我之前就意识到了 A 和 B 之间的关系，但现在我更加确信了。"这种领悟在进行情绪具身工作时往往更容易出现，以下是两个典型的例子。

我在中国的一次培训中认识了金。她未婚，五十多岁，是一位从事心理健康工作的专家。她希望能够走出持续了大约半年的抑郁状态，这一切始于她的男友突然离她而去。他是她高中时期的恋人，也是她一生中最深爱的人。他偶尔会回到金的身边，但之后总会再次离开，要么回到前任身边，要么与另一个女人开始新的恋情。金始终无法真正放下这个男人，也无法与其他人建立深厚的依恋关系。在咨询的过程中，我们首先探讨了她最近一次被背叛时的身体和情绪反应，随后深入到了她的基本情绪中——那份深深的悲伤。起初，这份悲伤并不容易触及，但当我让金想象她的男友走向远方，消失在地平线时，她的悲伤情绪终于涌现了出来。

当我们尝试去感受那份悲伤时，金突然表示她开始感到恐惧。我将这种恐惧解读为永久性丧失的恐惧，于是鼓励金去感受，并在身体中扩展这种情绪。她变得非常害怕，身体开始扭曲，双臂和双腿呈现扭结的状态。她越是进入这种状态，就越感到恐惧。她想要睁开眼睛，摆脱当前身体的状态。当我询问她的身体在过去的治疗中是否有过这种状态时，她说从未有过。

作为一名躯体性心理治疗师，金已经接受了多年的、以创伤为重点的躯体性心理治疗方法的培训和治疗。由于某些情绪状态只能在特定的身体状态中达成，而将身体状态调节回正常水平可能会完全消除这些情绪体验，所以我鼓励金继续去感受这种恐惧——看起来这是源自儿时的情绪状态。考虑到她的身体呈现扭曲，我建议她尽可能地将情绪扩展到整个身体，特别是通过发声来表达情绪。这种技巧可以帮助身体以非言语的方式扩展情绪，同时为来访者提供对痛苦的解脱。我告诉金，不管这种恐惧是

身体的扭曲造成的，还是过去情境中情绪体验的固有部分，这都不重要。

在金深陷于恐惧情境时，她提到自己是个早产儿，曾经在保温箱内待了约一个月。她还提到，自己曾多次与父母分离，在童年的大部分时光，她都由祖父母照顾。我察觉到，她在不同寻常的身体状态中更加真实地体验并承受了恐惧和其他情绪，似乎与她的过去产生了更深的联系。这种情境在身体不能正常运转的孩子中并不少见。我认为，她的这种恐惧源于对死亡的害怕，这在早产、长时间处于保温箱及与母亲分离的婴儿中是普遍存在的。每当她在童年或成年时期与亲人和恋人反复分离时，这种恐惧就可能被进一步放大。

当我觉得金已经与这种恐惧相处足够长的时间了，我便停止引导她进一步体验这种情绪，并建议她按我说的去做。然后，我指导她将注意力转回到现实，并慢慢地使身体恢复到正常状态。在咨询快结束时，金显得十分平静且思考了良久。她说，直到此刻，她都没意识到她一直未能放下的高中初恋与她出生时遭遇的威胁之间可能存在联系。之后几天，金在小组练习和与助教的个人体验中，更深入地面对并处理了她的恐惧、伤心和愤怒。

在为期六天的培训结束时，金向同学们透露，以前她从未能够记住梦，但那天，她意外地回想起了前一夜一个简短的梦。她梦到男友出现，他只对她说了一句话："恭喜你！"金醒来时情绪愉悦，坚信她已经走出了对他的情感。她觉得自己已经准备好与其他人建立新的关系了。一年后，当我再次来到香港时，金告诉我，她真的放下了过去，她不再为与前男友的关系感到困扰，这段往事也已不再给她带来痛苦。

再举一个例子，由于情绪具身，彼得对自己的洞察变得更加深入，他发现自己无法忍受与女友及他们共有的两个孩子同住一宅。在我在瑞士开设的一门课程中，彼得自愿来和我做个案演示。他和女友及孩子们共住一套房子，但在街对面，他还有自己的一套公寓，他时常会去那里躲一躲。这种情况不仅给他带来了经济负担，还使他对与女友的关系感到了压力。

在我们的咨询中，我让彼得想象如果没有街对面的那套公寓，他和女友住在同一个房子里会是什么感觉。随后，我让彼得继续深入体验与女友的亲密关系，并探讨他所感受到的不愉快、恐惧和不安全感。

过了一会儿，彼得逐渐意识到，与女友相比，自己的身体显得格外小且脆弱。在我鼓励并辅助他深入地具身体验这种脆弱时，彼得突然联想到了和他双胞胎兄弟相关的一些洞察。在他们出生时，因为他的兄弟在子宫里得到了更多的营养，彼得相对更为瘦小。这件事彼得早已知晓，但直到他在此次课程中真切地体验并接受了这种感受，他才意识到这件事与他现在的生活和感情关系有如此紧密的联系。虽然我不清楚彼得在课程后是否对生活方式做出了调整，但他能够接受自己与伴侣亲近时的那份脆弱，同时在更加深入的状态中发现与过去的联系，这种进步经常是人们真正改变行为的关键。

获得深刻又具有变革性的洞察往往是一种认知过程。那么，如何通过情绪的具身体验来促进这样的认知过程呢？从前面的讨论中可以看出，在神经科学领域，已经有大量证据表明，认知不仅仅依赖大脑，还与我们的身体和周围环境息息相关。当某人的身体状态封闭，与大脑和外界的联系被切断时，他的认知能力也会随之受限。另外，之前的研究也显示，深入体验情绪可以更好地提高认知，反之，忽视情绪则可能会损害认知。

认知可以从广义和狭义上进行定义。从广义上来说，认知行为包括觉知、注意、专注、感知、抽象、联想、评价、记忆、想象和语言等方面。具身认知的研究证明，在人们开始注意到某一环境之前，情绪就已经影响了这所有的认知过程。[8] 因此，金和彼得在情绪具身工作中得到重要且有潜力的"具身化"洞察在科学上是合理的，在此过程中，他们能够有序地感受到自己的情绪，并保持身体在一个更加开放的认知状态，而不是关闭身体，从而避免体验那些难以承受的情绪。他们表现出来的处理和解决困难情绪的能力突显了情绪具身工作的效果，情绪具身工作不仅能解决情绪上的问题，还能带来重要的治疗性的认知洞察。金已经成功地走出了那段藕断丝连多年的关系，这也证明了这种方法在改变长期行为模式方面的有效性。

在身体上的效果

童年逆境经验影响研究证实了不良的儿童时期经历与一个人一生的身体健康之间的相关性。[9] 有研究表明，心理生理症状与童年逆境经历以及低情绪体验能力之间存在明显的相关关系。[10] 为了进一步研究这一现象，医学和心理学的专家团队建立了心理生理障碍协会，收集了大量研究文献，探索童年逆境经验与身体症状（如慢性疲劳、纤维肌痛和肠易激综合征等）之间的关联。[11] 多数研究指出，人们求医时三分之一的症状可能源于心理生理问题。[12] 那么，为何这种情况会广泛发生，情绪具身工作又如何缓解这种情况呢？

当人们为了应对难以承受的情绪体验而使大脑和身体的生理机能关闭时，生理机制往往会受到破坏，这会导致神经系统之间的沟通、血液循环、淋巴流动、组织液流动以及身体各部分之间的电磁和量子能量流动都受到影响。这样的变化不仅会降低身体的整体功能，还会增加机体的应激和失调，这可能是从轻微至严重的身体症状（如从头痛到心血管疾病）的根源。情绪具身工作能够减少身体生理上的障碍和失调，并通过提高身体对强烈情绪体验的耐受力来显著减少心理生理症状，正如我们在前两章中所描述的治疗实例中所体现的那样。

在人际关系上的效果

当我们因为难以承受的情绪体验而让自己的身体进入"关闭"状态时，我们处理艰难情绪的能力就会受到影响，而这正是我们在人际关系中保持开放性和联系所需要做的。在这样的状态下，我们更倾向于怪罪他人为我们之间问题的源头，从而对他们的信任度降低。我们在关系中沟通、自我调节、相互影响及交流内心能量的能力也会受损，从而进一步影响我们与他人的关系。我们童年的依恋模式可能会再次浮现并得到加强。当我们在紧密联系的社交环境中封闭自己时，我们与集体及其内在资源的联结也会受到威胁。由于情绪具身工作增强了我们处理关系中强烈情绪的能力，它可以帮助我们与重要他人保持开放和联结，治愈过去的关系伤痕，并改变最初始、最深入的依恋模式（这些模式常呈现为大脑与身体中的隐性情绪记忆）。

依恋理论认为，情绪调节对于修复依恋创伤至关重要。[13] 具身同频（在自己的身体中感知他人情绪的能力）是情绪调节的关键所在。[14] 当我们可以承受自己的情绪时，我们便能对他人的情绪持开放态度，并通过人与人之间的共鸣感知、承受并调节他人的情绪。人际共鸣是我们的身体与大脑对另一个人的情绪或生理状态的感知和调节能力，[15] 当我们与他人近距离接触时，双方可以通过电磁能量交换信息，或者即使相隔遥远，也可以通过量子纠缠等量子机制进行感知。[16] 因此，通过情绪具身工作增强身体中处理困难情绪的能力，对于从事依恋治疗的治疗师及其来访者来说是极大的助益。

过去的人际交往带来的不好的体验，可能会导致很多人在现有的关系中面临问题，或在建立新关系时遭遇困难，从而选择寻求心理咨询，就如同我们在金和彼得的案例中见到的那样。现在，我们来看另一个案例，在这个案例中，情绪具身疗法在改善人际关系能力上起到了极大的辅助作用。

索尼娅的丈夫告诉她，他已经爱上了他们的秘书，但当时她表示她已经放下了他，并选择继续自己的生活。当索尼娅在德国参加我开设的工作坊时，她已经进入了另一段恋情。但她面临的问题是，她总是无法与新伴侣产生那种深厚的亲近感。不论她如何尝试，她总觉得自己对新伴侣的情感似乎没有对前夫的那么深沉。索尼娅在治疗中已经处理过婚姻结束给她带来的心结，因此当我们通过觉知、意愿、动作、自我触摸以及表达来进行深入探索时，她对那块被封闭在她心里、含有巨大能量的深深的伤痛感到十分震惊。

在治疗中，我们深入探索了心碎对人的影响，这是一个我们都能产生共鸣的话题。当人们心碎时，他们可能会因难以承受的痛苦而误认为自己所体验的是心脏病发作，从而来到急诊室求医。这种痛苦融合了悲伤、绝望、沮丧、羞愧、罪恶感及自卑的情绪。同时，人们还会体验到受伤的心灵的疼痛、苦楚及深深的伤害，并伴有失去生活中重要的支持所带来的压力、晕头转向感和情绪上的失调。面对这些沉重的情绪，人们常常会选择封闭自己，从而导致认知、情绪及行为上的问题。

借助身体上更高的耐受能力和整个团体的支持，我们协助索尼娅面对并消化了因背叛带来的沉重情绪，正是这些情绪曾令她关上了自己的心扉。几个月后，当我再次与索尼娅取得联系时，她分享了她的感悟，表示那次治疗对她的人际关系有着极大的正面影响，她用一句话总结道："仅那一次治疗，就足以证明参加工作坊的价值所在！"

第一部分中案例的总结

第 1～4 章所展示的情绪具身工作案例涉及的范围从极端的创伤体验（如触电和早产），到常见但困难的生活体验（如成年人关系的分离和丧失）。从低到高的应激和失调程度以及情绪水平和强度，从纯粹的身体创伤到纯粹的心理创伤也都有涉及。这包括惊吓（创伤后应激）创伤、发展性创伤以及发展性的惊吓创伤，其中后者是指惊吓创伤产生了发展性的影响，或发展性创伤引发了惊吓反应。这些章节中提到的几乎所有来访者在此之前都已经接受过心理治疗或药物治疗，大多数来访者也都经历过躯体性心理治疗。这些案例和治疗结果，以及来自多个国家、采用不同治疗方法的治疗师报告的类似效果，都证明了情绪具身工作作为一种补充工具，对于提高各种治疗模式的效果有着广泛的适用性，包括那些以身体为导向的治疗方法。

情绪具身工作在什么时候不起作用

没有一种治疗方法能适应每个人，或者对某人始终都有效。正因为如此，才有了众多的心理治疗方法，以满足个体的多样需求和随时间变化的需求。关于各种治疗方法有效性的元分析显示，在所有的治疗方式中，有50%的来访者在八次会话中感受到明显的进步，而80%的来访者在半年内体验到了明显的改善。[17] 各种治疗方法在市场中的持续存在也从侧面反映了所有治疗方式的实效性。似乎，人们更喜欢选择对他们有用的治疗方式，并放弃无效的方法，这也是为何针对不同治疗方法的研究显示，它们在满足来访者的需求上都具有相似的效果。

日益增多的证据表明，将身体纳入治疗能够增强所有疗法的效果。这或许解释了为何在《心理治疗网络》（*Psychotherapy Networker*）杂志（美国心理健康领域最大的杂志）及相关会议上，心理健康从业者总是把身体导向的课程和报告列为他们最想了解的内容。这也可能是近年来针对心理健康专业人员的继续教育课程中，身体导向疗法的课程逐渐增加的原因。

情绪具身疗法旨在通过特定方式纳入身体参与，来提高所有治疗模式的效果，不论其是否强调身体导向。情绪具身疗法最常采用的策略是情绪具身化，这通过尽可能有规律地将更广范围内的情绪进行具身来达成，尤其是那些常被忽略但始终存在的感知运动情绪。情绪具身疗法使用的简单工具可以轻松融入众多现行的治疗方式，应被视为补充于各种治疗方法的工具，而非独立的治疗模式，否则将会限制它的应用范围和效果。情绪具身工作提供了对情绪更深入的了解，并注重向来访者传授不同情绪的知识，治疗师因此有更大的机会引导来访者在体内感知和处理情绪，从而更高效地缓解症状。

所有方法均存在局限性。虽然证据显示，情绪具身化在各种治疗方法和各种临床场景的各类人群中都能显著提高疗效，但它在哪些情况下可能不奏效或不适用仍是一个待回答的问题。当某人的情绪发展极度不足，以至于无法触及并维持情绪时，情绪具身化很可能不会有效。对于那些不能至少在情绪层面感受到自己身体的人，这种方法也可能不起作用，因为情绪具身工作需要来访者具备在身体中感知情绪的能力。对于那些在触及情绪时容易失衡的人，这种方法也可能不适用。情绪具身化对于缺乏足够自我觉察能力的人，或那些在临床水平上位于极端位置的人（如精神分裂症患者）可能也不适用。随着这一方法在不同治疗模式中的应用和测试，其他可能的局限性也将逐渐显现。

一个人对自己身体和情绪的感知能力，很大程度上取决于治疗师如何理解不同类型的情绪以及身体在情绪体验中所扮演的角色。此外，治疗师对来访者的指导、教育和支持，也在教授其如何在身体中感知不同的情绪时发挥了关键作用。我常常听到治疗师说他们的来访者难以感知自己的身体或与自身情绪建立联系，根据我的经验，这种情况经常出现可能是因为治疗师对情绪的定义太狭窄，也可能是因为他们未能为来访者提供充分的情绪教育、足够的情绪支持，或未能激励他们深入探索自己的情绪。

来访者之所以选择接受治疗，并不是因为他们感觉良好，而是因为他们的不适感足够强烈，使他们决定采取行动来改变。他们的身体必须感到足够的不适，才会选择接受治疗并花费宝贵的金钱来寻求缓解。而这种"感觉不好"实际上是一种情绪，可以是基础的感知运动情绪或任何不愉快的基本情绪（如悲伤或恐惧）的体验方面。只要治疗师引导他们，他们就可以轻而易举地在身体中感知到这种不好的感觉。根据我的经验，当来访者首次处理基础的感知运动情绪，如身体中不好或糟糕的感觉（这些情绪几乎总是存在的）时，他们能够体验到更细分的情绪状态。这种技巧之所以有效，是因为情绪中"感觉不好"的部分往往使其难以忍受。若治疗师只是抽象地询问来访者身体上的感觉或在身体的哪个部分感受到了什么，可能不足以激发他们去真正体验它的动力。

来访者还需要了解，为何感知身体中的不愉快感受如此重要，以及为何扩展身体中的不愉快情绪体验是有助益的。大多数人寻求治疗是为了摆脱痛苦，如果他们没有从治疗师那里得到一个简单的解释，说明被要求做的事情与症状的治疗有何关联，他们可能不会有动力去承受更多的痛苦。例如，治疗师可以这样说："就像用两只手能比单手更容易、更快地搬运负荷一样，用身体的多个部分处理引起症状的情绪，也比只用一个部分来得更容易、更迅速。"以下是一个更详细的例子。

"当痛苦的情绪达到无法承受的程度时，我们会关闭自己的身体以处理这种痛苦。接着，身体会感到更大的压力并出现失调，它与大脑、其他人和外部世界的联系都会受到损害，从而产生一系列的心身疾病。通过解除对情绪的防护来扩展身体中的痛苦情绪有助于使身体重新达到平衡，并与大脑、其他人和周围环境保持联结。这种方式可以帮助我们缓解各种症状，我们甚至可能会发现，那种情绪上的痛苦实际上是可以忍受的。"

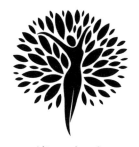

第二部分

The Practice of Embodying Emotions

理　　论
情绪具身工作的科学依据

这一部分包括第 5 ～ 9 章，

将概述情绪具身工作的科学依据。

The Practice of Embodying Emotions

第 5 章

情绪的生理学

　　章节概要：本章展示了有关情绪生理学的研究成果，详细说明了情绪如何在大脑和身体中产生，并证实了情绪及意识体验是如何涉及大脑与身体全貌的。

　　正如我们在第 1～4 章中看到的例子，情绪具身化的过程包括扩展和调控身体及大脑，以在尽可能多的大脑和身体区域中扩展和调控情绪的意识体验，从而增强长时间内耐受和感知情绪体验的能力。这种方法基于两个重要的前提：

○ 情绪可能与整个大脑和身体的生理机制息息相关。
○ 尽管在特定情况下不必涉及所有的生理机制来获得更好的临床效果，但我们确实可以通过大脑和身体扩展情绪的意识体验。

这些观点初听起来可能有些大胆，甚至有些不可思议，毕竟，我们在日常中并不总是全身心地感受情绪。在我授课过的每个国家，都会有治疗师早早地提出疑问：是否有充分的科学依据来支撑这些观点呢？其他经常被提及的疑问还有：情绪与身体到底有何联系？难道情绪不仅仅是大脑的产物吗？

即使我已经通过案例演示了困难的情绪（如悲伤或恐惧），可以在整个身体和大脑的生理机制中被有意识地体验到，也总是会有人问：这是真的吗？他们是不是受到了你的暗示？还参与者在小组前自我表现的需求所致？这些都是非常合理的疑问。在发展情绪具身工作的早期，我自己也对此产生过疑虑。

为何情绪并不总能在整个大脑和身体的生理机制中被体验到

在日常生活中，我们并不会时常在整个大脑和身体上有意识地体验情绪，部分原因是我们对身体体验的感知受到了限制，无论是在生活中还是在治疗过程中。还有一个原因是，如后文所述，我们会通过心理和生理的方式进行防御，避免大脑和身体深入参与情绪的产生与体验，这些防御最终可能会引发我们的某些病理状况。尽管有许多科学证据表明了身体在情绪及其他心理体验中的重要性，但治疗师在培训中所接触到的研究往往更偏重于大脑，而非身体。而当涉及情绪研究时，公众的视角也受到了媒体偏好大脑的影响。

我们没有有意识地在大脑和身体各处感受到情绪的主要原因是，这并非维持健康生活所必需的。情绪并不总是需要完全具身或完全被意识到，才能在我们的生活中起到关键作用。比如，当一辆车从右侧危险地驶来时，我身体右侧的畏惧感就足以让我避让，我甚至可能在做出自我保护动作之前并未真正意识到这种恐惧。因此，请记住，这本书并不是要给出生活方式的具体建议，也并不是建议我们应在清醒的每一刻、在大脑和身体的每一个部分都有意识地体验情绪。但它确实建议，为了解决尚未处理的情绪及其带来的问题，我们应该利用全身的情绪体验潜能，增强对情绪的容纳与理解能力，这对治疗和自助都是有益的。

情绪的复杂性

情绪是一个非常复杂的现象。关于大脑与身体如何参与情绪的产生和体验，有许多不同的理论，这些理论在大脑与身体的重要性方面持有不同观点。有些观点认为情绪是我们通过进化得到的先天特质，有些观点认为在情绪体验之前存在认知评估，还有一些观点认为我们的大脑基于身体经验，并借助语言来构建情绪。关于不同情绪是否拥有不同的神经（大脑）和身体模式，也存在相互矛盾的证据。关于情绪的功能或目的，也存在不同的看法，例如，是为了向他人传达我们的内心状态、快速评估我们的稳态表现、能量管理、生存还是其他目的。

随着我对情绪研究的深入了解，我更为坚信：在大脑和身体的生理机制中，产生和体验情绪的方式不是仅有一种，而是多种多样的。情绪研究领域的讨论，尤其是关于大脑与身体的讨论，使我想起了那个一群盲人和大象的古老印度寓言。摸象鼻的人以为他触摸到了粗蛇，摸尾巴的人觉得像绳子，摸大腿的人则认为是树干，每人都坚信自己的感受是准确的，认为其他人是错的。对于希望更进一步了解现今关于情绪的科学研究的读者，我强烈推荐两本书：由福克斯、拉帕特、沙克曼和戴维森在 2018 年编写的《情绪之本：核心问题》（*The Nature of Emotion: Fundamental Questions*），[1]以及约翰斯顿和奥尔森 2015 年的著作《感受的大脑：情绪的生物学与心理学》（*The Feeling Brain: The Biology and Psychology of Emotions*）。[2]

在深入了解与情绪具身工作相关的情绪生理机制的科学发现之前，我们先来统一全书中将使用的一些术语。为了表述简洁，我们会统一使用"情绪"（emotion）一词，而不去区分文献中的其他相关术语，如情感（affect）、感受（feeling）、心情（mood）和气质（temperament）。例如，心情和气质都可以被认为是持续性的情绪状态。安东尼奥·达马西奥认为，感受是一种有意识情绪，先有情绪，后有感受。这种定义使得情感（affective experience）与情绪体验（emotional experience）有所区别。[3] 在本书中，如果需要明确区别有意识与无意识的情绪体验，我们将使用"有意识情绪"和"无意识情绪"这两种表述。例如，一个人在对其羡慕之人发表贬损言论时，可能并没有完全意识到自己的羡慕情绪。而"情绪体验"和"情绪经验"（experience of emotion）在本书中通常指的是有意识的情绪体验，除非特别注明。

詹姆斯 – 兰格情绪理论：身体在情绪产生中起决定性作用

作为情绪生理学历史上的首个理论，詹姆斯 – 兰格理论主张身体在情绪形成中扮演核心角色。1884 年，美国心理学家威廉·詹姆斯（William James）发表了题为《情绪是什么？》的论文。[4] 一年后，丹麦医生卡尔·兰格（Carl Lange）也独立地发表了他的研究论文《关于情绪：一项心理生理研究》。[5] 这两位学者的研究成果合并后被称为詹姆斯 – 兰格理论。此理论认为，情绪首先由身体产生，这涉及由躯体神经系统控制的自主肌肉变化，自主神经系统引起的各种器官、腺体及血管的改变，以及内分泌系统的变化，如肾上腺等腺体直接将皮质醇等物质分泌至血液的过程。

当人们所处的环境发生显著变化时，他们需要依赖身体去适应这种改变。例如，如果一名徒步者突然遭遇一头凶猛的熊，他需要迅速通过自主神经系统和内分泌系统激发能量，驱动肌肉来决定是逃离还是与熊对抗。根据詹姆斯 – 兰格理论，这些生理反应产生的身体感觉正是大脑识别为情绪的内容。大家普遍认为，大脑能够区分、识别并将各种身体感觉理解为不同的情绪。在刚才的例子中，选择逃跑的人可能感受到恐惧，而决定与熊对抗的人则可能感受到愤怒。在某些情况下，人们可能会在这两种情绪之间迅速转换。

詹姆斯－兰格理论并没有否定大脑在情绪体验中的作用，事实上，我们的情绪体验最终是通过大脑实现的。这一理论强调，身体在情绪体验的产生中是绝对必要的，仅凭大脑的生理机制是无法完全产生情绪的。该理论提到，大脑中的感觉和运动皮质，这些属于大脑最外层——大脑皮质的部分，是身体中产生的情绪被意识到的区域。此理论并未深入探讨大脑是否参与除了感知环境和在身体中产生自主反应之外的任何有意识或无意识的过程，而这些反应其实是情绪体验的基石。该理论也隐含了大脑能够迅速识别环境信息中激发本能反应的模式。但我们需要记住，这个理论是在19世纪80年代提出的，当时我们对大脑的了解相对有限。

詹姆斯－兰格理论为我们对情绪的理解带来了范式的转变。[6] 这一理论不仅把行为置于情绪之前，还认为行为是情绪的起因，至少在最初是这样。这挑战了（至今仍在挑战）我们常见的经验顺序，即我们感知世界，对其进行评估，基于评估产生情绪反应，接着做出相应的行为来应对或保护自身。直到今天，这仍是我们多数人在治疗和生活中使用的模型。然而，行为先于情绪的这一模型听起来可能违反直觉，但累积的证据表明在大多数（如果不是所有）情况下确实如此。请参阅拉里·D. 贝尔德（Larry D. Baird）在2007年所著的《情绪：自我感知》（*Feelings: The Perception of the Self*），其中包含的数百项研究表明，行为在很多情况下确实是先于并决定情绪的。[7] 例如，艾克曼（Ekman）及其同事的研究工作表明，主动的面部动作能产生与特定情绪有关的神经系统活动。[8]

坎农－巴德情绪理论：无须身体也可以产生情绪

詹姆斯－兰格理论在1927年受到了詹姆斯前学生，后来成为哈佛大学同事的沃尔特·坎农（Walter Cannon）的质疑。坎农不仅是"战斗或逃跑"和"僵住"反应的提出者（这些反应现今在创伤治疗中被广泛采纳），还引入了"稳态"（homeostasis）这一概念，意味着身体会自动调整，以在变化的外部环境中保持其最优状态。[9] 坎农与其学生菲利普·巴德（Philip Bard）坚称，情绪首先由大脑产生，进而驱使行为，而且他们坚信在生成或调节情绪的过程中，身体并没有直接起作用。[10] 那么，我们有时会感受到的腹部的强烈恐惧或胸口的欢喜心情又是怎么回事呢？他们认为，这些仅仅是大脑为应对外部刺激而产生情绪时，在身体上发生的感官感受，而表达情绪实际上是为了使生物体回归到一个内部平衡和良好的状态。

詹姆斯-兰格理论指出情绪的意识体验发生在大脑的外层，即大脑皮质，坎农-巴德理论同样将情绪的意识体验定位于大脑皮质，但并没有明确标明大脑中的哪个区域是情绪的发源地。不过，它强调了大脑的内部层次，特别是丘脑和下丘脑，是情绪表达的起始地。

詹姆斯-兰格理论与坎农-巴德理论都至关重要，因为后续的情绪研究在很大程度上都受到了它们的启示和影响。在相当长的一段时间里，坎农-巴德理论将研究焦点从身体转向大脑，直到二十世纪末，对大脑本身的研究再次强调了身体的重要性。这种变革让人们重新审视了詹姆斯-兰格理论，并根据最新的大脑研究成果对其进行修订。而坎农-巴德理论对大脑在情绪中的作用的研究同样留下了深远的影响，后续的一些发现都可以追溯到坎农-巴德理论，例如皮质下大脑结构在情绪的产生与表达中的角色，以及皮质大脑结构调节认知与情绪并使之意识化的作用等。

无论哪一种理论（包括詹姆斯-兰格理论）都没有否认大脑在情绪体验中的作用，核心问题一直是身体在情绪体验中起到的作用大小。从二十世纪下半叶开始的神经科学研究显示，身体的体验与大脑中情绪的产生和感受密切相关。[11] 此外，大脑能够通过回忆由过去身体体验产生的情绪（而不依赖当前的身体输入）来迅速预测对当前情境的潜在情绪反应。[12] 这引发了一个疑问：是否有可能在大脑中产生并体验到情绪，而与当前或过去的身体体验无关？我们将在本章后面回答这个问题。现在，我们将注意力转向现代大脑研究是如何再次使身体成为情绪产生和体验的关键因素的。

现代神经科学如何将身体重新置于情绪体验中心

近期的神经科学研究已经通过多种方式再次将身体置于情绪体验的核心地位。首先，这些研究挑战了坎农－巴德理论在理论和实证上的局限性，反驳了其主张身体不参与情绪体验的观点。其次，研究借助深入的神经解剖学知识，展示了大脑如何从身体获取信息，进而构建情绪。接下来，我们将分别深入探讨这些研究方向。

身体可被视为一个大型乐团，拥有多种乐器（即身体系统），这些乐器能够通过产生复杂的生理变化模式来演奏各种情绪旋律。在坎农的时代，人们普遍认为自主神经系统，特别是交感神经系统部分，在其控制的各个领域内反应都是一致的。然而，现今我们明白，自主神经系统能够根据身体的不同部位产生不同的反应。[13] 例如，在面对共同的威胁时，虽然每个人的身体都做出了反应，但每个人的反应方式各有特色。每个人产生的生理变化虽相似，但也有其差异性，当他们都在逃离威胁时也是如此，不是每个人在逃避威胁时都同等程度地使用同一些肌肉。而且，一个人在不同时刻面对类似的情境时，他的身体反应也并不总是一模一样，而是可能根据情境产生相似但有所不同的生理反应模式。

对于同一或相似的情境产生的相似但有所差异的生理反应可以被比喻为连续旋转万花筒时看到的相似却又不同的图案。在最初几次旋转中，尽管元素的排列每次都有变化，我们依然能辨认出原始图案。就如同我们的大脑能从万花筒连续的旋转中辨识出常见的图案，当我们在不同场合观察到恐惧等情绪的微妙变化时，我们的大脑也能捕捉到这种情绪特有的生理变化模式。就像多次旋转万花筒后，我们可能会发现原始图案已经被新的图案取而代之（尽管两者可能有共同之处），我们的大脑也同样能在多种生理变化中分辨出不同情绪的独特模式，哪怕它们可能只有部分重合的元素。

人们已经意识到，从儿童时期开始，大脑就有能力从复杂和叠加的信息中辨认出特定模式。[14] 建立坎农－巴德情绪理论的初期研究主要针对心率和呼吸频率等少数生理反应进行测量，当两种明显不同的情绪（如恐惧和愤怒）显示出相似的生理反应时，这些研究便得出结论，认为身体不可能是情绪的来源。为了进一步研究不同情绪（如快乐和悲伤）是否有独特的生理模式，后续的研究测量了更多的生理变化。

一项研究显示，通过测量心跳和皮肤电导率，基本情绪（如快乐、悲伤、恐惧和愤怒）均有其独特的生理反应模式。[15] 更近期的研究对自主神经系统内的微小变化进行了更细致的测量，如测量不同的呼吸方式，而不仅是简单的呼吸频率。[16] 其他研究进一步测量了心血管和呼吸反应，如心率特性、心率变异性、呼吸间隔以及呼吸波的时间间隔，并运用多元统计方法进行分析。[17] 最新的研究为我们提供了更有力的证据，证明身体在情绪体验的形成中起着关键作用，这是因为身体能够为不同的情绪生成独特的感觉模式。

此外，近期的基于自我报告的研究考察了在体验所有基本情绪和某些复杂情绪时身体各部位的普遍变化。这些研究发现，无论是基本情绪（如快乐和悲伤），还是复杂情绪（如焦虑和抑郁），每种情绪都有其特有的身体变化模式。[18,19] 这些基于大量受试者的跨文化研究采用了多元统计方法，并在充分考虑到个体差异的基础上，确定了每种情绪的特定"身体变化通用模式"。

接下来，我们会探索神经科学中的其他研究成果，这些研究进一步强调了身体在情绪中的关键作用。

大脑如何从身体收集信息

首先，让我们从目前已知的大脑如何接收并处理身体传递的信息开始。据以往研究，大脑持续地通过各种身体系统，例如神经系统、血流以及组织液（一种流动于细胞之间，为它们提供养分和信息的液体）来获取信息。化学信使（如多肽）存在于大脑和身体的细胞外液中，能在大脑与身体间进行传输。大脑从每个身体系统的不同层面都收集了大量信息，例如，它不仅了解了单个肌肉细胞的化学反应，还可以感知到整块肌肉的紧张或放松状态。大脑接收和处理的信息包括"与疼痛相关的信号、体温、脸部发红、瘙痒、轻挠、打哆嗦、内脏和生殖器感觉、平滑肌和其他内脏器官的状况、局部 pH 值、血糖水平、渗透浓度、炎症因子的存在等众多反应"。[20]

关于身体的这种详细信息在神经或大脑中的图像被称作详细的"身体地图"。我们知道，大脑能够处理这样的详尽信息，并通过综合和抽象来产生更高级的身体地图。例如，大脑可以感知到手臂各个部位的单独感觉，或者总体上感知整个手臂的感受是"好"还是"不好"，这是通过汇集和解读各个感觉在神经中形成的描述手臂整体感觉好或不好的身体地图。这种关于整体感觉好或不好的认知就是一个关于手臂的高级身体地图示例，而手臂的不同组成部分（如皮肤、肌肉和关节）所产生的、为这种高级身体地图的好或不好的感觉做出贡献的感知，被称为来自皮肤、肌肉和关节的低级身体地图。

我们还知道，大脑能够在不同的综合与抽象层面储存并回忆起身体各部位的信息，以进行预测。[21] 例如，为了确定对特定情境的最佳响应方式，若想预测并对比不同行为反应可能产生的情绪后果，我们可以在大脑中模拟这一过程，并回顾与之相似的过去经验作为参考。

大脑如何基于身体体验产生情绪

大脑产生和体验到的情绪更多地基于它所创造的综合或抽象的神经图像，而不仅依赖于从身体接收的详细信息。[22] 那么，什么是"综合"或"抽象"的神经图像呢？当我们观赏乔治·修拉（Georges Seurat）的点彩画作（描述一个夏日傍晚，女子手持雨伞、牵着孩子的手站在河边的场景，由数以千计的彩色点组成）时，从远处看，我们看到的是女人、雨伞、孩子和河流的综合或抽象画面，但走近这幅画，我们能看到的仅是组成这些画面的无数色点。同理，我们对某种关系产生好、坏或中立的感觉是通过整合和提炼身体传达的大量微小感受得来的，这与组成修拉画作的无数点很相似。这些画中的女人、雨伞和河流的图像可以看作大脑中身体的高级神经映射，而形成这些图像的色点则可视为身体的初级神经映射。

大脑中的高级身体地图会引发我们对于某种情绪"好""坏"或"中性"的体验。对于单一情绪，不同个体之间的身体变化可能会有显著差异，而同一个人在不同场合下对同一情绪的体验也可能存在变化。[23] 一个人在不同的时刻会以不同的方式感到快乐或悲伤，具体取决于涉及哪些身体系统以及它们如何参与。例如，悲伤或快乐的情绪体验可能在不同程度上涉及一个人的心脏和肺部，它可能涉及呼吸速率、肺组织的收缩或放松，也可能涉及心率以及心脏肌肉的收缩或放松，或者两者在不同程度上的共同涉及。当所有人都在同一情境下体验相似的情绪（例如，在看挑战者号航天飞机起飞后几分钟内爆炸并坠地时所体验到的恐惧、震惊和悲伤）时，这种变化性也可能出现在不同的个体之间。

同样地，一个乐队可以使用不同的乐器组合来演奏相同的旋律，而对这段旋律有所了解的人仍能够辨认出它。即便有些人是初次接触这段旋律，但多次听到不同乐器版本的演奏后，他们也能察觉到那独特的旋律。与此相似，大脑从婴儿时期开始就已具备从观察中寻找模式并据此形成分类的能力。

情绪如何被现在及过去的身体经验构建

迄今为止，我们已经探讨了大脑如何从当前的身体体验中产生情绪。根据达马西奥的观点，大脑不仅能够从当前的身体体验中生成情绪，还能通过回忆过去的身体体验来迅速预测对熟悉情境的情绪反应，而无须涉及当前的身体情况。[24] 这种能力被他称为"似身体回路（the as-if body loop）"，它有助于节省能量，并有效地利用过去的经验来应对熟悉的情境。在巴雷特的情绪构建理论中，这种预测始终与每一次情绪体验相关。[25] 每一种情绪体验都是大脑所构建的，它结合了以下两种因素。

- 基于过去经验的预测（涉及情境、个体如何在内部和外部做出最佳反应以调整能量和行为，以及为应对情境而可能发生的身体变化）。
- 当前关于情境的持续输入的信息、个体的内部和外部反应，以及它是如何影响身体的实时状态的。

如果有人怀疑预测在情绪体验中起到的作用，请注意，现有的证据已充分表明，在基于过去经验的预测中也会涉及五官感知的元素。[26]

语言如何参与情绪体验的构建

在《情绪》（*How Emotions Are Made: The Secret Life of the Brain*）中，莉莎·费德曼·巴瑞特描述了语言是如何参与简单和复杂情绪体验的构建的。[27] 从婴儿时期开始，大脑就有能力识别内部和外部经验中的模式，并为它们附上词汇。起初，每一个飞翔的物体都可能被称为"鸟"，这是一个简单的概念，但最终，基于观察到的特点，飞翔的物体会被区分为更复杂的概念，如"孔雀""知更鸟""客机"和"战斗机"，尽管它们都能飞。同样地，一个情境及因此产生的情绪体验可以用简单的情绪概念来描述，如"好""坏""痛苦""愉悦""伤心"或"快乐"，也可以用更复杂的情绪概念来描述，如"害怕无法满足父亲的期望"和"害怕从高处摔下"。

情绪体验如何在个体、家庭和文化之间呈现差异

每一次"害怕从高处摔下"的情况都会有所不同，例如，"害怕从建筑物上摔下""害怕从树上摔下"或者"童年在篱笆木桩上行走时摔下"。

每一次"从建筑物上摔下""从树上摔下"或"从篱笆上摔下"的体验也都会有所不同，因为在这些情境中，我们的预测和实际行为从未完全一致。面对两个同样的情境（"从高处摔落的风险"）时，我们不能期望自己有着对未来相同的预期或对实际情境相同的感知和评估，也不能期望自己有相同的内在和外在行为反应来应对，更不能期望身体的反应都是一样的。例如，面对从篱笆上摔下的同样情境，一个人可能会因为他之前的摔落经验而预测比另一个人更严重的摔倒后果；一个人可能会尽量避免摔倒，而另一个人可能会认为摔倒是不可避免的，并做好身体准备迎接摔倒。

人们可以用"糟糕""可怕"这类简单的情绪词汇来传达他们的各种情绪体验，要更精确地描述他们的情绪体验，他们就需要用到更复杂的情绪概念，比如"童年在篱笆木桩上行走时摔下的恐惧"。当涉及"害怕无法满足父亲的期望"这种情境时，我们会发现，在个体、家庭、亚文化和整体文化中，人们对此的感知、评估、行为反应以及由此引发的身体变化都存在极大的差异性。

"害怕无法满足父亲的期望"是一个具有丰富差异性的复杂情绪示例，尤其是在跨文化情境中，与父亲的关系定义可能因文化而异。在如此复杂的情绪体验中，语言在识别并与他人分享情绪体验时起到了更关键的作用，而那些生活在同一文化和家庭体系中的人更容易相互沟通并理解这类复杂的情绪体验。

我们如何向彼此传达我们的情绪状态

我们用简单和复杂的情绪概念等言语手段，以及面部、身体表情和语调等非言语手段来表达情绪。当他人接收到我们的这些信息时，他们会试图利用自己过去的经历在自己的大脑和身体中模拟相似情境下可能产生的情绪体验，或者通过模仿我们的身体、面部表情和语调来感知我们的情绪。关于"镜像神经元"的研究集中在识别我们大脑中那些能模仿我们看到的他人动作的神经元上，以便更深入地理解他人的内在体验。[28] 例如，我还记得当我从一场下午的太阳马戏团演出中出来时，我的身体有多舒服，这种舒适感来源于我的大脑能在静止状态下与演员们在高超表演中所体验到的快乐产生共鸣。

所有人都共享同样的遗传遗产，我们的大脑与身体在生理构造上都很相似。虽然在相似的情境下，我们的心理反应可能千差万别，但我们有许多相似的情绪体验，如痛苦与快乐、反感与吸引、感觉良好或不适、情绪调节正常或失常。这些体验可能因个体之间的生理差异而有所不同，但我们有足够多的相同之处，使我们能够用这些简单的词汇来描述并分享自己的情绪体验。

这也许解释了为何悲伤、欢乐、恐惧、愤怒、厌恶和惊讶等基本情绪会演化为共有的情绪体验模式。更常见的如"感觉良好"或"感觉不适"这样的普遍体验，可以被归类为基础的感知运动情绪，这在表达上或许比达尔文所列的基本情绪（快乐、悲伤、恐惧、愤怒、惊奇和厌恶）更难以用面部表情来呈现。感知运动情绪是一种融合了心理意义的大脑或身体的生理状态，它们不能被简化为基础或复杂的情绪，因为痛苦和快乐这样的基础感知运动情绪总是单独或与其他简单和复杂情绪一起存在。我们将会看到它们在情绪具身工作中是如何发挥作用的，特别是对于那些难以体验或分辨自己情绪的人而言。

我们回到之前"害怕无法满足父亲的期望"的例子，来探讨这种情绪是如何在不同的个体和文化中被传达的。这种情绪是复杂的，即使在同一个人面对类似情境时也会有所不同。对于不同的文化来说，这种差异可能更加明显，因为与父亲的关系的定义可能会有所不同。因此，使用像"不好""痛苦"或"伤心"这样的简单情绪词汇来描述这种情绪，或许至少可以较好地传达这种情绪体验的某些核心部分。这类简单的情绪词汇很可能可以传达那些能够跨文化传达的普遍性基本情绪，因为所有的文化似乎都有一些简单和基础的情绪概念来描述那些本质上更为复杂和多样的情绪体验。

　　然而，这样的概念可能并不足以准确捕捉"害怕无法满足父亲的期望"这种情绪在不同个体和文化中的复杂性。同一文化或家庭背景中的人们由于有着相似的生活经验，更有可能在彼此之间理解和沟通如"害怕无法满足父亲的期望"这类复杂的情绪体验。在描述这种复杂情绪体验时，语言扮演了更为重要的角色，帮助我们向他人表达和分享自己的情绪。

我们如何通过"共鸣"直接从他人那里学习情绪

　　常规的观点是，我们通过五官来交流有关情绪的信息，从而理解并感同身受对方的情绪状态。这一观念基于西方的现象学，认为个体了解他人内部身体及大脑状态的唯一途径是通过视、听、嗅、味、触等外部感觉。这种认知加深了一种看法，即个体难以与他人分享他们独特的情绪体验。

　　然而，众多学科的研究已经证明，我们的身体和大脑可以通过电磁频谱的可测频率来传递和接收信息，这是我们之前提到的人际共鸣，或简称为共鸣。[29,30] 尽管我们独特的身体可能在共鸣中过滤了接收到的信息，但我们仍然能够以此方式直接与他人交换情绪信息。我们可以利用共鸣来了解他人如何体验、理解并标识各种情绪，这也意味着在体验各种情绪时，我们的大脑和身体可能存在更多的共同点，而不只是情绪建构理论倾向于让我们相信的那样。

确立身体在情绪体验中角色的坚实科学依据

　　目前已经确认参与处理来自身体的信息的大脑部位统称为"内感知网络"。安东尼奥·达马西奥和巴德·克雷格等科学家已经识别出大脑的几个部分，特别是作为内感知网络一部分的岛叶皮质。例如，达马西奥指出，感觉运动皮质（Ⅰ和Ⅱ）、岛叶皮质、扣带回皮质、丘脑、下丘脑以及中脑腹侧的核团参与了内感知网络的工作。[31] 在沃尔特·坎农、菲利普·巴德、詹姆斯·帕佩兹（James Papez）、保罗·麦克林（Paul McLean）和约瑟夫·E. 勒杜克斯（Joseph E. LeDoux）等顶尖研究人员的研究中，许多已经被识别为参与情绪处理的大脑区域也被发现参与了身体信息的处理。构成内感知网络的重要大脑区域，如前岛叶皮质，被发现是在人们报告他们主观上体验情绪时变得活跃的相同大脑区域。[32]

目前的研究发现，那些专门处理身体信息的大脑区域同样参与情绪的处理，但这并不一定意味着它们之间有必然的联系。情绪体验不一定基于身体体验或由身体体验派生出来，也许这些大脑区域仅仅是有多种共通的功能。[33] 然而，日益增加的证据表明了身体状态是如何影响情绪的。也有更多证据表明，我们有意识地体验情绪的能力与我们对身体有意识的体验能力是高度相关的，[34] 这也暗示了情绪依赖于身体状态。

嗅觉、味觉、听觉、视觉和触觉被称作外感知或外感，而我们了解自身内部发生的情况的感觉则被称作内感知或内感。大脑对身体的有意和无意的内感对我们完成多种功能都是至关重要的，例如维持稳态平衡、管理能量和确保生存。[35] 研究结果显示，内感或身体感知能力较强的人（例如那些能够准确估计在特定时间内心跳次数的人）会更有意识地体验情绪，体验到的情绪强度也更高，另外，这些人的认知功能表现得更好，且在高强度运动中的能量消耗更低。

在这一章中，我们的讨论为这样一种观点提供了坚实的依据：整个身体可能都参与到了情绪的产生和体验中。回顾一下，这些研究结果如下。

○ 大脑处理通过多种手段从身体所有系统中收集来的信息。
○ 被认定为与身体信息处理相关的大脑区域是与情绪处理相关的大脑区域的一个子集。
○ 情绪受到身体状态的塑造。

○ 有意识地体验情绪的能力依赖于有意识地体验身体状态的能力。
○ 在微观（通过测量心血管和呼吸功能）与宏观（通过测量不同基础和复杂情绪在身体不同部位的普遍激活模式）层面，不同的情绪具有不同的身体模式。

几乎所有研究情绪的学者都普遍认为，情绪的核心功能之一与内感知的主要目标是一致的：协助我们维持稳态平衡、管理能量并确保生存。所有其他归因于情绪的功能，例如表达情绪以让他人知道我们的感受（涉及沟通、依恋和建立纽带），通过动作（如哭泣）来释放内部的紧张感并进行自我调整（与治愈相关），以及引导所有的认知和行为（为行动提供能量和驱动力），最终都可以追溯到三个基本功能上，即稳态、能量管理和生存。当我意识到与妻子分开后的不适感时，无论是在稳态、能量管理还是生存方面，我都不可能处于最佳状态。而当我与妻子在一起时，这种愉悦感会推动我的大脑和身体生理状态向更健康的方向发展。

情绪和内感知有着相同的目的，即维持稳态平衡、管理能量和确保生存，因此，尽管它们可能对相同的数据有不同的综合和抽象，但它们为实现这些共同目标所依赖的信息是一致的，即身体的状况信息。例如，为了避免跌倒时的失衡感与得知某个亲密的人在事故中突然去世时产生的无尽沉沦和跌落的情绪，在引起这两种感觉的生理变化上有很多相似之处。

简而言之，从内感知和情绪的相关研究中我们了解到：内感知觉知和内感知网络收集关于身体的信息，这些信息在大脑中被处理后产生两类信息，一类关于身体状态（如"血糖下降""饥饿"以及感觉"好"或"不好"），这通常不被看作情绪；另一类关于感觉"好""不好""伤心"或"愤怒"，当这些感觉与我们遭遇的情境在心理上产生联系时，通常被看作情绪。这两类信息的目的都是以各自的方式帮助生物实现稳态平衡、能量管理和生存，尤其是那些反映我们社交状况的情绪状态，能引导后续的行为，以改进我们的稳态、能量使用和生存情况。无论是身体状态还是情绪状态的信息，即使这些状态并非我们的有意识体验，它们都对有机体是有益的，而对身体状态和情绪状态有意识的体验也会为维持稳态平衡、能量管理和生存带来额外的益处。

大脑是否能独立产生情绪

因为像多巴胺和血清素这样的神经递质能够在大脑生理系统中诱发并调整情绪状态，所以似乎大脑具备自主产生情绪的能力。身体也被认为具有这种能力。不论是由大脑触发还是身体的自主作用，身体都能分泌如性激素等内源性物质，它们具有许多功能，可以诱发或改变情绪体验。

大脑通过分泌这类内源性物质迅速地诱发或调整情绪状态，这在进化上无疑是一种优势。当有机体遇到超出其处理能力的挑战时，他们可能会感到极度的压力。在面对无法逃避的巨大心灵创伤（如遭受折磨）时，个体的生理机能可能会严重失调。如果没有内源性化学物质的介入来调整大脑和身体的生理状态，以维持必要的心理和生理应对能力，这种失调有可能会是致命的。此类机制在日常生活中也十分有益，尤其是在强烈的情绪反应可能适得其反的情况下，例如被上司不公正地评价时。当大脑感受到情绪上的不适时，它可能会通过分泌内源性阿片类物质来舒缓这种不适。这样的机制在进化中被固化到我们生理系统的发展中是完全合理的。

有些人坚信，当大脑试图回忆通过身体产生的情绪时，至少需要在某种程度上再次调动身体。但正如我们能在不用眼睛的情况下回想视觉记忆，我们同样可以不完全借助身体来回忆身体经验。考虑到大脑拥有如此悠久的进化历史，它至少具备一定的内在能力，不仅可以基于个体"这辈子"中身体的经验进行快速的预判，还可以基于个体在进化过程中涉及的所有物种的体验来进行预判。身体的经验在大脑中以不同的抽象程度转化为了神经图像，这些图像融入了大脑的生理构造和生化机制中。因此，我们完全可以设想，在进化过程中，大脑被赋予了一种内在的能力，即可以根据五种外感知以及内感知觉知到外界模式,唤起某些如基本情绪之类的经验。

在情绪研究领域,有先例表明了这种设想的可能性。查尔斯·达尔文[36]关于情绪的进化理论是基于普遍情绪的跨文化证据,并已得到保罗·艾克曼(Paul Ekman)[37]等众多研究者研究的支持。如果进化能够将情绪表达作为一种先天倾向编入我们的身体,并且身体中的情绪表达能够在大脑中产生具有不同神经模式的情绪体验,[38]那么,让大脑具备在某种程度上独立于身体产生这些情绪体验的能力,不就是进化的下一个合理步骤吗?提升大脑的预测能力意味着提高其生存的可能性。情绪研究的历史进一步证明了大脑具备这种能力。沃尔特·坎农[39]、菲利普·巴德[40]、詹姆斯·帕佩兹[41]、保罗·麦克林[42]、雅普·潘克塞普(Jaap Panksepp)[43]和约瑟夫·E.勒杜克斯[44]等著名研究者的理论中都强调了大脑通过其内部机制独立于身体体验产生情绪的本质特征。

为了对情境进行最佳的认知评估,大脑综合地使用了现在和过去的经验,这是一个高效的方法。证据显示,大脑也采用了同样的策略对情绪进行评估:它结合了由进化传递下来的内在情绪倾向、过去的身体经验,以及来自整个生理机制(包括大脑本身)的当前反馈。这是我所倡导的关于情绪生理学的全面理论,该观点源于我对神经生理学相关文献的深入研究。在这个过程中,我获得了有价值的洞见,这些洞见为我在情绪具身工作方面的科学基础奠定了基石。

结论

基于最近关于情绪生理学的研究,一种整合性的观点逐渐浮现,即大脑与身体在情绪的产生和体验中都扮演着重要角色。心理神经免疫学——一门自 20 世纪 70 年代末开始兴起的相对年轻的学科,其研究成果进一步支持并扩展了这一观点。心理神经免疫学专注于研究"信息物质",如神经递质或肽，这些化学信使分子在身体的不同系统（如大脑、自主神经系统和各器官）间相对自由地流动，主要通过血液和细胞间液进行交流。

当这些在身体或大脑的某一部分产生的分子到达身体或大脑的另一部分时，它们会与目标细胞表面的特殊受体结合，从而改变这些细胞的行为。通过这一网络进行的信息交流占据了身体内全部通信的 98%，相比之下，发生在神经系统中的信息交流仅占 2%。这些信使分子的产生细胞和受体细胞分布在大脑和身体各处，在大脑中，它们主要集中在传统的情绪生理学研究认为的与情绪更相关的区域，这促使研究者坎达丝·珀特将这些物质称为"情绪分子"。珀特是首位发现大脑中的阿片受体的科学家，她夜以继日地在实验室努力工作，身上还绑着她的婴儿。由于科学界的性别政治，她的这一发现被忽视，没有获得诺贝尔奖。

珀特在 1997 年的书《情绪分子：身心医学背后的科学》（*The Molecules of Emotions: The Science behind Mind-Body Medicine*）中总结了她从心理神经免疫学的研究中得到的关于情绪的发现。当被问到情绪是大脑还是身体的现象时，基于大脑和身体中各种信息物质的动态关联，她回答："为什么不是两者都是呢？实际上，情绪既不只是身体的，也不只是大脑的，它是两者同时参与的——这是双向的。"[45] 这意味着情绪的产生（同样地，认知和行为的产生也是）涉及大脑和身体，将情绪、认知或行为二分地归属于大脑或身体是没有意义的。

我们可以讨论身体或大脑在情绪及其体验中的不同作用，但无论是特指身体还是特指大脑的角色，都不能完全解释情绪的产生和体验。大脑和身体都可以被观察到始终在信息物质层面相互作用和影响。以信息物质的形式存在的情绪的生理关联物或基质（如神经递质和肽）可以首先在大脑或身体的生理系统中产生，接着触发序列效应或多米诺效应，不论是通过它们自身还是所涉及的其他信息物质，迅速波及整个大脑和身体生理系统。

如果情绪的产生可以在大脑或身体中任何一个地方开始，那么理论上它也可以在两个地方同时开始。这种看法为大脑和身体间的细胞功能整合提供了一种动态网络系统的概念化，即冲动可能会在多个部位或节点上同时产生活跃，或从一个节点开始并扩散至其他节点。因此，情绪的生理冲动可以在大脑和身体中同时发生，或者首先在大脑或身体中产生，然后迅速传播至整个生理系统。

从之前回顾的情绪生理学的研究结果以及刚刚探讨的分子研究中的假设，我们可以看出，这两方面的研究在许多方面是互相支持的。当大脑通过其内在机制或通过回忆早先的经验来产生情绪时，如果这个过程没有涉及使用身体对现实进行检验的话，我们可以认为此情绪冲动起源于大脑。当大脑通过执行内部行为来维持稳态平衡并管理能量，以及通过外部行为来应对情境以产生情绪时，我们可以认为情绪冲动起源于身体。由于情绪的产生很可能涉及基于内在机制的预测、回忆过去的身体经验以及来自身体的当前输入，我们可以认为情绪冲动同时起源于大脑和身体。

在接下来的章节中，我们会探讨认知、情绪及行为在大脑与身体生理机制中如何深度交织，并探索情绪在认知、情绪与行为三者之间所起的核心作用。在之后的章节中，我们会详细分析产生和对抗情绪经验的所有已知机制，并研究它们在心理生理症状形成中的角色。在下一章中，我们将探讨决定情绪耐受力的因素，并提出科学依据，说明如何利用大脑和身体生理（尤其是身体生理）这一更大的容器帮助我们增强对特定情绪的耐受力（尤其是对不良情绪的耐受力）。这种方法反过来可以增强我们的认知、情绪和行为功能，进而提升我们的健康和幸福感。第二部分的最后一章会深入研究各种情绪，以及我们如何链接到它们并增强对它们的耐受力。

The Practice of Embodying Emotions

第 6 章

认知、情绪和行为

章节概要：我们将探索身体如何涉及认知、
情绪与行为的科学证据，以及这三者之间紧密
的互动关系。通过情绪的具身化，我们可以在
这三个领域都取得更好的效果。

在本书的前几章，我们已经通过实例看到了情绪的具身化是如何导
致思维和行为的变化的，这些变化能够帮助人们更有效地处理导致他们陷
入情绪困境的情况。在本章中，我们将更深入地研究，当出现困难的情绪
时，如何通过情绪的具身化来改进认知和行为的各个方面。

具身认知、情绪和行为的新科学

认知可以狭窄地定义，仅仅与思考相提并论；或者，我们可以从广泛的角度来理解它，包括注意、专注、知觉、思考、评估、记忆、符号表示、语言等心理过程。行为可以被理解为我们所做的、未做的或不能做的事，以及我们如何通过语言和声音有声地表达，或通过面部和身体的其他表情（如姿势和手势）进行无声的表达。

在过去的二十年里，我们对于认知、情绪和行为的神经科学理解经历了一场革命。具身认知[1]和嵌入式认知[2]的研究范式探讨了认知如何依赖于身体和其所在的环境。交互式情绪的取向研究了大脑、身体和环境之间的互动是如何产生情绪的。[3]这些研究方法揭示了认知、情绪和行为不仅是我们大脑的功能，还与我们的身体以及我们所处的环境密切相关。事实上，从我们的经验到生理机能，都是和认知、情绪与行为紧密相连的。我们将这些来自认知和情绪神经科学以及认知心理学的新范式统一称为具身认知、情绪和行为的科学。

身体与环境在认知中的角色

在上一章，我们了解到情绪体验是如何涉及我们的整个大脑和身体的。明确地说，我们的行为（比如动作和表达）是由身体完成的，而且受到环境的推动或限制。但长期以来，我们并未深刻认识到身体和环境在认知上所起的重要作用，除了它们为大脑提供执行其功能（包括认知）的能量这一层面，部分原因是过去的科学研究普遍持有一个误区，即认为认知完全是大脑的事情。在深入探讨身体和环境在认知中的作用的科学证据之前，先简要思考一下在我们熟知且至关重要的经验中（即新生儿与其生母之间紧密联系的场景中），大脑、身体和环境是如何在认知、情绪和行为层面共同作用的。

这种母子间的情感纽带远不止存在于大脑中。从生命的开始，母亲和孩子之间的关系体验就不仅与他们的大脑有关，还与他们的身体紧密相连，尤其是在如哺乳这样的亲密互动中。孩子与母亲之间情感纽带的体验质量，无论是积极还是消极，都受到其所处环境的强烈影响：是否有支持养育的父亲、处于战乱还是和平时期、身处富裕还是贫穷环境。因此，从生命之初，孩子与母亲之间的纽带经验在认知、情绪和行为上，不仅与大脑和身体有关，还与周围环境中的其他人及更广泛的世界环境息息相关。

接下来，我们将详细探讨具身认知和嵌入式认知科学是如何揭示身体与环境在认知中的重要作用的。

身体如何参与学习过程

大脑通过体验身体来认识身体本身。同样地，当身体与外部世界互动时，大脑也通过体验身体来认识外界。这其实就是具身认知和嵌入式认知的核心哲学。近年来，认知心理学和神经科学领域涌现出大量实验证据，为这些理论范式奠定了坚实的科学基础。躯体性心理疗法（特别是身体动力分析）从临床实践中为这一理念提供了进一步的支持。现在，我们将探讨这方面的一些重要研究成果。

学习字母表与惯性定律

身体在学习如字母表这样的抽象符号时的重要性已经通过实验得到验证：与仅仅学习而不练习写字母的儿童相比，同时练习写字母的儿童学得更快。[4]通过我们稍后要讨论的实验，身体和环境在学习复杂的物理理论，即惯性定律中的重要性也得到了证明。在我们深入实验细节之前，先让我们通过一个例子来熟悉惯性定律。

假设有两个重量和形状均相同的物体，如两个球，但它们的重量在中心和外围的分布是不同的。当这两个球同时从斜坡上滚下时，惯性定律告诉我们，重量更偏向中心的那个球会具有更快的速度，它会比重量更偏向外围的球更早到达底部。这个原理被花样滑冰运动员所应用，当他们在冰上旋转时，他们会将手臂和腿拉近身体中心，这样可以更快地旋转，要减速时，他们则做相反的动作，将手臂和腿伸展开。

在我们要讨论的实验中 [5]，两组报名上物理课的大学生被邀请预测：当两个物体（一个圆盘和一个与其重量及直径均相等的环）同时沿斜坡滚下时，哪一个会先到达地面。圆盘的重量主要集中在其中心，而环的重量则偏向其边缘。值得注意的是，这次实验是在学生还未在课堂上接触惯性定律的知识前进行的。虽然两组学生都面临同样的情境和问题，但有一组学生进行了一个额外使用塑料尺和夹子的环节。这组学生被要求用拇指和食指持住塑料尺的一端，然后通过摆动手腕来移动它——先是在塑料尺的远端附上夹子，接着在接近手指的位置附上夹子。当夹子位于塑料尺的远端时，其情况与重量主要分布在边缘的环相似，而夹子靠近手持端的状态则与重量集中在中心的圆盘相仿。如果你亲自试验，你会发现，当夹子位于塑料尺的尾端时，上下摆动手腕的动作会比夹子靠近手持端时更加吃力。根据惯性定律，重量分布在边缘的物体在运动中会受到更大的物理阻力，导致其移动速度减慢。

学生们随后被要求猜测哪个物体（是圆盘还是环形物）会首先到达地面。研究人员预测那些玩过塑料尺和夹子的第二组学生，在体验了自己与物体互动的方式后，会通过他们身体隐隐地学到惯性定律。事实也确实如此，那些有机会以这种方式隐隐地学到惯性定律的学生，正确回答问题的可能性是另一组的两倍，尽管他们以前从未学过惯性定律的知识。

通过心理运动的方式学习

心理运动可以定义为协助学习不同心理功能或能力的身体动作。在身体动力分析的身体发展心理学模型中，理论认为，随着孩子的生理逐渐成熟，他们通过越来越多的心理运动动作学习更多的心理功能或发展更多的心理能力。在哥本哈根的身体动力研究所进行的实证研究已经形成了关于肌肉系统心理功能的全面理论，该理论通过心理运动将主要肌肉群与其心理功能关联起来。[6]

例如，上臂前部的肱二头肌参与将我们喜欢的东西拉近的动作，上臂背部的肱三头肌参与将我们不喜欢的东西推开的行为。当外部环境不能很好地满足我们的需求（如在婴儿时期，无论我们需要什么、何时需要、需要多少，都被强迫定时摄入固定量的食物）时，可能会导致这两组肌肉出现异常的僵硬或松弛。肌肉的这种异常僵硬或松弛会影响其基本的物理功能，从而进一步影响其心理运动功能。

在生命的前两年中，如果孩子经历了这样的教养方式且没有得到后续的纠正经验，他们长大后可能会对他人感到极度的不信任，或因世界无法以适当和令人满意的方式满足自己的需求而感到绝望。由于这种不信任或绝望，这些人可能不会主动去满足自己的需求，并推开那些实际上可以得到的东西。从童年开始的与伸手或推开相关的认知、情绪和行为经验，在使用这些肌肉群时经常会出现，对于那些在恢复这些心理功能上有困难的人来说，这样做是有必要的。

我们现在来看看，躯体性心理治疗方法中的这些发现是如何帮助解释具身化认知研究范式中的认知心理学实验的结论的。

我们一起去荷兰购物吧

我们去杂货店时通常可以选择手提篮或有轮子的购物车，但有的人两者都不选，而是直接用手拎。这样的选择有时是出于一种错位的自豪感，因为他们认为自己并不像其他人那样沉迷于消费。我们去购物时通常都会列一份购物清单，或是纸质的，或至少在脑中有个计划。一些荷兰的科学家对此产生了兴趣，他们想探索选择手提篮与较大的购物车是否会影响消费者购买那些原本没有计划购买的商品。[7] 这种行为经常被视为冲动性购买，比如购买在结账柜台旁的巧克力条。对于这种商品，购物者往往认为这并不是真正对他们有益的东西，并对此有矛盾的态度。研究者想要了解到底是手提篮还是购物车的使用者更容易进行冲动性购买。

当我问我的学生哪个群体更容易购买未计划的商品时，我通常会得到一个看似合理的回答：当然是使用购物车的人，因为他们有更多的空间来购买没有预先计划的物品。但研究者实际发现的情况恰好相反，即使用手提篮的人更容易购买非计划内的商品！这怎么解释呢？不要忘记，决定是否购买某样东西是一个认知过程，这里我们讨论的是具身化认知。研究者之所以得到这种反直觉的结果，是因为使用手提篮与购物车时激活的肌肉群不同，从而在不同的程度上影响了消费者的认知。当我们使用手提篮时，与心理上将我们喜欢的东西拉近自己的功能相关的肱二头肌会更加活跃。篮子变重时，为了不让它拖拽我们的手臂和其他身体部分坠到地面上，我们的肱二头肌会更加发力。而当我们使用购物车时，我们用的是肱三头肌，它的功能是推开我们前面的购物车。随着购物车装得越来越满，这部分肌肉群会更加活跃，因为它具有将我们不喜欢的东西推开的心理功能。

现在，想象一下，在生活中，我们多少次利用这两种相互对立的肌肉群把我们喜欢的东西拉近，把我们不喜欢的东西推远。所以，当我们面对结账柜台上摆放得极具诱惑力的巧克力时，如果我们是用手提篮而非购物车购物，我们就更容易冲动地购买它。这项研究让我回想起在超市里，当我双手满载自己原本并未计划购买的物品时，我多么希望我进门时选择了一个篮子或购物车！虽然研究者并没有专门研究像我这样的情况，但如果他们真的进行了研究，可能会得到更加明显的结论。我手中的东西越多，我就越有可能用肱二头肌紧紧地抱住这些物品，就像抱住心爱之物一般。

　　具身化认知领域不断揭示了身体在认知的各个方面中所起的多种作用。研究一致显示，锻炼能够改善大脑的所有功能，包括所有认知方面的功能，如注意和记忆。[8]注意、专注和感知这些基本的认知功能依赖于身体五种感官的生理状态。研究已经证明，姿势会影响认知。[9]研究还显示，身体姿势与正在体验的情绪不一致会导致大脑在认知处理情绪及其语境的能力降低，比如受试者在处理被吸引的感觉时被要求向后倾斜，而在处理反感时被要求向前倾斜。[10]

　　现在的讨论不再围绕身体是否参与了认知，而是更加关注身体在多大程度上参与了不同类型的认知，如抽象概念推理及与之紧密相关的语言。所有的语言能否全部归结为可以进一步简化为身体经验的身体隐喻？在最高级别的抽象概念推理中，大脑是否仍然需要身体？对于这些问题，有人给出了肯定的"是"作为答案，而有些人则质疑这样的断定。对于想要对具身和嵌入式认知领域进行简短了解的读者，推荐参考此处引用的温基尔曼（Winkielman）等人的文章。[11]

　　正如我们在前一章中讨论的情绪研究，身体和大脑在认知中的作用仍然是一个争论焦点，但有证据支持两者都参与其中，这意味着它们可能以不同的方式参与认知，这种综合观点可能为这一争议提供了解决之道。根据这种观点，身体在儿童早期发展阶段和我们一生的某些功能中（如感知和在人际关系中的联结感）可能是绝对必要的，而这可能比我们从以大脑为中心的认知角度想象的还要多。但随着我们从儿童成长为成年人，我们的概念化、符号化、推理、逻辑、推断和语言等抽象认知能力也在不断发展，也许我们可以仅靠大脑来认知世界上的某些观念。正如皮亚杰在其认知发展理论中所述，孩子逐渐能够进行更为抽象的思考。

　　我们对世界的所有了解，无论在产生这些了解时涉及的抽象认知程度如何，都可能源于某个时刻通过身体所学习的知识。鉴于我们对世界的所知与未知相比是那么渺小，身体或许是我们一生中学习新知识的关键。我们也可能基于抽象认知方式得到关于世界的知识，学到有关世界的新事物。即便在这种情况下，为了验证这种抽象认知的成果，身体也可能是不可或缺的。

既然我们已经明确了身体在认知中的关键角色，那么接下来，我们将探讨身体在认知、情绪，甚至行为中的可用性是如何可能受到限制的。

身体受限意味着认知受限

身体在众多情境中持续地参与到认知中，并且对通过大脑中抽象认知方式形成的知识进行真实性核验。但是，情绪、行为或者认知本身的抑制可能会影响身体在认知上的功能。当一个行为可能导致严重的负面情绪结果（如疼痛）或无法忍受的认知结果（如严重的心理冲突）时，我们可能会抑制身体以避免这样的行为，进而影响其在认知上的表现。如此受限的身体在产生和处理情绪体验上也会受到影响，因为情绪本质上可能涉及整个身体和大脑。

同样地，当我们为了应对难以忍受的情绪体验而抑制身体时（下一章会进一步探讨身体对抗情绪的策略），我们可能会降低身体在认知和行为中的可用性。例如，当面对所爱之人的伤害行为时，由于害怕在情感上失去与此人的联系，或因为这种行为与我们的自我认知相矛盾而导致强烈的认知失调，我们可能会控制自己不去生气，避免推开他们。请注意，即便某个行为或情绪的结果是认知上的（比如认知失调），但导致身体抑制的往往是这种失调所产生的情绪上的不适。对认知失调的负面感受通常是自然的情绪反应，而抑制身体是一种避免感受这种不适并减弱对失调本身的认知的尝试，因为研究已经发现，认知在很大程度上依赖于与其相关的情绪的具身化。在本章的后面，我们将展示支撑这些观点的证据。

如何理解对认知的抑制会导致身体在认知、情绪和行为方面的受损？

再次考虑家庭暴力的受害者这一例子，他们为了压制施虐者并不真心关心他们的想法而抑制了自己的恐惧、愤怒和离开当前环境的冲动。在这种情境下，认知的抑制损害了身体通过情绪和行为学习的能力，如果身体的这种抑制状态持续，且此情景也持续，那么在其他场景下也可能产生类似的影响，这就是为什么经历创伤的人在不同场合下的心理功能表现可能都会下降的原因之一。认知的抑制可能是对大脑生理活动的直接限制，例如中断大脑中参与认知的不同区域间的联结，或者抑制与某一特定认知相关的神经活动模式。

例如，为了维持"施虐者并不是真的那么残暴"这一观点，受害者的大脑可能会抑制大脑推理部位和储存与这一误导性结论相矛盾的反复虐待记忆的部位之间的联结。此外，受害者的大脑也可能会抑制与正确结论（即施虐者真的不关心他们）相关的神经活动模式。大脑内部的这些生理限制不仅会限制认知的范围，还可能会限制情绪和行为的反应（因为它们也是基于大脑的）。当这些限制作用于身体时，它们有可能减弱身体在家庭环境中实现最佳认知、情绪和行为的能力。在类似的情境下也可能如此，如果某个特定的不利情境在人的生活中持续出现，那么在所有情境下都可能会发生这种情况。

大脑的动态系统观点认为，认知、情绪和行为在大脑生理中有更高的共通性，而功能专门化的观点则认为每一种功能都被分配到大脑的特定区域。从这种观点出发，我们可以理解为，被限制的认知实际上是在神经元的放电模式上加了约束，大脑中认知的体现方式恰恰就是神经元放电。被限制的认知越多，大脑就越趋于封闭，可用性降低，这不仅影响认知，还涉及情绪和行为，因为它们在生理上是共通的。同理，对大脑中的情绪或行为施加的限制也会对认知产生约束，而大脑中对认知、情绪和行为的限制也会对身体的相应反应产生约束。研究已经显示，认知、情绪和行为在大脑及整体生理系统上都是密切相关的，因此，对其中任何一个施加约束（不论是在大脑上还是身体上）都会对其他两者造成影响。本章的后续内容还将深入探讨这三者之间的具身关联性。

情绪能力不足如何影响身体的认知与行为

每当我们在大脑或身体中限制认知、情绪或行为时，都会在某种程度上抑制身体，进而减弱其充分参与这三种功能的能力。身体被抑制或出现失调的主要原因是我们不能承受涉及的情绪，特别是那些不愉快或难以接受的情绪。我们之所以限制某些认知或行为，主要是因为我们无法承受它们可能带来的情绪后果。例如，由于我难以忍受被拒绝带来的羞耻感，我就无法离开侮辱我的人或那个我认为对我不好的人。反之，如果我能够接受某一情境中的情绪，尤其是不愉快的情绪，那么我的身体就更可能调节得当、应对自如，并与外部环境相适应。这样我就可以在那种情境中更好地进行认知和行为，因为我不再需要为了避免难以承受或不愿接受的情绪体验而关闭我的大脑或身体。

因此，容忍情绪体验的能力在确保身体及其与外界环境的关系中发挥着核心作用，尽可能地为情境中的认知和行为提供最佳条件。由于情绪具身化的工作增强了身体对情绪体验的承受力，它为确保身体更有序、更易于联结其环境提供了一种方式，进而在特定情境中改善了一个人的认知和行为。

现在，让我们看看具身化认知、情绪与行为科学中有关通过优化和实现情绪具身化来改善认知与行为的证据。

情绪具身化如何影响认知

心理学家葆拉·尼登塔尔对情绪具身化能否提高认知表现产生了浓厚的兴趣。[12] 为此，尼登塔尔和她的团队开展了一项实验，受试者会在此实验中听到带有情绪色彩的故事。这些受试者被划分为两组：在听故事时，一组的面部肌肉被阻止参与其情绪体验，另一组的面部肌肉则保持正常功能。众所周知，面部肌肉在情绪反应中起到关键作用。为了使一组受试者的面部肌肉处于静态，研究者让他们在听故事时紧咬一支笔，这使得他们的面部肌肉固定不动。在实验过程中、实验结束后以及实验结束后的一两周，当受试者被要求回忆他们经历的情绪和听到的故事细节时，研究者记录了受试者大脑中的神经元放电模式。

研究者发现，在实验过程中，相较于面部肌肉正常工作的受试者，面部肌肉受限的受试者与情绪处理和情境细节处理相关的大脑区域的活跃度较低。无论是在实验后立即进行的回忆，还是在实验后一两周的回忆中，这一模式都被明确观察到。也就是说，允许其面部肌肉参与情绪体验的受试者，在实验期间及随后对情绪和故事细节的回忆中都表现得更好。这些结果表明，当情绪更为具身时，对于情绪及故事背景的处理（无论是紧接其后还是一两周之后的回忆）都能得到显著增强。

此外，其他研究也证实，通过采取与相关情绪相反的体态（例如在处理"恨"这种厌恶情绪时身体前倾，或在处理像"爱"这种吸引情绪时身体后仰）妨碍情绪的具身化，会对情绪及相关情境的认知处理产生干扰。[13]这些研究强烈表明，尽量让情绪充分地通过身体表达，特别是在情绪紧张的情况下，可以有效提高我们的认知功能。

情绪具身化的实践涉及这种扩展性。在第 8 章中，我们将探讨它是如何提高在更长时间内处理情绪的能力的。已有科学证据显示，情绪具身化能够增强关于情绪及其背景的认知。因为具备更强的对情绪的耐受能力使得人们能在身体中与情绪相处的时间更长，这为大脑提供了更多时间来处理情绪及相关情境，从而优化了认知。

接下来，我们将探索情绪及其具身化如何改进与情绪相关的情境的行为反应。

情绪与行为

情绪与行为在我们的体验中是密不可分的。情绪为我们提供了采取或避免某个行动的动机，但"想做某事"或"需要做某事"的情绪与实际的行动是无法分离的，因此，尝试去抑制情绪或行为会导致另一方也受到影响。因为情绪是基于对某个情境的评估，同时还考虑到对该情境的行为反应，所以情绪与行为相互依赖，这种依赖性意味着一方的不稳定可能会引起另一方的不稳定。由于情绪具身化能够调节情绪，所以它也有能调节行为的可能性。同理，调节行为也许可以帮助调节情绪。

为了更深入地了解这一概念，我们可以举一个例子：一个患有进食障碍的人常常被难以承受的情绪所驱使，不论是有意的还是无意的，这些情绪都导致了不正常的行为。向这种强烈成瘾冲动的屈服会加深他面对成瘾行为时的无助感，内心脆弱使他进一步沉迷于无意识的状态。将这些脆弱意识化，调节它们并使其更易于管理，有助于控制因为想要避免它们而产生的暴饮暴食或节食的冲动。这种方式也能为大脑提供更多的时间，从认知的角度更有效地处理这种经验，以寻找更佳的应对策略。

在著作《笛卡尔的错误：情绪、推理和大脑》(*Descartes' Error: Emotion, Reason, and the Human Brain*) 中，达马西奥基于对那些因事故或手术损伤了与情绪相关的大脑部位的人的研究，探讨了情绪对行为的影响。[14] 这本书挑战了传统的看法，即情绪与理性是互相对立的。实际上，证据显示，缺乏情绪比情绪的存在更可能导致非理性行为。书中基于证据提出的核心结论是，当人们更深入地触及情绪时，他们的行为决策会更加明智。同时，当人们能接触到情绪时，他们不仅能够提出更多针对特定情境的有效行为选择，而且在决策时也能够更好地挑选出最佳的行为方案。反之，缺少情绪时，提出与特定情境相关的可行方案的能力及从多个选择中做出最佳决策的能力都会受到影响。

大脑下部区域的杏仁核与情绪体验的产生密切相关。达马西奥和约瑟夫·E. 勒杜克斯 [15] 提供了证据，表明当双侧杏仁核受损时，情绪的出现率会降低，进而对个体的行为产生负面影响。大脑的额叶则能够使情绪体验上升到意识层面并对其进行调节。达马西奥呈现的证据表明，双侧额叶受损的人的行为会受到妨碍，从而突显了情绪调节在行为改进中的重要性。

那么，我们如何解释这样一种观点，即更深入地触及情绪能够改善行为？这与我们的常识相反，即过度和无法忍受的情绪会驱使人们犯下冲动的罪行，或者通过某种上瘾及有害的行为来对自己或他人造成伤害。关键在于情绪的调节。当情绪存在时，行为会更为理智；相反，缺少情绪时，行为会受到影响。而当情绪存在时，经过情绪调节所做出的行为比没有进行调节时更为理智。

通过纵向研究，我们可以明确看到触及情绪及情绪调节如何对行为产生积极影响。这些研究追踪了人们从童年至成年的阶段，探索儿童触及和调节情绪的能力与他们在个人和职业生活中的成功之间的关系。[16] 结果发现，那些从小就能更好地触及并调节情绪的孩子，成年后在个人和职业生活中都表现得更加出色，这与那种认为情绪在工作场所不必要的传统观点是相反的。基于这些研究成果，美国的部分学校已经开始从幼儿园和一年级就请情绪专家进入教室，教育孩子们关于情绪智慧——了解情绪、如何调控情绪、如何表达情绪等方面的知识。而情绪具身工作专注于使情绪更易于获得和调节，它为我们提供了在面对困难情绪时如何更好地调节行为的方法。

认知、情绪和行为的同时性与顺序性

在具身化认知、情绪和行为的科学探究中，一个备受关注的议题是：这三个元素在大脑和身体上是同步出现的，还是有先后顺序？如果有先后顺序，那么它们又是如何排列的？这一议题有多个看似难以调和的立场，而每个立场都有相应的证据做支撑。在尝试进行观点整合之前，让我们先仔细探讨这一争论。尽管很难争辩说某种评估活动（不论是有意识的还是无意识的）必须在情绪之前发生，但实验数据确实表明，包括对环境最初的关注在内的认知过程会受到情绪的强烈影响。[17,18] 这些证据支持情绪先于认知和行为发生的观点。[19] 另外，还有一种同样基于科学证据的观点，认为行为在情绪和认知之前就已经发生。当然，传统的观点在总体上认为，认知首先出现，其次是情绪，最后才是行为。

证据已表明，在大脑和身体的生理层面上，认知、情绪和行为是同时发生的，而非依次进行。[20] 为了进一步凸显认知与情绪的密不可分，有研究甚至将情绪定义为一种认知形态。[21,22] 当我们深入分析个人经验时，会发现即使在想要得到某样东西的简单体验中，这三者也是紧密相关的。[23] 例如，对所涉及对象的积极评价、产生的吸引情绪，以及向所期望的对象移动或以其他方式采取行动的冲动，无论多么微小，都隐含在这一体验中，而且密不可分。然而，我们有时候也能观察到它们是按照"认知－情绪－行为"的经典顺序出现的，因此，在我们对这些经验元素的认知中，也似乎存在某种矛盾。我们还能观察到，在不同情境下，认知、情绪和行为会互相影响，有时几乎是同步发生，有时则按照某种特定的顺序进行，或者像台球桌上的球那样，各自按照不同的轨迹运动。

全面地探讨这些议题已经超出了本书的内容范围。然而，表面上看似矛盾的现象，实际上与研究者所关注的认知、情绪和行为的研究层次有关。如果研究者从大脑和身体的生理状态这个角度来看待这些现象，视其为生理或能量过程，并且这些过程是认知、情绪和行为体验的先导，那么他们更有可能观察到这些现象是同时发生的。相反，如果他们是从大脑或身体里这些体验的更符号化的表征层面来解读它们，那么他们更有可能发现这些现象之间存在不同的排列顺序。而如果研究者的出发点受到了他们先前的理论倾向的影响，比如认为认知、情绪和行为应当按照某种特定的顺序出现，那么他们肯定会在某一层面的表现上找到支撑这一理论倾向的证据。

重新阐述一下，无论是在神经元、分子还是量子能量层面，对生理学的探索越深入，就越能证明认知、情绪和行为起源的不可分割性和同时性。相较于身体，这些现象在大脑中被研究得更多，也更多地在大脑或身体的表征层面而非生理层面被研究，这更可能导致在它们之间发现不同的序列。这就是为什么它们一方面可以有不可分割性和同时性，另一方面又会以不同的顺序发生。

总结

图 6-1 综合了本章对认知、情绪和行为的讨论。

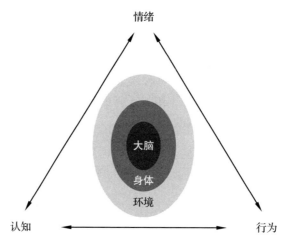

图 6-1 具身化认知、情绪和行为。认知、情绪和行为三者同等程度地依赖着
　　　　大脑、身体和环境。它们常常是相互影响的，情绪在其中起到了主导
　　　　作用，因为它强烈地介导了认知和行为

认知、情绪和行为不仅在大脑中产生，还与身体的生理状态紧密相关。人们可以观察到，当它们在大脑中逐渐被认为是看似独立的现象时，它们会以不同的顺序相互影响。情绪对认知和行为有更强的影响力，原因有以下两点。

○ 生物体的情绪状态在每一个时刻都会影响其认知和行为。
○ 正是认知和行为带来的情绪后果的无法承受性导致了大脑和身体功能的关闭，反过来又影响了这三者。

因此，情绪具身工作提供了改善认知、情绪与行为的调节和功能的可能性，增加了个体成功应对情境中问题的机会。

The Practice of Embodying Emotions

第 7 章

生理动力在情绪体验的生成与防御中的作用

章节概要：深入探讨了大脑和身体如何构建各类生理防御机制，以应对和减缓复杂的情绪体验。

在本章内容中，我们会深入探讨如紧缩和唤起等多种生理动力，这些动力或多或少地与产生和防御情绪体验有关。值得注意的是，这些生理动力不仅可以参与产生某一种情绪体验，还可以在同一时间内防御另一种情绪体验。

对于直接与大脑和身体的生理状态互动，通过使用触摸和身体感受等工具来改变生理状态，从而进一步改变情绪和其他心理体验的治疗师而言，理解这些复杂的生理动力及其在特定情境中的作用具有特别重要的意义。这种深刻的理解能够让所有治疗师更准确地识别和针对特定的生理动力进行操作，以改变如认知、情绪和行为等心理体验，同时也能避免治疗师错误地将如紧缩这样的生理动力视为防御机制，并因此将其移除，这样做可能会让人失去体验重要的情绪或其他心理经验的机会。

需要强调的是，做好情绪具身工作并不一定要全面理解所有这些复杂的生理动力。因此，对于不想阅读晦涩难懂的专业信息的读者来说，这一章是最适合跳过的一章。

针对情绪和其他心理体验的生理防御机制的概念

自赖希疗法起，躯体性心理治疗就一直存在这样的观点，即诸如紧缩这样的生理动力或状态可能在大脑和身体的生理机制中形成，以作为对情绪和其他心理体验的防御。[1] 自那时以来，使用呼吸、动作和练习等工具来消除生理防御并触及被防御的心理体验，一直是躯体性心理治疗不可或缺的部分。[2,3] 肌肉的紧缩是一种常被视为生理防御的状态，例如，出于对失去关系的恐惧，一个人可能会紧缩手臂的肌肉，以抑制推开心爱之人的边界设立行为。经过一段时间和足够多的重复后，做这种事的人不仅可能会失去通过手臂设立边界的冲动，还可能会抑制在认知上设立边界的可能性，使其永远无法进入意识，因为这可能会导致个体的认知和行为之间产生内在矛盾。人们还可以想象与边界侵犯体验相关的情绪，如受伤、背叛和愤怒，这些情绪也会随着围绕设立边界形成的认知和行为体验而被抑制。

手臂肌肉的紧缩并非唯一能抑制与设定边界相关的认知、情绪和行为体验的方式。在设定边界的场景下，手臂肌肉呈现软弱状态以及手臂的唤起度或能量降低，也是抵御这些体验的另外一些方式。[4]

当情绪体验变得难以接受或无法忍受时，个体会产生相应的生理防御机制。甚至像爱和性这样令人愉悦的情绪也可能因与令人无法忍受的不愉快情绪（如恐惧和羞耻）产生关联而变得难以接受。例如，抑制与性行为相关的心理运动动作有关的骨盆肌肉（如髂肌）可以遏制一个人的性行为。[5] 抑制性腺分泌性激素（如睾酮和雌激素）也能达到同样的效果。当情绪体验变得无法忍受时，个体会形成相应的生理防御机制。

情绪变得无法忍受大致有两种情况。第一种情况是，当情绪极端地推动大脑和身体的生理状态，以至于可能威胁到生命存续时，情绪会变得难以忍受。例如，在被称为"惊吓致死"的现象中，过度的恐惧会导致致命的心脏病发作。我曾读到一个关于一个男孩与家人在加利福尼亚的大熊湖露营的故事。有一天早晨，这个男孩走出帐篷，径直撞到了一只黑熊——他的心脏立即停止了跳动，再也没有重新跳动。高度的恐惧与交感神经系统对心脏自然起搏器和心肌组织的高水平刺激有关，在远超正常范围的交感刺激水平下，心脏起搏器和心肌组织都有出现电功能失常的风险。

在这种情况下，副交感神经系统可能会介入，抑制心跳和心脏泵血，防止达到危及生命的水平。不幸的是，副交感神经系统也可能过度纠正问题，在恐惧体验中彻底停止心脏的跳动。[6] 因此，我们可以操纵生理动力（如紧缩和唤起），通过制造非同寻常或危险的生理状态，抵御威胁我们生存的情绪状态。

生理防御机制抵御情绪体验的第二种情况可见于临床观察。即使在大脑和身体生理系统的生存没有受到任何威胁的情况下，人们也可能采取生理防御手段来对抗情绪体验。不愉快的情绪体验本质上是大脑和身体生理系统的压力或失调状态，因此它们本身就是痛苦的，会降低人们的幸福感。而我们天生就会避免不愉快的情绪体验，寻求愉快的情绪体验。正如前面讨论过的，这是弗洛伊德的"快乐原则"。人们忍受不愉快情绪体验的能力在不同的人群中有很大的不同，对情绪体验的生理防御机制的参与程度也各不相同。在第 1 章和第 2 章提到的案例中，我们看到了这种人与人之间的差异性，包括在情绪痛苦程度很低的情况下出现像哮喘这样严重的心理生理症状。

从至今的讨论来看，像紧缩这样参与生理防御的生理动力或状态似乎只有一个功能，即减少或消除那些危及生命和无法忍受的情绪体验。但进一步观察后，我们会发现，这样的生理动力可能也同时参与产生其他的情绪体验。在尝试摆脱一种情绪体验的同时，我们实际上也在尝试产生另一种情绪状态。例如，成功地防御了焦虑就会产生平静或中性状态，这两种状态都符合情绪的广义定义，同时也会影响我们对幸福感的感知。更准确地说，那些帮助我们减缓焦虑的生理动力可能既在抵制焦虑，也在促成平静。所以，我们需要明确具体的情绪和相应的情境（以确保在这个情境下产生这种情绪是合理的），从而判断像紧缩或唤起这样的生理状态是在抵御情绪，还是在生成情绪。

作为应对策略的防御机制

在本章中，我们的目标是构建一个有用的框架，以便更好地理解并应对与情绪体验的产生和防御有关的大脑和身体生理状态。在某个特定情境里，我们的情绪体验来自两个方面：其一是我们在应对这个情境时，大脑和身体的生理系统所产生的各种生理状态所引发的感觉；其二是该情境直接作用于我们的大脑和身体生理系统，从而产生的生理影响所引发的感觉。鉴于与情绪有关的生理动力或状态都是在实施各种应对策略的过程中出现的，并且还来源于该情境对大脑和身体生理状态的直接影响，让我们简要回顾一下在这种情境中可能采用的所有应对策略，包括躯体性心理治疗师所说的那些"针对情绪体验的生理防御机制"。

在第 5 章里，我们提到，情绪实质上是我们对某个情境如何影响我们幸福的评估。当我们面临一个情境时，我们会做出一系列反应，旨在最大化个人幸福并最小化潜在威胁。这些适应性反应（即应对策略或机制）是通过大脑和身体生理状态中一系列生理改变来生成的。这些由执行不同应对策略或机制而产生的生理改变，我们称之为与应对机制关联的生理动力或状态。面对一个特定的情境，我们可能会采取以下几种应对策略。

（a）大脑通过回想在相似情境下的以往经验来预测情绪。

（b）依据进化过程中内化在我们大脑里的本能情绪反应来预测情绪。

（c）通过加速呼吸和血液循环等方式，激活大脑和身体的生理变化，以动员更多能量，从而更好地应对不利或有利的情境。

（d）在实施诸如表达和行动等行为的过程中，大脑和身体会产生生理变化，以便应对不利情境或利用有利情境。

（e）当其他应对策略的执行过程中出现难以承受的心理和生理体验时，大脑和身体会启动生理变化，以确保个体生存或减轻这种压力。

我们通过一个简单的实例来探讨这些应对策略是如何具体运作的。假设我遭遇了车祸，我的大脑会通过回顾与此类似的过往经验中的情绪体验（a），或激活在进化过程中内化在大脑内的生存机制（b）来预测这起事故可能对我的幸福感造成的影响。这些基于过去经验和本能反应的预测还包括了适用于当前情境的最优能量动员和行为应对方案。依据这些建议和对当前环境状况的评估，我的身体开始动员能量（c），并利用这股能量执行行为，如向右转方向盘以使车偏离道路，避免撞到更多车（d）。我意识到尽管我没有撞到其他车辆，但我的车子会不可避免地撞上路旁的一棵树。与树的撞击以令人震惊的方式影响了我整个大脑和身体的生理状态（即情境对大脑和身体生理状态的物理上的直接影响）。

在遭受冲击后，我陷入一种昏迷状态，我的心跳急剧加速。为了避免心脏病发作和潜在的死亡风险，身体的生理机制自动介入，试图减缓心跳速度。由于对死亡的深刻恐惧，我体内的生理防御也立即发挥作用，使我的大脑和身体进入一种麻木状态，这样我就能在救援到来之前保持相对冷静（e）。在这一特定情境中，大脑产生的情绪与一连串的生理变化密切相关，这些生理变化既是应对策略执行的结果，也是这种特殊情境对大脑和身体生理状态的直接影响。

关于情绪的防御机制，我们早先看到，实施某种应对策略时涉及的生理动力（如紧缩或唤起）很可能同时触发另一种情绪。在我们即将详细探讨的七类生理变化或生理动力中，这一规律依然适用。换句话说，这些生理动力并不是专门用于产生或防御情绪的。以外在行为针对外部环境（d）这一应对策略为例，当面对危险情境采取行动或语言表达时，它可能既能激发愤怒情绪，也能缓解恐惧和无助的情绪。还有一个例子，即高度的唤起可能会在某种情境下增强自信情绪，而这很可能是对抗无助感的一种防御机制。

在特定情境下，如果我们感受到大脑和身体生理状态中的"紧缩"这一生理动力，单纯地将其归因于策略 a～e 之间的某一个应对策略，或者说它仅仅是情境直接作用于大脑和身体生理状态的结果，是相当困难的，因为在同一时间里，可能有多种应对机制在使用紧缩。以在危险情境中的战斗为例，我们很可能会紧缩肌肉以做出战斗行为（d），同时也有可能通过紧缩肌肉来稳定身体，减轻或管理因受到攻击而产生的痛感（e）——这些感觉同时也是大脑构建情绪的输入因素。

如果情况真的如此复杂，以至于很难明确判断像紧缩这样的生理动力到底是用于产生情绪还是用于防御情绪的，那么躯体性心理治疗又如何能够断言，在呼吸肌、膈肌、肋间肌和腹肌中发生的紧缩这类生理动力总是用于防御情绪呢？这样的断言其实是有依据的，因为上述提到的呼吸肌具备管理情绪的一般心理功能。[7]因此，除非刻意忽视使呼吸肌紧缩可能会阻止某些情绪（如激动），或者让人感受到其他情绪（如平静），否则这样的一般性说法是成立的。

此外，在躯体性心理治疗中，治疗师通常会先明确相关的情境和情绪，有时甚至还会考虑行为。只有在这样做之后，他们才会阐述如何通过紧缩来阻碍情绪体验，以证实自己的观点。例如，一个淘气的两岁孩子因为开始表现出力量而受到创伤，他可能会通过过度紧缩或低度紧缩膈肌来避免再次惹上麻烦。同样，如果一个孩子在产前和围产期的发育中感到受到了威胁，他可能会通过紧闭眼睛来控制恐惧和愤怒的情绪。[8]在这两个案例中，这些防御方式都是特定于情绪和情境的，对于诊断及治疗有力量问题和自我存在问题的来访者具有重要价值。

　　下一节中，我们将详细介绍七种可能影响情绪体验生成或防御的心理动力。这些范畴为躯体性心理治疗师提供了一个全面的框架，用以发展在特定生活情境中心理和情绪体验的生理防御理论。同时，这也能帮助心理治疗师避免一个常见误区，即总是把生理状态（如紧缩）当作需要去除的防御机制。

　　对于刚踏入大脑和身体生理状态研究领域的心理治疗师而言，如果感觉这一框架过于烦琐，实则没有必要担心。治疗师只需要遵循一个简单的准则：在特定情境中处理情绪，可以默认当大脑和身体生理状态内有未转化为意识体验的情绪存在时，对情绪的防御就正在发生。之所以这么说，是因为情绪（尤其是那些压倒性的情绪）其实有可能贯穿整个大脑和身体的生理状态。不必深入了解阻止某部分大脑和身体生理状态中情绪体验的具体生理动力到底是紧缩还是唤起，只需运用一些常用工具，例如觉知、意愿、呼吸、自我触摸，或者在适当的情况下，运用治疗师的触摸解除相关区域的情绪防御，并使情绪体验能够扩展到该区域。

　　下面，我们将详尽探讨涉及产生或防御情绪体验的七个生理动力类别，包括紧缩 / 解缩动力、唤起 / 蓄能动力、运动动力、功能动力、生物化学和生物电动力，还有压力、调节和失调的动力，以及电磁和量子力学的能量动力。

产生或防御情绪体验的生理动力

　　在我开始设计一个用于分类所有可能影响产生或防御情绪体验的生理动力或变化的框架时，我的目标是使这个框架在临床实践中具有最大的实用性。我使用了情绪生理学、躯体性心理治疗和能量心理学的文献中被认可的生理动力学理论，然后在此基础上进行了拓展。我尽量选用那些在治疗师和来访者的觉知中容易被观察到的生理动力，以便它们能在临床工作中得到有效的应用。

　　需要明确一点，"生理动力"这一术语是指大脑和身体生理状态中因响应特定情境而产生的生理变化的一般类别。这些变化可能是由于实施了之前讨论过的五种应对策略（即策略 a～e），或者是由于情境直接对身体和大脑生理状态产生的影响而产生的。我们会看到，这些分类并不是孤立的，而是存在交集和相互依存的关系。例如，一个独立且可被观察到的生理变化类别的动作，是无法在没有肌肉的紧缩／解缩动力支持下出现的，而紧缩／解缩动力也是我们框架中另一个可被观察到的生理变化类别。

1. 紧缩／解缩动力

在我们的身体和大脑生理状态中，无论是宏观层面的肌肉还是微观层面的细胞，都在持续进行着紧缩和解缩，以促进各种功能，如运动、呼吸和消化道中食物的运动等。从躯体性心理治疗的视角来看，紧缩和解缩几乎总是参与到应对某个情境的五种策略（a～e）中，或者直接受到情境对大脑和身体生理状态的物理影响。

我发现，在授课时，展示身体在产生和防御情绪体验方面的作用最简单的方法是让课堂上的人将上半身向前倾，这样会使背部的一些肌肉解缩，而前方的一些肌肉则会紧缩。然后，我让他们大声说"我现在感到很有自信"，这时他们会注意到，由于上半身的前倾，身体给出的感觉完全相反。接着，我让他们把上半身调整到相反的姿势，即保持挺直或稍微向后倾斜，并让他们说"我现在不觉得自信"，这样他们就能体验到身体是如何与他们的言论相悖并产生相反的情绪状态的。前倾的状态有助于产生缺乏自信的情绪，阻止自信情绪的产生；挺直的状态则相反，它促进自信情绪的产生并抵御缺乏自信的情绪。这清楚地说明了，要判断紧缩／解缩动力是在促进某种情绪的产生还是在防御它，首先需要明确我们讨论的是哪种情绪。这同样适用于我们将要讨论的其他六种生理动力。

几乎所有的躯体性心理疗法都在探讨自主肌肉系统在生成和防御情绪体验方面的作用。早期的方法（如赖希疗法[9]和生物能量分析[10]）更多地关注它的防御作用，而后来的方法（如身体动力分析）不仅强调防御作用，还关注它与所有心理体验（包括情绪）有关的生成功能方面。在身体动力分析这种基于实证的肌肉心理学方法中，主要肌肉都被赋予了心理运动功能和心理功能。

如果肌肉能在其可活动范围内进行紧缩和解缩，那么该肌肉在心理运动功能和心理功能方面就处于最佳的可用状态。习惯性的过度紧缩或解缩会导致肌肉过度紧缩或低度紧缩，这通常被视为心理运动功能的防御机制，同时也产生了心理体验。过度紧缩通常与抑制冲动有关，而低度紧缩则与对心理运动功能和肌肉相关的认知、情绪和行为体验以及记忆的冲动丧失有关。例如，肱三头肌的低度紧缩或松弛可能会抑制通过推开人或物来设立边界的心理运动行动，也可能会抑制与设立边界相关的认知、情绪和行为体验及记忆。因此，当我们让来访者用他们的手臂推开我们时，关于设立边界的认知、情绪和行为体验通常会出现。加利福尼亚大学伯克利分校的艾克曼和他的同事们的研究基于查尔斯·达尔文关于面部肌肉在情绪中作用的多文化研究，已经证实了面部肌肉不同的紧缩／解缩模式是如何有助于产生和防御不同的情绪状态的。[11]

早期的躯体性心理治疗（如赖希疗法和生物能量分析）主要集中于解除被认为是妨碍触及情绪和其他心理体验的僵硬或高度紧缩的肌肉。与此相对，更新的方法（如身体动力分析[12]）更侧重于恢复那些过度紧缩或低度紧缩的肌肉的活动范围，而这些过度紧缩或低度紧缩的肌肉被视为对心理运动、认知和情绪功能，以及与特定肌肉有关行为的防御机制。

这也解释了为什么众多躯体性心理疗法会聚焦于肌肉系统。骨骼肌肉系统因其自主性和接近体表的位置而更易于通过触摸或主动运动来操作。相较于内脏或神经系统，肌肉系统的感觉更容易被内省意识捕捉到。内脏（包括器官、腺体和血管）依赖于自主肌肉系统来完成诸如呼吸、血液循环和消化等关键生物功能，这些功能是大脑和脊髓中枢神经系统生存的前提。因此，针对自主肌肉系统的治疗有助于促进内脏和中枢神经系统在生理及心理层面上的变化。

在应对特定情境的五种策略（a～e）中，前两种（回想在相似情境下的情绪体验和产生本能的情绪反应）主要与大脑有关，尽管它们或多或少也会影响身体。另外三种更侧重于身体的应对机制，包括从内部发起的行为变化为身体产生能量、为应对外界而采取的外部行为变化，以及在整个大脑和身体生理状态中启动的生理防御机制，这些都是为了管理难以忍受的情绪体验，确保生存并减轻不可承受的痛苦。无论是紧缩/解缩动力，还是本章后续将讨论的任何其他生理动力，都可能在这三种应对机制的执行过程中出现，它们也可能是情境对大脑和身体生理状态的直接物理影响的结果。

几乎所有的应对策略，以及情境对大脑和身体生理状态的直接物理影响，都可能在每一种情境中出现。由于这种复杂性，很难甚至不可能确定观察到的生理动力（如紧缩）到底与哪种应对策略有有关，以及它是在促成还是防御情绪体验。

2. 唤起/蓄能动力

唤起/蓄能动力在情绪体验的产生和防御中起着关键作用，同时也可以作为我们能够觉知的体验。当唤起这样的因素对可以触及情绪的体验有贡献时，通过觉知或其他方式（如药物）就能调整这种情绪体验。按照情绪维度理论[13]，唤起和情绪价值是构成所有情绪体验的两个基础维度，唤起决定了激活水平的高低，而情绪价值则表明体验是愉快还是不愉快。例如，焦虑和兴奋都是高度唤起的情绪，但焦虑给人带来不适的感觉，而兴奋则让人感到愉悦。相似地，不适的抑郁和舒适的平静则是低度唤起的情绪。

唤起或蓄能会发生变动，其感觉会成为情绪在大脑中构建的一个输入因素，这些变动发源于大脑和身体的生理状态。当大脑在特定区域激发唤起，并将其分布到需要用以执行外在应对行为（如表达和动作）的其他区域时，这些变动便产生了。唤起及其变动可以在生理系统中的各处（如大脑、脊髓、神经、器官、腺体、血管、肌肉、筋膜和皮肤）中被感受到。举例来说，为了给高强度的动手活动提供能量，处于唤起状态的大脑会指导自主神经系统通过器官、腺体和血管生成能量，并将其传递到肌肉系统以完成该活动。唤起的增加可以在所有的相关区域作为一种觉知体验被感知，并根据人们对该行为的态度被解读为动机或压力，如果人对这一行为持积极态度，这种增加的唤起就会被解释为动机；相反，如果态度是消极的，就会被解释为感受到压力。

唤起这一术语略显模糊，它可以用来描述神经系统中张力的提升，但没有明确表明这意味着能量的升高还是降低。张力即神经之间放电的频率，在交感神经系统中，张力上升通常代表蓄能或能量的增加，而在副交感神经系统中，张力或唤起的提升往往表示蓄能或能量的减少。因此，"蓄能"是一个更精准的术语，低蓄能和高蓄能分别对应低和高的能量状态。

正如我们早前观察到的，蓄能的增减在生理状态的各个方面都能被有意识地感受到。就像紧缩动力一样，生理状态里的蓄能动力也可以促进情绪体验的生成，或作为对抗这种体验的防御机制。当情绪体验可能对生存构成挑战或仅仅是过于难以承受时，大脑可能会调整能量动态，通过增加或减少蓄能来抵御这种情绪体验。比如，大脑可能会提升蓄能以引发躁狂状态，从而减轻抑郁所带来的痛苦；或者降低蓄能以引发抑郁状态，用以对抗由高蓄能引发的难以忍受的焦虑。

请注意，和紧缩 / 解缩动力一样，只有在明确了情绪及其对应的情境之后，我们才能准确判断生理状态中的唤起 / 蓄能模式是如何影响情绪的生成或防御的。要判断这种情绪是不是一种防御反应或者在特定情境下是否合理，我们可能需要了解具体的情境。比如，如果我们多次在不那么脆弱的丧失状态下感到愤怒，并且发现这种愤怒与生理状态中的高蓄能有关，那么我们就有理由认为，这种唤起是在防御通常与丧失相关的痛苦和难以被我们忍受的脆弱感。

长期以来，某些治疗方法就已经通过呼吸或身体动作来给生理状态注入能量，以突破阻碍情绪体验的防御机制了。尤其是快速呼吸，能显著提升蓄能。当动作足够有力时，也会促使生理状态中的能量动员和蓄能显著增加。这种蓄能的增加是在挑战与心血管和呼吸功能相关的器官（例如肺和心脏）对情绪体验的抑制，以及身体其他部分与呼吸和动作相关的对肌肉和神经系统的抑制。

3. 运动动力

运动对于我们的生存来说是不可或缺的。无论是我们为应对不同情境而做出的各种行为和表达，还是维持生命必需的生物功能（比如呼吸、心血管功能和消化），抑或是我们为了保持健康而进行的锻炼，都离不开运动。因此，不难理解运动动力在情绪体验的生成和防御方面发挥着关键作用。

这里值得暂停一下，指出本章所探讨的七种生理动力是相互联系的，而非孤立存在。例如，骨骼肌和平滑肌的运动是由相关肌肉的紧缩和解缩动力所驱动的。唤起或蓄能动力也与运动或紧缩动力密切相关。比如，要将血液从消化器官转移到骨骼肌以便为动作充能，就需要在肌肉中的血管进行扩张或解缩，在器官中的血管进行紧缩。

当我们活动肌肉时，我们会让它们激发、加强并处理我们的情绪体验。如同我们在威斯康星大学麦迪逊分校的葆拉·尼登塔尔进行的实验中所见，限制面部肌肉活动会妨碍大脑对情绪体验的消化。[14] 肌肉运动的抑制也同样会影响情绪体验，比如无助和绝望通常与运动能力受限有关。在性行为中，活动肌肉通常会增加从中获得的愉悦感。然而，运动的抑制并不总会降低情绪的强度，因为其他生理动力（如蓄能）与运动抑制相结合，有时会使情绪体验更加强烈。例如，如果我们一边继续为肌肉充能，一边通过抑制肌肉的运动来控制自己，这会产生一种对于欲望情绪的爆炸性蓄能。

就像紧缩和唤起动力一样，只有在明确了特定情绪和相关情境之后，我们才能判断运动或其抑制是在增进某一情绪还是作为对其的防御手段。比如，当我们控制面部肌肉形成笑容时，除非我们清楚当前与对方的关系状态和在即将微笑时所体验的情绪，否则我们无法确定这样做是为了中和或抵抗我们内心即将爆发的愤怒，还是真心地表示对某人的好感。

运动疗法和舞蹈疗法通过运动本身来消解大脑和身体生理状态中对运动的防御，以增加运动的多样性，进而拓宽我们在认知、情绪和行为方面的选择范围。心理运动疗法则通过对不同肌肉群特定心理运动动作的了解，来解除对这些动作的防御机制，从而改善特定的认知、情绪并提升行为潜能。由于内脏和中枢神经系统的功能大量依赖于自主肌肉系统，这些肌肉的运动也被证实可以有效提升这些系统的健康水平和功能范围。[15]

4. 功能动力

大脑和身体生理状态执行的功能可以分为两大类：一是纯生物学功能，可通过如心跳和呼吸频率等生理指标进行测量；二是心理生理功能，如姿势、手势和面部表情等，除了在生物学方面有作用外，还具有心理学意义。中枢神经系统、内脏以及肌肉系统这三个系统都参与多种生物学功能。事实上，本章所涉及的七种生理动力，包括紧缩、唤起和运动等，都是具有心理学应用价值的生物学功能。引入"功能动力学"这一额外分类，是为了更全面地涵盖在心理治疗中用以促进某些心理过程的其他主要的生物学和心理生理过程。

生物学功能

呼吸：在各种治疗方法中（不论是侧重于身体的还是不太侧重于身体的心理治疗），呼吸可能是最常被操纵的生物学功能，目的是调控情绪体验。循证认知行为疗法中的系统脱敏常用包含呼吸元素的放松方案来治疗创伤后应激障碍的相关症状；涉及有意识呼吸模式的放松方案在焦虑治疗中司空见惯；冥想和瑜伽也常通过有意识地觉察和调控呼吸来实现多种目的，包括调节认知、情绪和行为的心理体验。

快速的胸部呼吸等呼吸模式常用于突破生理上对心理体验（包括情绪）的防御，这在赖希疗法、生物能量分析、再生疗法和整体呼吸法[16]等治疗手段中均有应用。人们或许会有意或无意地通过呼吸来产生、调节或防御情绪体验。放缓并规律呼吸有助于缓解焦虑情绪，或者可以作为平复情绪体验的基础。需要强调的是，除非我们了解该情绪及其背景情境，否则很难确定某一呼吸模式是在加剧情绪体验，还是在调控或防御情绪体验。

心率：心率，即心脏每分钟跳动的次数，在所有的情绪体验中都起着重要作用。心率是唤起能量或蓄能的一个重要的（甚至可能是最重要的）贡献因素，从低心率到高心率可以连续地体现出所有愉快和不愉快的情绪体验。我们不能像调节呼吸频率那样直接操纵心率，但我们可以通过呼吸在一定程度上间接地调节心率。研究已经表明，那些能够有意识地觉察自己的心率并报告每分钟心跳次数的人比不能报告心率的人对情绪体验有更宽广的觉知。[17]

心率变异性这种基于吸气（更多）与呼气（更少）期间心率差异的计算，已经作为心脏健康的一个衡量标准，以及自主神经系统的交感与副交感分支之间平衡的指标而崭露头角。在临床上，心率变异性现在可以衡量创伤后应激障碍治疗的结果。因为心率变异性可以相对容易地通过智能手机上的应用程序进行追踪，所以它被用于生物反馈，以管理压力和不愉快的情绪。心率变异性的得分高，与愉快的情绪体验（如爱）有关，而分数低则与不愉快的情绪体验有关，这可能是因为不愉快的情绪体验从定义上就涉及更多的压力和身体生理状态的失调。与呼吸频率和心率一样，心率变异性的变化也可能参与产生或防御情绪体验。再次强调，只有当我们了解情境的细节和涉及的具体情绪时，我们才能知道心率变异性在某一情境中的确切作用。

心理生理学功能

姿态：姿态不仅是我们保持身体的一种方式，更是一种向外界传达自我信息的途径。无论有意或无意，我们都时刻用这种方式表达着自己的精神状态。比如，坐着时是否胸部张开、手臂放在身侧，或是胸部收缩、手臂交叉在身前，这些都能反映出我们对正在进行的人际交流以及对方的态度有多开放或保守。这样的姿态还会影响我们通过非言语、电磁或量子力学的方式，在人际共鸣中与对方进行沟通的能力。在躯体性心理治疗领域，姿态分析可以追溯到威廉·赖希[18]研究的初始阶段，它作为一种正式的工具，用于评估个体在不同生活场合下习惯性的思维、情绪和行为模式。实际上，我们在日常生活中也会不自觉地或有意识地进行这样的姿态分析。对于想要更深入研究这一主题的人，斯坦利·凯勒曼（Stanley Keleman）的著作《具身体验：形成个人生活》（*Embodying Experience: Forming a Personal Life*）是一本很好的入门读物。[19]

姿态不仅能够向外界传递我们的思想、感觉和行为意图，还具有生成、制约和防御这些因素的能力。在表演课上，利用姿势、手势、脸部表情等身体语言来表达和具身适当的思维、情绪和行为是很常见的。前倾的体态通常与吸引这一情绪相联系，而后倾则与厌恶情绪有关。当人们以前倾姿态处理与厌恶情绪相关的情境，或者以后倾姿态处理与吸引情绪相关的情境时，大脑对这些情绪和相应情境的处理能力会显著地受到影响。[20]需要强调的是，无论是用来产生还是防御某种情绪，姿态的使用都取决于我们对这种情绪及出现情境的具体理解。

手势：手势和姿态一样，不仅能表达我们的认知、情绪和行为倾向，还能触发或防御这些倾向。在课堂上，我通常会让学员伸出双手，说出"我讨厌你"或"我不需要你"。这样的手势一般都是表达对别人的渴望，并在心理动作中用以实现这一渴望。学员们通常会笑起来，因为他们发现自己的身体动作触发了一种强烈的情绪状态，这种状态覆盖了他们原本想通过说"我不需要你"来在大脑中产生的情绪。这个练习也有效地证明了身体在情绪体验中的重要角色。值得注意的是，手势、姿态、面部表情等也可能用于掩饰我们的真实感受或误导他人。例如，我们可能能通过挺胸挺背的姿势来传达自信，以说服别人我们是自信的，同时隐藏我们身体内更深处可能感到的不自信。我们最终是否真的相信我们制造出来的自信，这取决于我们能在多大程度上消除来自我们内在更深处的不自信的声音。

丹尼斯·斯拉特里（Dennis Slattery），一位专注于想象心理治疗的教授，在我取得临床心理学博士学位的加州卡平特里亚的太平洋研究生院任教，也是《受伤的身体：记住肉体的标记》（*The Wounded Body: Remembering the Marking of Flesh*）这本书的作者。有一天早晨，斯拉特里醒来突然有了一个灵感：梦中的关键手势可能是进入梦境核心情绪的通道。[21] 他随后便开始让他的来访者指出他们认为自己梦中重要的手势，然后模仿这些手势，并在解读梦境的过程中保持这些手势。结果证明，他的灵感是正确的，这也催生了一种全新的处理梦境的方法。

面部表情：在情绪领域，面部表情已经被研究得相当深入了。查尔斯·达尔文首先科学地证明了面部表情能向他人传达我们内在的情绪状态。[22] 后来，人们逐渐认识到，面部表情不仅有助于表达情绪，还参与情绪的产生和防御。[23] 我们可以通过观察别人的面部表情来推测他们的情绪状态，而通过模仿这些表情，我们自己也会产生相应的情绪。相对于身体其他部位，面部有更强的模仿能力，这一特性从婴儿期就开始显现。研究已经证明，如果面部肌肉在情绪体验中受到抑制，这将影响大脑对情绪及其引发情境的处理和记忆。[24] 将面部表情与身体的情绪体验联系起来，是从儿童到成年的重要成长的里程碑。[25,26] 面部肌肉因能产生更多种类的表情而能更清晰地表达和区分身体体验或情绪体验，比如，身体的疼痛可能会通过面部表情演变为情绪上的痛苦。

自主神经系统的多重迷走神经理论表明，通过腹侧迷走神经对心脏自然起搏器的影响，面部肌肉能够比身体其他部位的肌肉更快地被激活和运动，[27] 这让面部肌肉在生成或防御情绪体验方面具有更快的反应能力。有研究显示，那些因为美容目的接受了肉毒杆菌治疗并导致部分面部肌肉失去活动能力的人，其抑郁症状有所减轻，这是因为面部肌肉生成负面情绪的能力降低了。[28] 因此，基于上述所有理由，面部在情绪生理学中具有特殊的地位，所以在心理治疗中关注面部是非常有益的。

发声：除了通过身体表达（如扭动、转身、推开事物或拉近他人）来传达情绪外，在学会用文字表达情绪之前，儿童在早期阶段主要是通过面部表情和声音表达他们的情绪。发声不仅是一种沟通手段，也能通过释放一部分被唤起的能量，缓解和调节孩子的情绪。在这方面，发声与面部表情有着相同的功能。母亲能很早地从孩子的哭声中分辨出不同的情绪，并通过模仿这些哭声，使自身产生相应的情绪状态。与面部表情类似，发声有助于将头部和颈部区域与身体其他部分在情绪体验中更紧密地整合。此外，发声还有助于更清晰、更准确地识别自己和他人的情绪体验。

儿童会从发声中获得显而易见的快乐，通过观察这一点，我们可以知道发声能够产生并增强情绪。对言语或发声的抑制不仅会妨碍喉咙区域的生理状态，也可能是一种强有力的生理防御机制，阻碍表达情绪体验，也抑制情绪体验的发生。在日常生活中，我们也能体验到，一旦开始与人分享自己的经历，我们很快就能触及自己的情绪。喉咙的肌肉结构与面部在生成和防御情绪方面有着相似的功能。根据多重迷走神经理论，通过腹侧迷走神经、面部和喉咙肌肉的动作（即波格斯所称的"社会参与系统"）与心脏和肺的功能，个体在情绪体验和其他方面有着高度的协调。[29]

关于心理生理症状的研究发现，这些症状是由儿童时期不良的经历和低度的情绪感知与表达能力共同造成的。[30,31] 在人类的发展过程中，非言语发声和面部情绪表达都比通过言语来表达情绪要出现得早。因此，在治疗心理生理症状方面，我尝试了一种新的干预方式，即想象别人或自己通过发声和面部表情来表达身体中心理生理症状的不适。如果需要，还可以真正地进行发声或面部表达，治疗师会镜映并支持这两种表达方式。这种方法非常有效！我发现，这种干预措施不仅能带来即时的舒缓，还能帮助人们理解更多层次的情绪，整合头、颈和身体其他部分在情绪体验中的作用，进而有助于在整个身体内扩展情绪体验，提升个体在面对情绪体验时的耐受能力，从而解决这些症状。

情绪的发声不仅是基础的口头表达，也是非口头的情绪体验表达。据说有 95% 的表达是非口头的，因此，发声提供了一种可能性，即通过非口头的方式启动并在整个身体中扩展情绪。

5. 生物化学和生物电动力

本章探讨的所有身体的生理动力基本上都依赖于生物化学和生物电动力，唯一的例外是章末将要探讨的电磁和量子力学能量动力。大脑、脊髓以及负责调控身体的感知运动系统和自主神经系统，都是通过生物电脉冲进行沟通，这些脉冲发生的前后都伴随着生物化学的变化，在大脑和身体内部生成了大量的生物化学物质。比如，多巴胺这种神经递质、胰岛素这种激素、睾酮这种类固醇，以及大量的肽类，都是不断在大脑和身体中流动的生物化学物质，它们触发了各种生理变化，或者可以被称为"信息物质"。

生物化学和生物电动力的变化大多数时间都在我们的觉知范围之外进行，我们所察觉到的生理改变其实是这两种动力所带来的影响。一般情况下，仅凭意识觉知很难改变这些生物化学和生物电动力。但是，当我们意识到它们引发的生理变化时，就有可能对它们产生影响。比如说，通过调整呼吸模式，我们可以在一定程度上改变大脑和身体的生理状态，从而影响生物化学和生物电动力。尽管通过直接观察这些动力来影响它们的机会不大，但在生理动力的讨论中，我们之所以仍然要把它们包括进去，有两个主要原因。第一，我希望提供一个全面的生理动力列表，这有助于我们更好地理解如何产生和应对情绪；第二，确实有一些治疗手段试图直接影响生物化学和生物电动力，如精神病学中使用的精神活性药物，以及自然疗法中使用的营养调节。

生物化学物质（如多巴胺和 5- 羟色胺这类神经递质，以及睾酮和雌激素这类激素）在情绪体验中的重要作用已得到广泛证实。它们不仅能激活或抑制大脑与其他神经系统的生物电活动，还在产生、调整和防御情绪体验方面具有关键性的影响。以海伦·费舍尔（Helen Fisher）和她在罗格斯大学的同事们的研究为例，他们揭示了在浪漫爱情体验中，诸如情欲、爱和依恋这样的情绪可能是由不同组合的生物化学物质所推动的。[32] 具体来说，情欲是由性激素睾酮和雌激素的增加而推动的，爱是由多巴胺和去甲肾上腺素的增加以及 5- 羟色胺的减少所推动的，依恋则是由催产素和抗利尿激素的增加所驱动的。

双侧杏仁核（大脑中负责情绪的部分）的功能不全（通过测量该区域的电活动减少来确认）与缺乏恐惧的觉知体验有关。经颅磁刺激疗法与颅骶疗法都旨在调整这一状态，前者通过在头骨两侧放置磁铁来改变大脑中间部分的电活动，后者则通过治疗师将手放在头骨的两侧或一侧，利用手部产生的电磁和量子能量场来影响特定大脑区域的动力。这两种疗法都试图增强、减弱或以其他方式调整目标区域的生物电功能，以改善其表现。

正如之前讨论的所有生理动力一样，生物化学和生物电动力在情绪体验中的作用（不论是促进还是抑制）都需要我们明确该情绪是什么，以及它是在何种情境下产生的。

6. 压力、调节和失调的动力

压力的生理动力以及调节和失调的生理动力，实际上是大量单一生理过程的汇聚，这些过程最终都可追溯到细胞层面的生物化学和生物电动力上。之所以将它们包括在产生和防御情绪体验的生物动力这一框架内，是因为无论是令人愉悦还是不愉悦的情绪，都能通过压力、调节和失调的各个水平来描述。具体来说，不愉悦的情绪往往伴随着较高的压力和失调水平，而令人愉悦的情绪则通常表现为较低的压力和较高的调节水平。

　　另一个把压力、调节与失调纳入这类综合动力的原因是，我们可以通过觉知和其他方式（如自我触摸）有意识地对其进行内省。在觉知方面，我们能感受到高度的压力和失调，这种感觉通常让人不适、难以忍受，甚至是压倒性的。相反，低压力和高调节水平通常会让人感觉舒服和可控。这些都是与特定情境有关的有意义的感知运动情绪。在这种综合水平上去追踪身体体验，通常比单独追踪构成这些体验的各个生理动力要更高效。这不仅有助于捕捉体验可能的意义，也有助于调节或改变这些体验。就像抬桌子一样，抓住桌面的两个对角要比单独抓住一条桌腿更为高效。

　　追踪与个体生理动力（如心跳）相关的身体感觉对于调整生理和心理体验是非常有帮助的。然而，在特定情境中，这些微观层面的体验到底是增加还是减少了情绪体验的作用，并不总是一目了然，除非我们清楚该情境下的具体情绪。因为追踪微观感觉常常使生理状态从失调调整到正常，我们可能会面临无意中调节掉那些本质上属于压力和失调状态的不愉快情绪体验的风险。相较于在微观层面追踪它们的各个组成部分或元素，追踪压力、调节和失调动力在宏观或整体水平上也存在这种风险，但程度要小得多。

　　正如我们早先观察到的，当我们在宏观层面上追踪压力、调节和失调的水平时，我们其实是在关注感觉好或不好、舒服或不舒服，以及愉快或不愉快等感受的情绪特质。这些体验与我们所处的特定情境有关，因此本质上也算是一种情绪，即最基础层面的感知运动情绪。它们有可能会构成更复杂的情绪，如友情或孤独。当处于不愉快的压力和失调状态时，它们可能只是个体在面对和容忍情绪体验时，由于无法应对而出现的心理生理症状。同样，它们也有可能是个体在特定情境下对更恰当的情绪的防御机制。例如，为了逃避面对痛苦的现实，有人甚至可能变得全然混乱或者发疯。

　　出于各种原因，我们在追踪压力、调节和失调这些宏观层面的体验时必须谨慎，不能一味地将它们视为需要通过药物或其他方法（如详细地追踪身体感受）来下调和消除的心理生理症状。根据这些体验出现的具体情境，我们需要明智地判断：它们是不是本身就是情绪，是不是促成了更复杂的情绪状态，是不是对适当情绪的防御，或者仅仅是心理生理症状。在第 9 章中，当我们探讨不同类型的情绪时，将会重新回到这个话题。

需要注意的是，表面上减少的压力和提高的调节状态可能也带有防御的意图。例如，在面对过于强烈的体验时，生理上可能会出现低压力和高调节的状态，这通常是身体通过分泌阿片类物质这样的生物化学物质完成的，这也是一种防御机制。

7.　电磁和量子力学的能量动力

在某一生理区域（如心脏）生成的电磁谱能量，已被观察到能直接穿越另一区域（如肝脏），并对其产生影响，这一过程绕开了神经系统。[33] 生物磁和生物电能量分别源自心脏和大脑，也被证实可以直接相互作用，并通过结缔组织基质在神经系统之外进行交流。这些能量甚至被观察到能在两个不同的身体之间流动，从而相互影响。这些来自身体外的能量无疑可以影响到我们的情绪体验，这是因为它们已被证实能够直接影响到细胞层面的基因表达，成为某一情境对我们产生影响的一个元素。[34]

经颅磁刺激疗法是在头骨两侧放置两个磁体，以刺激大脑中产生的生物电磁能量的模式，从而改善生理和心理的功能。研究人员已经开发出了一些方法和设备，通过操纵身体其他部位（如各种器官和肌肉组织）的电磁场来对其进行治疗。[35] 身体疗法和能量疗法也是在这些能量层面上工作，从而改变生理和心理体验。当这些能量受到大脑和身体其他部分或外界因素的刺激时，它们会影响大脑和身体的生理状态，进而产生或抵御我们的情绪体验。

我们的大脑和身体生理状态不仅在宏观层面上存在，还在量子级别的亚原子粒子层面上有所体现。这种量子层面的生理动力也会影响我们的情绪体验，包括情绪体验的产生和防御机制。来自东方的能量模型和能量心理模型，对量子能量模式如何影响我们大脑和身体的生理状态有着丰富的理论。这些理论提供了多种方法，用于操纵这些量子能量模式，以改善各种心理体验，包括情绪。[36] 例如，在一个理论中，量子能量会沿着脊柱向身体中心聚集，以调节和防御大脑与身体生理状态中难以承受的情绪及其他体验。[37] 通过在整个大脑和身体中扩展和平衡量子能量，可以解除对情绪和其他心理体验的防御，使我们的生理和心理体验更加有序和可承受。

在接下来的章节中，我们将探讨影响情绪耐受能力的各种因素，也就是我们面对复杂情绪体验时的耐受和持续性。我们还将分析为什么通过扩展大脑和身体的生理状态，以进一步拓宽其中的情绪体验，能在不会产生心理生理症状的情况下，增强我们在更长时间内承受并处理更高层次的复杂情绪的能力。

The Practice of Embodying Emotions

第 8 章

情绪具身和情绪耐受

章节概要：本章主要讨论了影响情绪耐受性的各种因素，并解释了通过扩展大脑和身体的生理状态以增强情绪体验是如何迅速提升一个人耐受这些体验的能力的。

在情绪具身工作中，最核心的假设是情绪具身（也就是将情绪体验尽可能地延伸到大脑和身体中）能提升情绪耐受性。这意味着，人们将能更有效地忍受并持久面对困难的情绪体验，这通常是解决过去创伤的关键。本章将深入探讨这一点，特别是对于那些我们的大脑天生就会抵抗的不愉快情绪体验。在本章中，大脑和身体的综合生理状态（physiology of the brain and body）将被统称为生理状态（physiology），而当需要区别大脑生理状态（brain physiology）和身体生理状态（body physiology）时，会明确使用这两个术语。

愉悦与不愉悦情绪体验的基础生理机制

正如我们在第 5 章中了解到的，情绪实质上是对某一情境对个体幸福影响的评估。愉悦的情绪体验往往表现为个体幸福的提升，从根本上说，愉悦的情绪来自生理状态中调节水平的增加或失调水平的减少。与此相反，不愉悦的情绪则是个体幸福恶化的表现，这些不愉悦的情绪主要来自生理状态中失调水平的提升和调节水平的下降。当我们在稳定的关系中体验到爱时，我们会发现自己的呼吸更加轻松，压力减少，幸福感也随之提升。反观同一段关系破裂带来伤痛时，我们会觉得呼吸困难，压力增加，幸福感也随之下降。

在生理状态中，调节良好的体验通常更令人愉悦，而失调的体验则更令人不适。因此，从进化的角度来看，我们会本能地避开不愉悦的情绪状态，寻求更愉悦的情绪状态，以此来提高生存概率。[1] 作为一种失调状态，不愉悦的情绪体验会威胁到我们的生存，因为它损害了我们的生理状态。相反，作为一种良好的调节状态，愉悦的情绪体验能够提升我们的生理状态，从而增加生存概率。这也许就是我们难以忍受和面对不愉悦情绪体验的最主要原因，因为它们本质上就是痛苦的。相对而言，面对订婚这样的愉悦时刻要比面对离婚这样的痛苦时刻容易得多。

简化版的生理调节与失调模型

正如第 5 章中我们所探讨的，调节和失调的生理状态也是情绪的生理基础，这是一个高度复杂的主题，它受到包括医学在内的多个学科的关注。为了深入理解扩展生理状态为什么让人更能耐受情绪体验，我们需要一个关于调节和失调的生理模型，因此，让我们构建一个简单版本的模型吧。

生理状态的调节和失调可以从一些关键的"流动"来理解，这些"流动"

对生理健康和功能有着至关重要的作用。第一种流动是血液循环，血液负责携带基础的营养物质（如氧气和葡萄糖）、具有调节功能的生化物质（如激素）、免疫因子（如白细胞），以及像血糖水平这样的信息和身体中的废物（如二氧化碳），并将以上物质从生理系统的一部分传递到另一部分。第二种流动是通过身体和自主神经系统中的感觉与动作神经，在大脑和身体之间进行的信息交流。这种信息流有助于大脑获取关于身体的信息，并据此来调节身体。

第三种流动是细胞间或细胞外物质的流动，这种流动通过细胞之间的液体进行，将矿物质等营养物质和肽等信使分子从生理系统的一个部分传输到另一个部分。[2] 第四种流动是淋巴流，它在调节组织内体液水平、吸收肠道内脂肪、通过产生和分配白细胞等免疫细胞来保护身体以及排除废物等方面发挥着重要作用。[3] 第五种流动是从生理系统的一个部分到另一个部分的可测量的电磁能量流动，现已知它在调节生理状态方面具有作用。[4] 第六种流动是在亚原子层面上，从生理系统的一个部分到另一个部分的量子能量流动，这些量子能量参与生成和调节生理状态体验。[5,6]

身体生理状态是处于调节良好状态还是失调状态（无论是全面还是局部），都高度依赖于这六种重要的从生理系统的一处流向另一处的循环状态。当这些流动较为顺畅时，可以预见个体的调节水平和幸福感会相对较高，同时压力水平相对较低。反之，如果这些关键的流动中出现一个或多个明显的中断，就可能导致生理失调和疾病的发生，以及幸福感降低和压力的增加。由于生理系统是一个高度相互依存的整体系统，各部分之间的功能都是相互依赖的，因此，即使生理状态中某一个或少数几个区域的流动受阻，也可能会影响到个体整体的调节水平、健康状况和幸福感。如果生理系统中有一个或多个高度相互依赖的部分遭到严重损害，那么可以预见的是，这些重要的流动也会出现中断。

从这个简单的调节与失调模型出发，由于不愉快的情绪体验属于失调和高压力的状态，很可能会导致生理状态中某一区域或多个区域的六种流动出现中断。相反地，由于愉快的情绪体验是在更好的调节和较低的压力水平下发生的，这些关键流动的中断很可能会相对较少。

或许有人会疑惑，不愉快的情绪体验是否总会影响与生理状态调节和失调相关的这六种流动？实际上，正如第 5 章所述，情绪体验有时仅是由大脑内的神经递质活动或对早先情绪体验的回忆而产生。但即便在这样的情况下，关键流动的中断仍可能出现。大脑产生的不愉快的情绪体验可能触发大脑自身生理状态的防御机制，导致大脑内部及大脑与身体之间的基础流动出现中断。同样地，大脑生理状态中产生的情绪体验也可能引发身体生理状态的防御反应，如通过降低呼吸频率来减少向大脑供应的氧气，进而减轻大脑中的情绪强度。

当由大脑产生的不愉快情绪体验扩散到身体时（这种情况经常发生），很难想象身体内激活的用于防御这些情绪的生理机制不会破坏身体生理状态中的关键流动。也许有人会想，不愉快的情绪体验是否能通过其他方式产生，从而不影响这些关键流动呢？例如，通过刺激遍布全身的痛觉受体，理论上能够产生痛苦的体验，而不会导致任何流动的中断。然而，几乎总是会有像紧缩和麻木这样的生理防御机制出现以应对痛苦，并确实会中断从生理系统的一个部分到另一个部分的关键流动。

生理防御机制对情绪及生理调节的影响

正如第 7 章所述，在全力应对某一情境的过程中，我们有时候会发现自己的情绪体验过于强烈，以至于影响了我们继续应对该情境的能力。这通常有两大原因：首先，身体的生理失调可能会变得很严重，以至于威胁到我们的生存，如心率激增至可能诱发心脏病发作的水平；其次，大脑可能无法承受超过极限的痛苦，如因分手而心痛不已。无论是由于生存威胁导致的生理紊乱，还是由于无法忍受痛苦而引起的注意力分散，都可能对我们应对当前情境的认知和行为过程造成干扰。

　　如第 7 章所述，为了避免压倒性体验妨碍我们应对各种情境的能力，大自然赋予了我们多种生理防御机制来控制这些情绪。比如，在极度危险的环境中，体内会分泌内源性阿片类物质作为一种防御措施，以抵御极度的恐惧和无助这类压倒性的情绪，这能让人表面上显得异常冷静和沉着，从而在认知和行为层面上仔细规划自己的逃生之路。在我们一生中面临各种复杂情境时，这些生理防御机制实际上是有适应性的，它们可以被视为附加的应对机制，确保我们的情绪体验（我们对情境对个人幸福影响的评估）不会进一步破坏我们通过认知和行为继续应对当前情境的能力。

　　然而，针对情绪的生理防御机制并不是没有代价的。它们常常会扰乱关键的生理流动，进而导致生理状态失调。例如，紧缩动力可能会抑制血液、淋巴和细胞间液的流动，呼吸和心血管功能的抑制也会影响这三者的流动，而生物化学动力（如麻木）可能会打断神经信息流（这些信息需要在大脑和身体之间传递，以便大脑能感知和调节身体内部的情况）。尽管如此，这些动力在短期内能够起到缓解作用，防止无法承受的情绪体验影响我们的认知和行为。考虑到另一种可能，即对我们的生理和心理生存构成威胁，这是短期内可以接受的微小代价。然而，长期持续的生理防御可能会引发生理和心理功能的失调。

　　并不是所有抵御情绪的生理反应都会打乱重要的生理调节机制。比如，用唤起或蓄能来防御抑郁，并不会直接阻碍任何重要的流动，尽管长期这么做可能会加重生理负担，引起不适，激发紧缩和麻木等抑制性防御反应，最终还是会间接干扰这些重要的流动。大部分针对情绪的生理防御措施（如组织紧缩、运动限制和各种生物功能的抑制）基本上都具有抑制作用，因此它们确实会扰乱生理上的关键流动。

　　为了应对难以承受的体验，我们运用了各种生理和心理的防御手段。诸如紧缩和麻木这样针对情绪体验的抑制性生理防御措施通常具有较高的生物学成本，因为它们容易打乱维持我们生理平衡的关键流动。与之相比，通过认知和行为来保护我们的心理防御可能代价较小。有时，我们可以通过认知途径说服自己，认为虐待我们的伴侣其实没那么糟，以减轻自己的不适感。或者，我们可能会用工作作为一种行为防御，以让自己感觉更好，同时避免体验到由于糟糕的关系而导致的不愉快。然而，仅依赖认知和行为方式，我们无法长期有效地应对如不幸婚姻这样持续存在的困境，因为这样做会带来生理上的后果。

儿童在使用认知和行为防御方面的能力相对于成年人来说更弱，因此，当儿童面临创伤性情境时，他们比成年人更可能选择僵住和解离，而不是通过战斗、逃跑或推理来解决问题。没有得到必要支持、没有机会去解决他们童年情绪创伤的孩子，长大后更容易受到心理生理症状的困扰。

我们此处主要探究生理防御机制如何影响调控生理系统中的关键流动。遗憾的是，在危机中，用于应对压倒性体验的生理防御机制可能会在危机结束后依然长时间存在，进而加剧生理状态的失调。如果相似的情境触发源自原初事件的未解决情绪议题，这些防御机制可能会自动被激活。举个例子，儿童可能因为关闭呼吸系统以应对与母亲分离的巨大压力而患上哮喘。[7]需要明确的是，儿童患上哮喘可能有各种原因，如过敏等，并且并非所有与母亲分离的儿童都会因心理生理症状而患上哮喘。然而，如果成年后没有妥善处理与母亲分离带来的初始创伤，那么从小因与母亲分离而患有哮喘的人在面临关系丧失的威胁时可能仍会哮喘发作。

在面对失去某物或某人时，我们的防御模式可能会变得普遍化，进一步演化为一系列自动触发的防御性反应。这些反应不仅局限于特定的情境，还可能出现在任何引发重大压力的场合，无论是在人际关系中还是其他情境中。以我自己为例，我的头骨右侧经常表现出紧缩模式，这实际上是我出生时几乎因我妈妈的难产而和她一起死掉的后遗症。每当我面对超出一定程度的压力时，无论这种压力来自哪里，这一模式就会自动启动，导致身体的不适和功能障碍。在产前和围产期心理学这一领域，有观点认为，子宫内脊柱结构的异常扭曲和紧缩会导致功能性脊柱侧凸，这是一种本能的防御机制，主要是为了应对一些压倒性的不良情绪体验，比如存在性恐惧或分裂。总体来说，这些针对情绪的生理防御机制有时会像紧急刹车一样长期存在，即使原有的危险因素已经消失。因此，这些持久的防御反应可能会导致各种心理和生理症状，除非找到消除它们触发因素的方法，否则这些症状将一直持续。

在困难的情境中，我们如何确保用于防御压倒性情绪的生理或心理防御机制不会演变为病理性症状呢？心理学界的普遍看法是，要解决这些情绪，关键在于处理引发这些情绪的具体场景。比如，在一段心碎经历中，为了不在每次该情绪再次触动我们时就关闭自己的心灵，我们需要正视这段经历，并对其进行深入的情绪消化，直到我们觉得能够承受为止。一旦达到这个程度，我们就会觉得自己已经或者能够度过这一切，这段经历已经是过去式，如果将来再次出现，我们也有能力应对。更进一步，当我们能够容忍这种经历时，就能在不抑制大脑和身体生理机制的前提下，更全面地去体验它。这不仅有助于我们在情绪层面上更好地处理这段经历，也促使我们在认知和行为方面达到更佳的状态时去处理这段经历。就像我们在第 6 章中讨论的那样，无论是大脑还是身体，其生理机制越自由，我们在认知、情绪和行为这三个方面就越能发挥出最佳效能。

解除对情绪的生理防御并在生理系统中扩展情绪体验如何有助于我们更加顺利地处理未解决的情绪

因为某些情绪会让人感到痛苦，我们才会用心理和生理机制来防御它们。面对如爱和力量感这种本应愉悦的情绪，或者不被接受的认知和行为时，我们之所以防御，也是因为担心它们会带来不愉快的情绪反应。这些情绪让人痛苦，主要是因为它们会导致生理失调和高度压力水平。要在治疗中处理这些情绪，我们首先需要明确地意识到它们。这通常涉及深入探究这些情绪产生的具体情境，努力去解除阻碍这些情绪的心理和生理防御，并给予必要的外部理解、认可和支持，以便我们能有足够的时间去深入地体验这些情绪。

我们要求自己和我们意图协助的人在短期内拿出勇气面对由未解决的情绪引发的"必要"的痛苦，以便在长远期间减轻因此而引起的不必要的痛苦。换言之，在短期内，这实际上意味着我们正在增加不愉快的情绪体验，也就是生理失调、压力和不适的体验。

谁也不愿意忍受痛苦，尤其是有能力避免它的时候，我个人对此有深切的体验。所以，在处理那些与我们的症状有关的未解决的情绪时，我们就好像是在费力地推一块巨石上山。我们正在努力提高本身就已很严重的生理失调和不适程度。简而言之，这无异于是给自己找麻烦。可以预料，心理和生理防御机制会自动启动，抵消我们为解决情绪所付出的努力，使那块巨石重新滚下山坡。这些启动的生理防御机制会在一定程度上阻碍生理系统中具有调节性的流动，从而进一步加剧生理失调、压力和不适。尽管在表面上，这些防御机制似乎让不愉快的情绪体验带来的痛苦有了短暂的缓解。

当我们努力减轻生理上对情绪的防御机制时，这会加剧生理失调，同时还会在同一生理系统内产生不愉快的情绪，实际上，我们是在减少个体体验中的一种失调、不适和压力的来源。在生理系统里，我们越能消除那些破坏关键的调节性流动的防御机制，它们对于触及不愉快情绪体验中的失调、不适和压力的贡献就越小，这样，个体在生理上扩展情绪体验的耐受力也就越强，即使这种体验是痛苦的。

情绪具身工作能有效提高我们的情绪耐受力，即能够在较长的时间内容忍情绪的波动。这个过程就像人的双臂被往两个相反方向拉扯一样，如果其中一方放手，他的痛苦就会迅速减轻。当我们下次经历身体或情绪的痛苦时，不妨实际操作一下。通过内省，我们不仅能找到痛苦的源头，还能意识到身体对这种痛苦的抗拒。仅仅通过坦然地接受这份痛苦，你就会惊讶地发现，与刚才相比，你的痛苦程度明显有所减轻。在面对痛苦的时候，我总是努力地（虽然常常不成功）回忆并实践我给其他人的建议，即抗拒痛苦其实就是加剧了痛苦。

情绪具身工作能提升情绪耐受力的另一个重要原因在于它把情绪体验延伸至身体各处。情绪不仅是心理上的反应，更是对某一情境对整个大脑和身体生理状况影响的综合评估，尤其是对于那些曾经触发人们产生心理和生理防御的强烈情绪体验来说。通过拓展这一情境带来的影响，哪怕它最初对某一生理区域的影响大于另一区域，也能平摊这种影响带来的负担，让人更容易接受。

以我个人的经历为例，我在美国西北大学开始攻读博士学位后没多久，就不幸遭遇了车祸，右侧身体被车撞到。事故后，每当我走在街上，一旦面对街道，右侧身体就会感到一阵恐惧和不适。这种情绪困扰长久不散，原因在于我的左侧身体和右侧身体被卡住了，就像事故中那样，这让我长时间感到焦虑和不适。要化解这种状况，我首先要缓解因组织和动作紧缩而产生的防御性反应，这样身体内的重要调节性流动才能将右侧的冲击信息传递到左侧。最后，我成功地让这种恐惧和不适感扩散到了身体左侧，从而解决了问题。如果你想亲自体验这种现象，下次去牙医那里打针时，试着放松身体，让痛感自然分散，而不是紧张地握住椅子或绷紧脖子，你会发现这样会让疼痛更容易被承受。

情绪具身工作中还有一种方式能够提升情绪耐受力，即通过增强身体各部分之间的关键流动，以实现它们之间更好的相互支持。以紧缩或麻木这类生理防御机制为例，这些机制经常会阻碍身体某一部分与其他部分之间的调节信息流通，这不仅会破坏身体局部与整体间的调节机制，还可能在该区域甚至整个身体内加剧失调、压力和不适。从这一视角来看，解除这些针对情绪的生理防御并提高身体各部分间的调节流动有助于功能的整合和协调。这样的整合预计会在整个身体范围内降低调节难度、压力和不适感，即使在处理不愉快的情绪体验时也能实现这一目标。

能量心理学对"为什么在生理系统中扩展
情绪体验会使其更易于承受"的看法

在能量心理学的范畴内，特别是在如极性疗法这样的具体方法里，难以触及和处理的心理体验（例如情绪）通常被认为是大脑和身体中量子或亚原子能量分布不均引起的。[8] 不论这些量子能量是源于生理深处，还是由于与其他独立实体互动而产生（这在某些研究方法中是一个基础假设），普遍的观点是，我们所有的生理和心理体验都是由这些量子能量触发生理反应而引发的。一旦成功地化解了量子能量场内的防御机制并使这些能量得到更均衡的分布，整体生理状态中的失调、压力和不适就会显著降低，这在面对不愉快的情绪体验时也是有效的。通过更均衡的量子能量模式稳定地激活生理状态，情绪体验在生理层面上得以更均匀地分布，从而更易于承受了。

为何未解决的童年创伤如此难以忍受

有位来访者曾来找我，希望缓解她从小就有的一种持续的恐惧感。这种感觉让她不停地在现实生活中寻找原因，并尝试通过各种活动来解决这个问题。我们采用了她明确指出的一个恐惧源（她担心自己可能会因病去世）来唤醒这种恐惧，然后努力使这种恐惧更广泛地分布在她生理系统的各处，直到她能够承受并面对它。这时，她明确地认识到，这种恐惧其实就是对死亡本身的害怕。让她吃惊的是，她能在整个大脑和身体的生理系统中感受到这种恐惧，她的思维不再四处寻找解释或者修复的方案。考虑到她现在可以相对轻松地面对一直困扰她一生的恐惧，她不由得开始好奇，为什么以前她会觉得这种情绪如此难以完全理解，甚至难以忍受呢？

在半开玩笑地说这可能是因为那样我就没办法获得功劳后，我开始深入探究一个有趣问题的答案：为什么每当我成功地消化一种来自童年的沉重的情绪体验后，总觉得有些失望呢？

　　对于这种似乎矛盾的现象（长期回避的童年经历意外地并不像预想中那么难以化解，尤其是在想到过去解决它一直非常困难时），原因其实不止一个。第一个原因，当这段经历初次发生时，由于孩子的生理和心理都尚未成熟，缺乏足够的认知和行为资源来应对，因此其更难被孩子承受。孩子能够忍受的情绪强度相当有限，而且更容易动用生理上的防御机制，而非心理上的。这段经历随后被深埋在潜意识中，连同其生理防御一同被封存，同时还会随着时间推移而添加更多的心理防御，这些都被视为极度危险且不可靠近。因此，当现在某个触发因素让它重新浮现到意识中时，无论是早期的生理防御还是后来的心理防御，都会迅速启动，甚至发生在实际的情绪体验完全出现之前。这就像是把一个孩子放在壁橱门前，然后告诉他去打开门，孩子会立即变得恐慌，因为他认为壁橱里有怪物。此时就需要用到成年人的理智，轻柔地说服孩子去打开这扇门，然后他会发现，实际的情境并没有他想象的那么恐怖。

　　解决问题时可能会觉得出乎意料地平淡的第二个原因是，我们所回忆的内容并不完全与当初的体验相符。以我为例，无论我如何努力，我都无法在生理层面上完全重温我出生时那种接近死亡，以及几乎患上脑瘫的可怕经历。当时，我的头骨因为产道太窄而被挤压变形，脐带缠绕在我头上，我的母亲（与我仍然在生理上相连）也正面临生死存亡的危机。在童年时期，我仿佛仍在防范着那种原始的体验，防御着所有与之相关的恐惧、心灵碎裂和对死亡的强烈焦虑，而不只是防御着经历淡化后的象征性概述。因此，当这些记忆在成年后或在当下被重新唤起时，其实际的强度和重要性都不可能像当初孩子濒临死亡时所体验的那样剧烈和可怕。这也解释了为什么当这些记忆终于以较为淡化的形式被重新体验时，人们通常会感到一种如释重负的轻松。

　　这种解决问题的方式最终没有人们预想的那么难以接受，其背后的第三个原因是，当我们试图处理来自童年的根深蒂固的体验时，我们主要依赖的是生理防御机制。这些机制能快速被激活，严重扰乱身体的重要调节性流动，并在我们尝试回到那段经历时引发大量的失调、压力和痛苦。用一个比喻来说，当我们试图将巨石推上山时，总有更多人试图将它推下山。当我们摆脱那些好意但过时的生理防御后，推动巨石会变得更加轻松。没有了这些防御机制带来的失调、压力和痛苦，情绪体验及其影响能在当今作为成年人的更为健壮的身体中更好地扩展开来。这不仅使得原始体验的淡化版本更容易被接受，也让我们有机会成功地解决它，并惊讶地发现为什么我们之前要花这么长的时间才能做到。

其他有助于增强情绪耐受力的因素

我们已经了解到，情绪具身可以通过减少在处理不愉快情绪体验时产生的失调、压力和痛苦来提高情绪耐受力。从定义上说，这些不愉快的情绪体验就是失调、压力和痛苦的状态。除了情绪具身之外，其他几个因素也会影响一个人在情绪耐受方面的能力，其中最主要的两个因素是：①从他人处获得的情绪支持；②个体自身对情绪的态度。下面，让我们简要探讨这两个方面。

从他人处获得的情绪支持：研究显示，一个人有能力体验和承受情绪，在很大程度上依赖于他从他人那里得到的情绪支持。孩子在体验、识别、表达和承受各种情绪方面的能力，与他们的主要照顾者在这些方面的能力有很高的相关性。[9,10] 这种支持可以是现在从他人那里获得的，也可以是个体已经内化了的过去从他人那里得到的支持。

个体自身对情绪的态度：一个人对情绪的看法在很大程度上影响着他能否体验和接受这些情绪。这种态度多种多样，比如，有人认为沉浸在不愉快的情绪里是不健康的，所以会抵制这些情绪；一些人认为男性不应表现出脆弱，女性不应感到愤怒；还有些人不了解，不愉快的情绪之所以难以承受，是因为它们本质上是大脑与身体中压力和失调的表现。要想真正体验并处理这些情绪，从而达到康复的目的，就需要克服对这些不愉快情绪的天生抗拒。一个人对情绪在身体和心理健康中作用的了解越深入，他对情绪体验的态度就越有可能是积极、健康的。值得注意的是，这两个因素是相互关联的。从小得到更多情绪支持的人，其对情绪的态度就可能是更积极、健康的。

情绪耐受、症状阈值、身体
扩展水平与心理生理症状的形成

考虑到我们从他人那里获得的情绪支持程度以及我们自身对待情绪的态度，我们可以把情绪耐受力想象成几个因素的函数，包括情绪水平（主观判断是高还是低）、强度水平（主观感受到承受情绪的困难程度）以及情绪具身，如图 8-1 所示。我们还可以进一步观察到，通过情绪具身，如果一个人在心理生理症状形成时的痛苦程度，即症状阈值得到提升，这也可能让心理生理症状得到缓解。

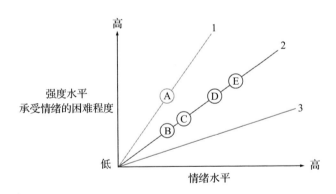

图 8-1 情绪耐受和情绪具身之间的关系

图 8-1 描述了情绪水平（横轴）与强度水平（纵轴）之间的关系，作为生理系统中情绪扩展水平的函数（线 1、2 和 3）。需要注意的是，情绪水平和强度水平并不是相互独立的，人们通常会觉得更高水平的情绪更加强烈。

图中的线 1、2、3 分别代表情绪在身体和大脑生理机制中具身或扩展

的不同程度。总体而言，一种情绪具身化得越多，情绪水平所对应的强度就越低。线 1 描述的情境是情绪在身体中扩展得最少的情况，这条线上每一种情绪水平都会产生比线 2 和线 3 更高的强度，而线 2 和线 3 则分别代表更高级别的情绪具身水平。A 点标示了身体某一部分开始产生心理生理症状的极限或阈值。当通过消除针对情绪的生理防御来增加身体内的情绪体验时，个体的情绪耐受性曲线趋于更平缓的线 2，在这条线上，每一种情绪水平所对应的强度都会比线 1 上的要低。

在进行情绪具身工作之后，在线 2 上，会有哪些不产生心理生理症状的情绪水平和情绪强度的组合呢？这里是一些我们通常从接受情绪具身工作的人那里听到的反馈。在一种情况下，个体可能会报告在整体上，以及在涉及情绪体验扩展的每一个部位里，情绪水平保持不变但强度水平是有所下降的（标记为 B 点）。正如我们以前提到过的，当你用两只手臂而不是一只手臂去承担相同的负担时，整体的压力以及每只手臂上的压力都会比单臂承担全部重量时要小。

在另一种情况下，个体可能会报告在所有参与情绪具身的生理部位里，情绪体验的水平都有所提升，但强度减小了（标记为 C 点）。虽然负担更重了，但现在有两只手臂来承担，因此整体和局部承受的困难程度都仍然低于之前。

也许，在 B 点和 C 点时，来访者的情绪水平显著升高，但不论是整体还是涉及扩展的各部分，可能都没有超过 D 点的症状阈值。有趣的是，在 E 点，来访者报告了比 D 点还要高的情绪水平和强度水平，但并未出现症状。这究竟是怎么一回事呢？为了弄清楚，我们得从症状阈值这个角度去找答案。

在线 1 上，阈值在 A 点，经过一番使人从线 1 迁移到线 2 的情绪具身实践后，新的症状阈值可能会出现在哪里呢？至少在短期内，这一新设定的阈值极有可能位于 B 和 D 两点之间。这是因为，无论在身体还是大脑的生理层面，某些区域的强度水平或心理生理症状的承受难度都不可能超过 A 点，也就是线 1 上原有的症状阈值。

还有另一种可能，即在完成情绪具身实践后，某人在线 2 上的症状阈值可能比 D 点还要高，比如达到 E 点。这种情况不仅可能在短期内出现，也有可能是长期持续的。这意味着，在线 2 代表的拥有更扩展和更稳定的大脑与身体的生理状态下，即便 A 点或 D 点的情绪水平和强度水平都较高，也不一定会诱发心理生理症状。这样的变化有可能直接在治疗中发生，尤其是当来访者在整个治疗过程中长时间保持这一状态时，这为建立如 E 点这样的新的症状阈值提供了基础，无论这是出于习惯化还是印记（这取决于你的理论立场）。

作为新阈值的 E 点也有可能是逐渐形成的。就像进行举重训练的人能逐渐提升举重能力，而不会导致肌肉损伤或体重增加一样，通过情绪具身实践逐步提升情绪水平和强度水平而没有产生症状的人，也可能逐渐培养出更高的情绪水平和强度水平，无论是整体还是涉及情绪体验的各个生理部位，都不会出现症状。

线 1 象征着身体内相对较低的扩展和调节能力，在这种情况下，随着情绪水平的升高，对心理生理症状承受的难度也会迅速升高，因此，那些因为更强烈的心理和生理防御而在身体扩展方面表现较差的人，通常会有更低的症状阈值。与此相反，在更靠下的线 3 上，个体在相对较低的强度水平下能够体验到更高的情绪水平，因此他们在情绪和强度水平的组合里往往有更高的症状阈值。

总体来说，多个因素一起影响了一个人身体的扩展能力、产生情绪的能力，以及在不出现症状的前提下能够忍受多大程度的情绪体验。这其中也包括个人所处的情境，例如，当我们和父母在一起时，或者当我们感到饥饿或生病时，我们通常会更容易"爆发"。有些人对某些情绪（如愤怒）的承受能力可能比其他情绪（如悲伤）更强，因此，我们不能简单地认为一个人的情绪承受能力是固定的，它实际上可能会受到环境或特定情绪种类的影响。

在下一章中，我们将探讨各种不同类型的情绪，包括一些我们熟悉的和不太熟悉的情绪，以拓宽我们对于自己能够体验的情绪范围的理解。

The Practice of Embodying Emotions

第 9 章

情绪的不同种类

章节概要：本章将详细探索多样的情绪类型，特别是那些常常被忽视却实际存在的感知运动情绪，目标是协助大家更快地识别并具身化这些情绪。

寻找情绪

要想成功进行情绪具身工作，首要条件是确保情绪能够以一种有意识的方式被体验到。根据我在五大洲的二十多个国家的教学经历，全球范围内的大多数心理健康专家普遍认为，让来访者真切地体验自己的情绪是一项复杂且耗时的任务，并且，建立治疗师与来访者之间的信任关系通常需要一段时间，这样，来访者才更可能愿意分享他们非常私密和敏感的情绪体验。因此，在治疗关系或其他任何形式的人际关系中，情绪往往需要一段时间才能完全浮现。然而，这种专家们普遍认同的观点和做法有时候并不能让我完全买账。

你可以说我是一名"治疗狂热者"。虽然我与洛杉矶的荣格学派分析师理查德·奥格有着超过25年有关个人成长的合作经历，但我也曾作为来访者体验过多种不同的治疗方法。在这其中，有些治疗师花了很长时间也没有让我接触到情绪，而另一些治疗师却能在相当短的时间内，甚至在首次会诊时，就让我体验到情绪。

在回顾我与各种治疗师的互动经验时，两个关键点尤为明显。那些让我较快地触及自己情绪的治疗师，从一开始就对我的情绪表现出极大的关注，并拥有多种方法来支持我深入这些情绪。他们的治疗手法通常更侧重于身体，知道如何解除我在情绪方面的生理防御，这些防御是我自己也没意识到的。相对地，那些需要更多时间来处理我的情绪的治疗师，往往也需要更长的时间来建立与我之间的信任。这引发了我一个心理层面上的"先有鸡还是先有蛋"的问题：在一段关系中，是情绪优先，还是信任优先？

随着时间的推进，我逐渐成了相信情绪优先的治疗师：从最初的治疗开始，治疗师就有可能与来访者在情绪上建立联系；而一个来访者能多快地接触到自己的情绪，实际上在很大程度上依赖于治疗师。当然，有些来访者需要在与治疗师建立长久的关系后，才愿意分享他们的情绪体验。但是，假设所有来访者都需要这样的长期关系，这是我个人很愿意质疑的。在开发情绪具身工作的过程中，我一直在探索多种途径，以教导治疗师如何更快地帮助他们的来访者触及情绪。我发现，除了我们在研究生课程中学到的基础知识外，还有更多种类和更丰富的情绪体验。教导治疗师如何用语言描述这些情绪，以及我们是如何在身体里感受这些情绪的，都是提升他们在帮助来访者更快找到情绪方面能力的重要因素。

本章的核心内容是探讨不同类型的情绪、我们所能体验到的更多的情绪和我们身心生理系统中的体验，以及能用来引发这些情绪的语言。这样，我们不仅能在治疗中更准确地识别自己和他人的情绪，还能在日常生活中享受到更多种更愉快的情绪体验。有研究证明，那些能准确描述出更多丰富且细致的情绪体验的人，在心理层面上更具适应性和韧性。[1,2] 在这一章里，我们会一直使用"生理状态"这一通用术语来指代大脑和身体的生理活动，当需要区分时，会分别使用"大脑生理状态"和"身体生理状态"。

更广泛的情绪定义

为了更快地列出各种情绪体验并更全面地了解它们，我们首先拓宽了对情绪的定义，包括情绪、感觉、情感、动机、驱力（比如性驱力）、态度（如积极、消极或模棱两可）以及性格特点（如乐观或悲观）。即使是在心爱的人面前感到饥饿，或在他们不在身边时感到没有食欲，也可以作为一种情绪来看待，因为这反映了外界环境对我们幸福感的影响。

研究者们根据不同目的对这些概念进行了多样的分类。比如，达马西奥把所有情绪定义为无意识的，而将感觉视为一种始终无意识的情绪的有意识体验。[3] 在关于情绪的文献中，情绪和感觉一般被看作是短暂且强烈的、与特定情境有关的体验，而心境则被认为是与具体情境无关、持续时间更长但强度较低的情绪体验。至于性格特点，如忧郁，通常被认为比心境更持久。像饥饿和性这样的驱力，通常被认为是由本能引发的行动需求。近年来，甚至依恋行为也被视作一种确保我们生存的驱力。"情感"这个词是一个更全面的术语，包括情绪、感觉和心情。我们将遵循坎达丝·珀特在她的著作《情绪分子：身心医学背后的科学》中的分类，把所有这些不同强度、不同持续时间和不同特异性的体验统称为情绪，以便更全面地探讨它们。[4]

基本情绪的探讨

如果你问别人哪些情绪是最重要的，你很可能会听到如下几种：快乐、悲伤、恐惧、愤怒、羞耻和内疚。这主要是因为从查尔斯·达尔文开始，西方对情绪的科学研究就一直非常关注这些被称为"基础"或"原初"的情绪。这些情绪被认为是跨文化的，很容易从我们的面部表情甚至声音中被识别出来。几乎所有关于基本情绪的列表都包括了这些情绪。

保罗·艾克曼以达尔文的研究为基础，最初认为存在 6 种基本情绪：快乐、悲伤、恐惧、愤怒、惊讶和厌恶。[5] 后来，他扩展了这个名单，加入了娱乐、轻蔑、满足、尴尬、兴奋、内疚、成就感、宽慰、满意、感官愉悦和羞耻，使基本情绪的数量增至 17 种。[6] 在一篇文章中，艾克曼甚至进一步提出，所有的情绪都应视为基本情绪。[7, 8] 理查德（Richard）和伯尼丝·拉扎勒斯（Bernice Lazarus）的列表则包括了 16 种情绪：审美体验、愤怒、焦虑、同情、抑郁、嫉妒、恐惧、感激、内疚、快乐、希望、嫉妒、爱、自豪、宽慰和羞耻。[9] 而艾伦·考恩（Alan Cowen）和达彻尔·凯尔特纳（Dacher Keltner）提出了更多，共有 27 种基本情绪，包括钦佩、崇拜、审美欣赏、娱乐、愤怒、焦虑、敬畏、尴尬、无聊、平静、困惑、渴望、厌恶、同情痛苦、入迷、兴奋、恐惧、恐怖、兴趣、快乐、怀旧、宽慰、浪漫、悲伤、满意、性欲和惊讶。[10]

我并不是想通过一个接一个的情绪列表让你的阅读变得乏味（这也算是一种可能的情绪体验），实际上，我甚至有意地略去了文献中的部分列表。这样做主要有两个目的：首先，我希望你能开始建立一个更广泛的情绪词汇库。迄今为止，你能在自己或他人身上识别出多少列出的情绪？而你又是如何在身体生理状态上感受到它们的？其次，我想让你意识到，这些列表可能没有涵盖你所有的情绪体验。例如，你可能特别能觉察到自己"孤独"，但在上面的情绪列表中找不到。

实际上，我们能体验到的情绪种类是非常多的。人机情绪互动网络（Human-Machine Interaction Network on Emotion，HUMAINE）提出的情绪注释和表示语言将 48 种情绪分为了 10 个不同的类别，比如消极、强烈、积极和充满活力等。[11] 在蒂凡尼·瓦特·史密斯（Tiffany Watt Smith）的书《情绪之书》（*The Book of Human Emotions: An Encyclopedia of Feeling from Anger to Wanderlust*）中，她按字母顺序罗列了不同的情绪，有些甚至在英语里没有等价的词。[12]（详情请见附录，其中包括 HUMAINE 项目和史密斯书中的情绪列表。）

为什么要详细了解这么多不同的情绪和它们的含义，而不是仅限于几种基本情绪呢？如果这个问题在你心中闪过，请记住：用精准的词汇在生理上细分这些情绪体验，不仅会让你对它们有更深入的理解，还能帮助你更方便地调节它们。制作情绪列表是一个很好的开始。当你从一个情绪转变到另一个紧密相关的情绪时，比如从悲伤变到悲痛，试着观察这两者在身体上会有如何不同的体验。

你可能会注意到，附录中列举的情绪远比我们之前接触的基本情绪列表要全面得多。一开始，人们普遍认为基本情绪是各个文化都有的共通体验，主要通过面部表情和声音来传达，但这并不意味着它们包含了我们所有的情绪体验。对于"少数基本情绪如何与我们的其他情绪体验相互关联"的问题，支持基本情绪理念的一些学者给出了这样的解释：就像几种原色能构成我们所看到的所有颜色一样，几种基本情绪也是构成我们所有情绪体验的基础成分。

心理学家普拉切克（Plutchik）设计的"情绪之轮"模型可能是该领域里最精密的一个模型，正如图 9-1 所展示的。[13]

在这个模型中，中间的同心圆包括了 8 种基本情绪：欢乐、信任、恐惧、惊讶、忧郁、反感、愤怒和期待。这 8 种基本情绪能通过不同的组合方式生成更复杂的情绪体验。在这个理论框架下，轮子外缘的词代表由两种基本情绪组合生成的次级情绪。比如，鄙视是由愤怒和反感混合而成的，这似乎非常合理。但是，将忧郁和惊讶组合为不赞成则显得不那么自然。难道愤怒不应该是不赞成的一个成分吗？这种所有复杂情绪都是由少数几种基本情绪组合而来的观点很快就显示出了局限性。

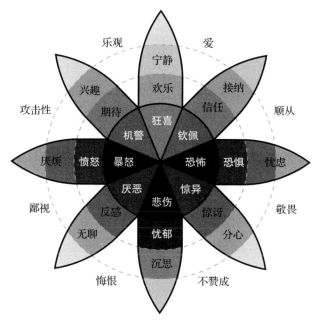

图 9-1　普拉切克的"情绪之轮"模型

　　普拉切克的模型实际上是基本情绪理论和后来的维度情绪理论的一种融合，我们将在后面进一步探讨。在模型的每一个分支里，从外围向中心移动，情绪的强度逐渐增加。例如，低强度的恐惧是忧虑，而高强度的恐惧则变为恐怖。这样的变化是沿着唤起维度进行的，这也是维度情绪理论的一个显著特点，即它用 2～3 个基本属性（如唤起程度）来定义所有的情绪体验。

情绪的维度理论

　　情绪维度理论关注的是捕捉那些能够基础性地描述和区分各种情绪体验的关键维度。以詹姆斯·罗素（James Russell）的环形模型为例，该模型在图 9-2 中以两个主要维度——唤起和情绪价值（即情绪体验是愉快还是不愉快）——来组成不同的情绪体验。在这个模型中，平静被认为是一种低唤起但愉快的情绪，正向兴奋则是高唤起且同样愉快的情绪。与此相对，疲劳和紧张是处于唤起或情绪价值维度两端的不愉快情绪。与其他采用维度方法的理论家一样，罗素把情绪价值这一维度描述为"核心情绪"，这是一种可以简单地感知为好或坏、充满活力或疲惫的神经生理状态。[14]

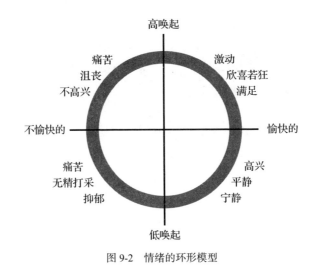

图 9-2　情绪的环形模型

情绪的构建主义理论

　　与基本情绪理论持相反观点的是构建情绪理论。基本情绪理论认为，不同的情绪体验有其特定的生理模式，这些模式是由演化过程在大脑和身体中建立的。而构建情绪理论则主张，情绪是在当前情境中构建出来的。不同类型的构建主义者重视不同的因素对情绪构建的影响。例如，社会构建主义者会忽略生物学因素，而更强调社会角色（比如"母亲"和"父亲"）以及信念（如"无神论"）在情绪构建中的作用；心理构建主义者则认为，情绪不是固定地编码在大脑或身体里的，而是由更基础的元素（如思考和身体感觉）在当下构建出来的；神经构建主义者更关注经验如何影响大脑的结构，从而参与到当下情绪的构建中。丽莎·费尔德曼·巴雷特的构建情绪理论综合了社会、心理和神经构建主义的观点，在接下来的讨论中用以对比基本情绪和构建情绪两种理论的不同。[15]

对比情绪的基本模型和构建主义模型

在基本情绪模型中，每一种情绪都被认为在大脑和身体内具有特定的生理表现，且基本情绪的数量是有限的，所有复杂的情绪体验都能通过组合几种基本情绪来解释。因此，在这一理念下，整体的情绪体验种类也是受限的。然而，在构建主义模型中，情况有所不同。每一个具体的情境首先会触发大脑基于过去经验来预测可能产生的情绪，也就是预测这一情境会如何影响个体的幸福感。之后，这一预测会根据个体在当前情境下的生理反应进行修正。大脑会从修正后的信息中提取出一些基础的生理模式或者维度，并将它们与语言中的某些概念相联系，比如"感觉像心头被一刀划过"，从而构建出具体的情绪。

构建主义模型对跨文化存在普遍的情绪体验这一观点提出了质疑，也不认为每种情绪在所有文化里都有一套独特的生理表现（无论是在大脑还是在身体的生理层面）。这并不意味着构建主义者完全排除了身体生理模式在情绪构建中的作用。实际上，他们认为大脑在构建情绪时使用的生理模式是相当基础和一般化的，正如在情绪环形模型里所展示的"唤起"和"情绪价值"等因素那样。

构建主义者主张情绪体验在不同的文化和亚文化里有所不同，主要是因为不同环境下的生理感受和用以描述这些感受的语言概念各不相同。基本情绪模型与构建主义模型最主要的不同之处在于，构建主义不对可能的情绪种类设置数量限制。由于我们对尽可能多的生理层面的具身情绪非常感兴趣，因此需要强调的是，认为情绪的产生涉及整个大脑和身体的生理状态是构建主义的观点。同样地，至少在那些认为身体在情绪体验中有作用的理论（包括基本情绪理论）里，这一理念也是适用的。

基本情绪的更广阔视角

基础的情绪（比如快乐、悲伤、恐惧、愤怒、厌恶和惊讶）是非常重要的。正如多数基本情绪理论家所指出，这些基本情绪在不同文化间都有普遍性，并且更易于通过面部和声音来表达。实际上，越是深入研究面部和声音的表达，就越能发现这些情绪的存在。众所周知，婴儿在出生后不久就有通过面部和声音来表达这些基本情绪的能力，而细心的母亲也能早早地识别出这些情绪，这意味着这些表达形式能让人们更轻易地理解我们正在体验的情绪。[16-18] 当我们询问别人他们感受到了什么时，得到的回应通常也是这些基本情绪。因此，当我们开始探讨自己或他人在某种情境下可能会有的情绪反应时，从这些更容易观察到的基本情绪入手是合情合理的。

在构建主义的视角下，那些更复杂和细腻的情绪体验被称作"特定情绪的实例"。在对所有情绪体验进行区分的过程中，我们会发现"感觉挺好"或"感觉糟糕"在所有情绪体验中都是一种基础或核心的品质，这是因为我们的大脑能比更复杂的情绪体验更快地识别和报告这种"感觉挺好"或"感觉不好"。实际上，一种好或坏的感觉在某种程度上甚至比快乐和悲伤这样的基本情绪更基础。这是因为，除非有特殊原因需要隐藏，否则人们的面部或声音表达通常可以很容易地反映出他们是感觉良好还是不适。

为什么一些基础的情绪（如悲伤）比更复杂和细致的情绪体验（如由背叛引起的绝望或心痛）更容易被触及？为何有大量研究显示，如恐惧和愤怒这样的基本情绪在大脑中有特定的区域或回路？这些基本情绪为何在面部表情或声音里有更清晰的生理反应模式？基本情绪理论给出的标准答案是，这些情绪是通过自然选择固化在我们的大脑和身体里的，作为对各种情境快速且本能的反应，给我们带来了生存上的优势。

这样的解释如何与我们在第 5 章中看到的其他证据相一致（大脑也能通过其他方式产生情绪）？例如，通过回忆过去相似情境中的情绪来预测当前情境下的情绪反应，或是将某一情境对身体的生理影响与语言概念结合。我对这一问题进行了深入思考，得出的答案相对直接：不管是通过进化形成的大脑或身体内本能的情绪回路，还是通过回忆过去的情绪或通过当前生理信息与语言概念的匹配而产生的基本情绪，它们都是对一个情境对我们幸福影响的快速评估。相较于更复杂的情绪体验，这需要更少的大脑处理资源，因为复杂情绪的生成不仅需要更多的时间，还需要更多的神经资源。

众所周知，我们的大脑能在彻底分析某个情境之前，迅速形成对其好坏或利弊的初步印象。要对这一初步印象进行确认、修正或深入了解，则需要更多的时间和神经资源。杏仁核作为边缘系统的一部分，在这种快速信息处理中扮演着关键角色。[19] 当大脑从生理反应中获取到有关情境影响的复杂信息时，它会利用这种快速处理的能力，迅速判断这个情境对我们的影响以及该如何应对。例如，一开始我们可能会迅速地认为某个情境对我们不利，从而产生恐惧或愤怒的情绪，但在更深入的思考后，我们可能会认为这些反应是不必要的。只要这个初步的情绪评价（比如快乐）没有被后续分析所推翻，所有随后的详细评估，也就是所有接下来的情绪体验，都将以快乐为基础。

我们可以把如快乐和悲伤这样的基本情绪看作一系列相似情绪体验中的共同特质或主题。这种基本情绪可以在构建更复杂的情绪之前就得出，作为一种对情境影响的快速初步反应。这既可以通过大脑或身体的本能情绪反应来实现，也可以通过回忆大脑中过去的情绪经验或快速处理当前的生理信息来实现。另外，大脑也有能力从更复杂的情绪体验中抽象出这种基本情绪，因为它具备从相似体验中提炼共同特质的能力。

为了更清晰地解释这些观点，我们可以参考乔治敦大学的杰罗德·帕洛特（Gerrod Parrott）提出的一套详尽的情绪分类体系。[20] 在这个体系中，基本情绪有 6 种，分别是爱、喜悦、惊讶、愤怒、悲伤和恐惧。帕洛特进一步将其他情绪划分为次级情绪和三级情绪，最终总共列出了 146 种不同的情绪（见表 9-1）。这个分类体系不仅有助于我们更全面地了解情绪的种类，还以一种便于理解和学习的方式对情绪进行了组织。值得注意的是，像"喜爱"这样的次级情绪也被列为三级情绪。这是因为在帕洛特的模型中，情绪的分类呈现出一种树状结构。在这里，次级情绪并不是基本情绪的简单组合，同样，三级情绪也不是次级情绪的组合。以爱为例，它就像情绪树的一条主干；而喜爱和欲望这样的次级情绪则是从爱这条主干上分出的小分支；进一步地，吸引和喜爱这样的三级情绪则是喜爱分支上的更小分支。喜爱作为次级和三级情绪出现，主要是因为喜爱可以以多种方式来体验。

当我们仔细观察与基本情绪有关的次级和三级情绪体验时，我们可以发现，基本情绪在所有这些情绪中都具有一种基础或核心品质。例如，悲伤可以看作一种从抑郁、绝望、无望、阴郁、闷闷不乐、不快乐、悲痛、哀伤、悲哀、悲惨和忧郁中可以提炼出来的共同品质，或者，在这些更复杂的情绪出现之前，它可能已经作为一种快速评估某种情境影响的基本情绪而存在。同样地，愤怒可以看作在产生狂怒、愤慨、狂暴、怒火、敌意、凶猛、苦涩、恨、厌恶、蔑视、怨恨、复仇、不喜欢和愤恨的实例中的一种共同品质，或者，它可以通过本能或历史经验，在这些情绪出现之前被认定为一种基本情绪。这些基本情绪不仅可以作为更复杂情绪的预览存在，还可能帮助大脑更高效地分析来自身体的当前信息。比如，如果喜悦是由于某种本能反应或以往经验而快速触发的，那么在解读当前身体信息和寻找描述这些信息的语言概念时，大脑可能会优先考虑与喜悦有关的模式。

表 9-1　帕洛特的情绪模型

基本情绪	次级情绪	三级情绪
爱	喜爱	崇拜、喜爱、爱、钟爱、好感、吸引、关心、温柔、同情、多愁善感
	欲望	唤起、渴望、欲望、激情、迷恋
	热望	热望
喜悦	愉快	娱乐、幸福、愉快、庆祝、欢喜、欢愉、快活、喜悦、高兴、快乐、欢呼、兴高采烈、满意、狂喜、欣喜若狂
	激情	热情、热忱、激情、兴奋、惊喜、振奋
	满足	满足、愉悦
	自豪	自豪、得意
	乐观	热切、希望、乐观

（续）

基本情绪	次级情绪	三级情绪
	着迷	着迷、极度欢喜
	宽慰	宽慰
惊讶	惊讶	惊奇、惊讶、震惊
愤怒	烦躁	烦恼、烦躁、不安、恼怒、暴躁、闷闷不乐
	恼火	恼火、挫败感
	狂怒	愤怒、狂怒、愤慨、狂暴、怒火、敌意、凶猛、苦涩、恨、厌恶、蔑视、怨恨、复仇、不喜欢、愤恨
	厌恶	厌恶、反感、鄙视
	嫉妒	嫉妒、羡慕
	折磨	折磨
	痛苦	极度痛苦、痛苦、伤害、苦恼
悲伤	悲伤	抑郁、绝望、无望、阴郁、闷闷不乐、悲伤、不快乐、悲痛、哀伤、悲哀、悲惨、忧郁
	失望	惊愕、失望、不快
	羞耻	内疚、羞耻、后悔、懊悔
	忽视	疏远、孤立、忽视、孤独、拒绝、思乡、失败、沮丧、不安、尴尬、羞辱、侮辱
	同情	怜悯、同情
恐惧	恐怖	警报、震惊、恐惧、惊吓、恐怖、恐慌、惊慌失措、歇斯底里、羞耻
	紧张	焦虑、紧张、紧绷、不安、忧虑、担忧、窘迫、恐惧

丢失的情绪：简单且复杂的感知运动情绪

我们之前讨论过，出于多种考虑，以基本情绪（比如快乐和悲伤）作为研究的起点是非常合适的。遗憾的是，恐惧和愤怒这样的基本情绪往往会受到社会的压抑，特别是因为它们容易通过面部表情和声调来传达。当然，如果我们在成长过程中有足够的支持来表达这些情绪，情况就会不同。但如果我们细心听听人们在求助时所说的话，大部分情况下，他们表达的是不想继续感到不舒服。"感觉不好"是一种情绪，因为这是一种评价，表明生活中某个情境正在负面地影响他们的幸福感，这也符合我们对"情绪"的定义。通过扩大这种情绪在身体中的分布，我们可以开始这种情绪的具身化过程。在詹姆斯·罗素的情绪维度理论中，"感觉好"和"感觉不好"是价值维度上的两个极端，但它们自身并未被列为独立的情绪。这也许就是为什么，当我们的来访者告诉我们他们在某些情境中感觉很糟糕时，我们可能会忽略这些感觉。

我们也看到了，基本情绪（如快乐和悲伤）可以被视为更细致情绪的抽象特性，这些更细致的情绪可以在基本情绪之前或之后出现。我们还了解到，基本情绪可能是对特定情境的快速初步反应，这些反应来自记忆或是本能情绪回路的触发。这些基本情绪容易通过面部和声音来表达，而且这些表达方式在全球都容易被识别。那么，关于"感觉好"或"感觉不好"呢？在一个特定的情境中，是感到好还是不好是容易判断的，这些感觉很容易在脸上或声音里表达出来，并且也容易在别人的面部和声音表达中被察觉，有时甚至比基本情绪（如悲伤和快乐）更容易察觉。它们更容易被记住，很可能也被内置在了本能的情绪大脑回路中，因为我们经常能迅速地发表像"我对这件事有好或坏的预感"这样的言论，而这往往还发生在我们将这些感觉细化为更特定的情绪之前。

因此，"感觉不好"是一种最基础的不愉快情绪，它也包括了像悲伤和恐惧这样的基本情绪。实际上，它可能是一系列不愉快情绪的核心属性，不论这些情绪是在其他各种各样不愉快的情绪之前还是之后出现的。当人们来找我们求助，以减轻他们的困扰时，他们通常会说他们"感觉不好"。在因社会的压抑而难以联结到其他情绪的情况下，我们可以从这种非常基础的"感觉不好"开始做情绪具身化的工作。我们可以向来访者确认，他们之所以来寻求帮助，是因为他们对某事感到相当不好。接着，我们可以询问他们身体的哪个部位有这种不适感，以便开始这种情绪的具身工作。

如果我们能找出让人难以忍受的不愉快情绪中的核心问题，并在身体中定位且加以扩展，我们就能培养出对所有具有这种普遍不受欢迎核心特性的不愉快情绪的耐受能力，这样，我们就能更容易地让这些情绪进入我们的觉知，并和它们和谐共处。这正是我在与一开始就无法接触到基本情绪（如悲伤或恐惧）的来访者工作时经常观察到的。将他们体内或生理状态的不适感与面部表情和发声联系起来，通常能帮助他们接触到更基础的情绪，如悲伤或恐惧。除了"感觉不好"，还有其他等效的基本情绪，比如不愉快、不舒服、痛苦、糟糕、可怕、压倒性的体验和压力等，这些都可以作为"感觉不好"情绪的替代，让一些人更容易产生共鸣。

当我们审视各种情绪清单时，很少会看到像"好"或"坏"这样简单的生理状态，但还有其他更简单或复杂的生理状态也可同样被视为情绪。例如，当所爱之人不在身边时感到空虚，在身边时则感到满足；或者感觉自我是分裂的或完整的；又或者是感到满意、不满、紧张、放松、愉悦、痛苦、虚弱、强壮、麻木或活力四射等，这都算是相对简单的生理状态。更复杂的例子可以描述为：

- 我感觉像被一辆大卡车压过。
- 她好像用刀刺入了我的心，并多次转动。
- 我的身体像一个黑洞。
- 身体像被活蛆侵蚀的腐尸。

为了平衡这些不那么愉快的描述（以确保你不会放下这本书），复杂的例子还有如下描述：

- 我的身体感觉像是我最爱的巧克力那么甜美。
- 身体像被连绵不断的水波净化。
- 我感觉稳如大山。

这类表达方式在文学作品和诗歌中经常能见到，但在临床环境里相对罕见。这或许是因为心理学领域的情绪研究一般不包括这些，同时大部分心理学方法也倾向于忽略身体和体验。

那么，我们应该如何给这种比列在清单上的情绪更加普遍和频繁出现的情绪命名呢？有什么名字能够引人注目，并能让人记住，以至于不会被遗忘呢？我们或许可以把它们叫作"身体情绪"，但实际上，所有情绪不都是与身体有关的吗？我似乎在哪里读到过，这种在心理意义上具有重要性的生理状态被称作"感知运动情绪"，但我找不到确切的出处了。这是我自己想出来的吗？我也不完全确定。然而，当我在课堂上使用这个词时，它确实吸引了学生的注意。他们开始区分它与其他类型的情绪，并给予它应有的重视。所以，我一直坚持用"感知运动情绪"这个词来描述这些情绪。

感知运动情绪有时可以作为其他复杂情绪的基础元素。比如，孤独常常被形容为一种令人难以承受的空虚感。这些情绪也能作为更广为人知的情绪（如幸福）的基础或抽象形态。例如，人们可以从愉悦或满足的状态中提炼出幸福感。此外，感知运动情绪还能与基本情绪相结合，以更精确地解释某些情绪是如何形成的。比方说，如果一个情绪可由多种其他情绪组合而成，那么通过将悲伤和能量耗失结合起来，人们就能更准确地描述绝望或无助的体验，而不仅是依赖基本情绪的组合来描述了。

如果某人在遭遇逆境时难以明确自己的情绪状态，我们可以引导他去注意一些基本的感知运动情绪，如在身体或大脑生理层面上感到不舒服、难受、痛楚、紧张、不安或不悦。有时，仅仅是让这些基本的感知运动情绪具身化，就足够解决当下出现的症状了。如果症状仍未缓解，那么如何从这些基础性的感知运动情绪转向更复杂的情绪体验呢？在深入探索之前，让我们先来了解一些关于情绪生理学的有趣的背景知识。

面部情绪系统

在情绪生理学领域，面部和喉咙的生理区域是相当独特的，它们在情绪方面有多重作用。人们主要通过面部表情和声音来传达各种情绪，比如，婴儿一出生就能用这些方式来表达基础情绪（如快乐和悲伤）以及简单的感知运动情绪（如疼痛和愉悦）。与身体其他部分相比，面部和喉咙更频繁地用于表达情绪。通过面部和声音，我们不仅能把自己的情绪传达给他人，还能获得调节这些情绪所需的帮助。实际上，单纯的情绪表达行为本身也会带来一种缓解感，甚至可能带来愉悦感。

面部和喉咙不仅是情绪体验强有力的生成器，同时也是有效的防御机制。如果你有疑虑，不妨尝试一下摆出不高兴的表情，用声音说出"我现在很高兴"，你会立即体验到一种强烈的矛盾感，那就是你的"高兴"陈述与你刚在面部和喉咙中产生的"不高兴"之间的冲突。由于我们的面部和声音能够模仿他人，这有助于我们在生理上模拟和产生他人的情绪体验。虽然身体的其他生理部分也具有类似功能，但效果远不如面部和喉咙显著。此外，情绪的面部或声音表达通常还伴随着非言语的表达，以及情绪在更多生理层面的扩展。已有研究表明，抑制面部肌肉在情绪体验中的参与会影响大脑对情绪的处理和记忆。[21]

在情绪生理学领域，专家们通常会区分面部情绪系统和内脏情绪系统。[22] 根据这一理论，面部情绪系统主要是为了把内脏情绪系统里的情绪体验表达出来。这两套系统的成功整合被认为是个人成长中的一大里程碑，而这一过程通常会得到抚养者的积极支持。如果这两套系统没有很好地整合，个体就很容易出现心理生理方面的问题。我曾经深入阅读过这个理论，并开始考虑是否能通过扩大我所定义的面部情绪系统（也包括喉咙部分）来增加人们情绪体验的范围，特别是对于那些只能感受到简单感知运动情绪（如痛苦和快乐）或者基本情绪（如高兴和难过）的人来说。我还在思考，对于那些早年有过不好经历并且情绪体验相对有限的人，面部情绪系统是否能用来解决他们的心理生理问题。

为了验证这一点，我设计了一系列干预方法，并在自己和来访者身上进行了实验。当某个来访者因为特定情境而只能感觉到简单的感知运动情绪（比如不适、痛苦或不舒服）时，我首先会帮助他在身体的生理层面上拓展这种情绪体验，这样做的目的是看看能否帮助他体验到更细致和更多样的情绪，无论是更复杂的感知运动情绪、基本情绪，还是其他与感知运动情绪相近的复杂情绪。

如果之前的干预手段没有促使来访者体验到更复杂的情绪，或者我未能帮助他们在生理方面扩展这些情绪，我会建议他们尝试用面部表情或声音来模拟这种基本情绪的表达，这个模拟对象可以是别人，也可以是他们自己。有时候，我还会引导他们实际地通过面部或声音来展现这一情绪，同时我也会模仿他们的表情或声音，以便更好地支持他们，并同时感知他们可能在经历什么。对于那些特别内向或自我抑制的人，先通过想象别人或自己用面部和声音来表达这些情绪，通常比自己立即进行表达要更不具威胁性。正是通过这样的实验，我发现仅仅通过简单地调整面部和喉咙区域情绪的生理反应，就能迅速让人们体验到更丰富多彩的情绪，并令人惊讶地快速缓解一些长期的心理生理问题。

元素综合

通过引入简单和复杂的感知运动情绪，我们不仅丰富了传统情绪列表中简单和复杂情绪的体验范围，还明确了情绪生理机制在大脑、身体，以及面部和喉咙这几个关键区域的不同表现。现在，我们将探讨如何有效地将这些元素综合起来，以便尽快触及并具身化这些情绪体验。

情绪可以首先在大脑或身体里生成，或者两者同时进行。如果没有遇到阻碍，这些情绪有可能在大脑和身体的生理系统里自由扩散开来。[23] 就像我们在第 7 章中讲到的，各种心理和生理的防御机制可能会阻碍情绪的流动。这些防御机制可能会长期存在，或者在情绪再次被触发时重新激活，导致一系列认知、情绪、行为以及心理生理上的问题。面部和喉咙作为情绪表达的主要生理区域，可以有效地作为一个桥梁，用以整合和区分源自大脑或身体的情绪体验。

当我们的情绪体验只局限于大脑时，我们可以通过面部表情或声音来将其延伸到面部和颈部。有研究证明，这种做法能够增强大脑对情绪及相关情境的处理能力，也有助于它们的区分和记忆。[24] 也就是说，面部和喉咙区域的生理状态能帮我们更好地理解、解读并区别那些源自大脑的情绪体验。这样还可能促使情绪进一步扩散到身体的其他部位，因为情绪的非语言和身体内扩展通常会伴随着声音的表达。

将情绪体验扩展到身体其他部位是至关重要的，如果情绪体验仅停留在大脑层面，那么它们可能只是在反映我们的本能反应和过去的情绪反应。如果没有根据当下身体上的生理信息来对它们进行实际检验，就可能导致不合适的认知、情绪和行为反应。因此，通过面部表情和声音来建立大脑与身体其他部分之间的联结，有助于在情绪体验中整合大脑和身体的生理状态。

此外，当身体生理状态也在影响情绪体验时，通过面部表情或声音激活面部或喉咙区域的生理状态，能帮助大脑更有效地处理来自身体的与情绪相关的信息。面部和喉咙的生理机制可以作为一个有效的桥梁，帮助我们在大脑和身体之间扩展情绪体验，反之亦然。

接下来，我们将详细探讨具身情绪体验的具体步骤。

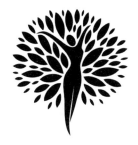

第三部分

实　　践
情绪具身的四个步骤与人际共鸣

在本书的这一部分，我们将更系统地探讨
进行情绪具身的具体步骤和细节。
这些信息不仅能帮助我们在工作中更好地
处理来访者的情绪问题，也能在一定程度上
应用于自我情绪管理。

如果你并非心理治疗师且在尝试情绪具身化时遇到困难，请务必寻求专业心理从业人员的协助。这个建议同样适用于心理治疗师，原因有两点：首先，仅凭自己来处理情绪是有局限的。每个人都会在某些时候需要别人的情绪支持，以便更好地解决自身的情绪问题，这是自然界的一种规律，与单纯依赖自身相比，有他人的支持会让情绪处理变得更简单和快速。其次，本书仅提供情绪具身化练习的基础信息，更详尽的技术性内容会在"情绪具身疗法"的专业培训课程中介绍，该培训仅对从事助人领域的专业人士开放。总之，我希望这些章节里的内容能对你们有所帮助，不论你从事哪种治疗工作，或在生活中的哪个领域，都能有效地应对复杂多变的情绪体验。

情绪具身化的过程被概念化为四个步骤：①明确情境；②体验情绪；③扩展情绪；④完成整合。需要强调的是，这四个环节并不一定要按照顺序执行。实际情况中，我们可能需要根据具体情境，在这几个步骤之间灵活切换，甚至从中间某个步骤开始。因此，更合适的方式是把这四个步骤看作情绪具身化过程中的可选组件，根据需要灵活运用，以保证整个过程能够顺利进行，而不是死板地按照一个固定的流程来操作。在接下来的四章中，我们将逐一探讨这四个步骤。

当我把情绪具身化的练习概念化为四个步骤时，我最初以为在前两个步骤上不需要赘述。我本以为对于大多数心理治疗师来说，聚焦一个情境、引发相关情绪并通过适当的支持来维持这种情绪的活跃性，应该是非常自然的，我可能需要在更具技术性的扩展和整合步骤上做详细解释。然而，出乎我意料的是，不知道出于什么原因，许多国家的治疗师都面临一个共同难题：他们很难帮助来访者先找到一个相关情境进行聚焦，然后再通过引导和支持让他们去感受并保持在这个与情境相关的情绪中。如果治疗师不持续地引用这个情境并支持对应的情绪，那么仅通过在大脑与身体层面扩展和整合生理状态来调节不愉快的情绪是不够的。因此，即使这四个步骤还没有明确地向你解释，也请你始终记住，在整个情绪具身化的过程中，前两个步骤是非常关键的。

The Practice of Embodying Emotions

第 10 章

明 确 情 境

章节概要：本章介绍了如何运用情境或语境中的关键细节来激发并持续维持一种情绪反应，以实现情绪具身化。

当我们努力解决情绪问题时，这个过程通常与特定的情境有关。因此，处理情绪时最好尽量专注于一个情境，除非参考其他情境对解决问题有帮助。如果在处理某一场景中的情绪时从记忆中触发了太多其他场景，可能会让情绪体验过于强烈而无法承受。这还可能导致情绪的消失，因为大脑需要分心去处理其他场景中的诸多认知和行为因素。对于某些人来说，大脑试图转移对无法忍受的情绪的注意力，或者在其他场景中急切寻找解决方案以结束第一个场景里的痛苦，这样的行为甚至可能成为逃避情绪的防御机制。我们将在下一章中看到，当我们在一个情境中处理一种情绪时，其他情绪叮能会迅速出现，这可能是因为当前情绪难以承受或是作为逃避痛苦的一种方式。所以，在情绪具身化工作中，通常的原则是一次只处理一个情境里的一种情绪，除非有特殊理由需要做出调整。

情绪可以被广义地视为一种评估，即特定情境或一系列情境对个人幸福的影响。一个人对情境的反应取决于他对该情境的理解，也取决于他认为采取何种应对措施是可行的。用一个例子来说，如果我的电脑包在火车站被偷了，我的情绪反应会因多种因素而有所不同，比如我是否认为我的护照也在包内，或者我是否记得当天早上已经完全备份了我电脑中的内容，还包括我是否能够通过保险及其他途径获得足够的资源来更换电脑。所以，一个人对特定情境的情绪反应是由其对该情境的认知和行为（可行的行为）共同决定的。根据巴雷特的观点，大脑会快速地基于多种认知和行为进行预测，模拟出多个可能的情绪反应，并根据以往在相似情境中的经验以及不断更新的当前情境的信息，选择一个最合适的反应。[1]值得注意的是，这一过程并不一定是有意识的，也可能是无意识的。

当来访者找到我们时，他们通常是希望从一个让他们在情绪上感到有压力的情境中解脱。为了更有效地帮助他们，我们首先需要帮助他们明确自己对这个情境的理解，并搞清楚哪些应对行为是实际上可行的。有时，通过单纯地改变认知或行为，他们的情绪困扰就有可能得到缓解，这不仅适用于与当前有关的情绪体验，也适用于和过去相关的情绪体验。比如，一个人可能因为和别人有关的内疚而感到困扰，但有时通过一个真诚的道歉，不管这件事是最近发生的还是很久以前发生的，这么做都能有效地解决这种内疚。同样，如果你明白了一个人出于和你无关的合理原因而选择离开你，那么不论这是最近的事情还是多年前的事情，这种认知都将有助于你的心理康复。

总的来说，与当前有关的情绪困扰更容易通过改变认知和行为来得到解决，相比之下，与过去有关的情绪问题解决起来要困难些。以一个涉及家暴的当下情境为例，改变认知和行为方式可以直接且有效地缓解情绪痛苦。如果能从"他因为嫉妒而打我"和"他嫉妒说明他爱我"转变为"并非每个爱你的人都会嫉妒你或对你施暴",那就是朝着正确的方向迈出了一步;同样,如果能从"我无法想象离开这段关系"转变为"我已经做好了一两天内离开的具体计划,没有回头路",这也是在这种危急情境下的一个积极的行为进展,两种转变都可以改变一个人在当前情境中的感受。

然而,即使在正在持续的情境中,一些人可能仍需要首先处理不愉快的情绪,以便进行必要的认知和行为改变。例如,当一个人打算离开被虐待的情境时,他可能需要努力管理可能涌现的恐惧。考虑到普遍人群的情绪耐受水平在日益降低,因此当困难情境持续存在时,进行情绪具身工作对大部分个体来说可能都是必要的。

请注意,家庭暴力的情况通常相当复杂。举例来说,这还涉及很多其他因素,如财务问题等,可能会阻止一个人离开虐待关系,并且,并非所有的暴力情境背后都留存着爱。我特意强调这一点,以免任何读者,尤其是那些有过家庭暴力经历的人,因为我上面给出的有限示例而产生误解。

当情绪困扰源自过去时,增强情绪体验的能力尤为关键。比如,一个人可能已经开始了新的恋情,但仍然无法忘记过去的伴侣,这种情况下就必须进行艰难的情绪工作。否则,即使在认知上(如相信现在的伴侣并不逊色于过去的伴侣)和行为上(如更多地陪伴现在的伴侣)有所改变,他也可能无法真正解决问题。这尤其会发生在过去的情绪体验无法承受的情况中,个体关闭了大脑和身体的生理功能进行应对,然而由于缺乏承受情绪体验的能力,始终未能对其进行处理。鉴于认知和行为同样依赖于身体(我们在第 6 章中有所阐述),所以,如果身体因为无法承受的情绪而处于"关闭"状态,那么改变认知和行为以解决情绪问题就会变得更加困难。

大多数情况下,当人们寻求治疗师的帮助时,他们想要缓解的各种症状(身体、能量、认知、情绪、行为或人际关系)多半是由情绪问题引发的。情绪聚焦疗法这一循证治疗模式将所有心理问题都视为情绪问题。[2]

通常情况下，某些表面上看起来像是对当前情境的反应，实际上却是由于当前的情境触发了与过去相关的情绪，这在治疗过程或与密友的反思中通常会被处理，这就是所谓的"移情反应"。

当人们在情绪上感到困扰时，他们通常能准确指出一个或多个导致这种困扰的情境，但有时候他们可能也并不清楚困扰的根源所在。这可能是因为人们的潜意识在尝试隐藏与某个特定情境（可能是现在的或过去的）之间的情绪联系，以减轻他们的困扰，这种联系对于他们身边的人来说可能更清晰。人们还可能只报告心理生理症状，并表示他们不清楚这些症状的原因。例如，有人可能报告自己一直感到抑郁，但无法确定原因。或者，在医学检查未能找到器质性原因（如过敏）之后，有人也许会将哮喘描述为一种可能的心理生理症状。也有人可能出现认知症状，比如在记忆或计划方面有明显的困难；或出现行为症状，如不再有动力早上早起继续写书（这点我可以证实），而对症状的来源一无所知。他们还可能出现身体症状，如慢性疼痛，即使在已尝试多种医学方法但都未奏效的情况下，仍然坚称这些症状与心理无关。

通常情况下，稍作询问就能找到一个现在或过去的特定情境，作为寻找症状原因的出发点。以下问题在挖掘可能与来访者的症状有关的情境方面特别有帮助。

○ 你受这种情绪或症状的困扰有多长时间了？
○ 你是何时开始意识到自己有这样的问题或症状的？
○ 在这个时间段内，你或你的亲人是否经历了什么特殊的事件？
○ 在这个时间段内，你经历了哪些重大的生活变化？
○ 在工作或生活中，你是否遇到过挫折，或者失去过一个人、一段关系或一份工作？
○ 在哪些情境下你的症状会加剧，哪些情境似乎有助于减轻你的痛苦？

在一个真实的案例中，一名患者患抑郁的原因最终被发现是最近的一次分手。他没有觉得这段关系与他的抑郁有什么关联，因为他并没有全身心地投入这段关系，而且也是他自己提出的分手。在另一个真实案例中，一名女性表示她患有哮喘，但没有相关的医学或心理诊断，最后发现这也与她一年前结束的一段感情有关。她和一个她自称是自己一生中最爱的男人分手了，因为他让她感到失望。她也并没有认为这段感情和她的哮喘有关，因为是她自己决定分手的。关于她如何通过情绪具身治疗而迅速康复的例子，可以在第2章找到。

有时候，仅仅将当前情境中的情绪反应与过去的情境联系起来，就可能带来认知上的洞察或变化，从而有效地解决问题。下面这个真实的故事就是一个极具戏剧性的例子。一个年轻女子在精神病发作时打电话给她的妈妈，说："妈妈，我现在站在一栋高楼的十六楼，窗户是开着的。我感觉自己快要崩溃了。如果你不告诉我我需要知道的事情，我就要跳下去。"

她的妈妈回应道："请你不要跳，坐下来听我说，因为接下来的信息可能会让你非常震惊。你父亲在你长大的过程中一直在邻镇有另一个家庭，而且他还有孩子。"

自弗洛伊德时代以来，我们就明白家庭的秘密能在个体的心理层面造成巨大冲击，甚至导致严重的精神疾病。所以，当这名年轻女子听到妈妈的解释后，她立刻清醒了过来，离开了窗户，并成功地治愈了她的精神疾病。

还有一个没那么戏剧化的夫妻治疗的故事。一名男士开始坚信他的妻子对他不忠，甚至考虑雇用私家侦探跟踪她。治疗师对这位男士非常了解，因为他之前单独接受过一段时间的个体治疗。治疗师觉察到，丈夫强烈的嫉妒可能是被他当前的生活压力触发的，因为他有可能要失业。治疗师提醒他，他曾多次目睹父母之间的嫉妒情绪，而失去工作的恐惧可能在某种程度上触发了它。这一点使得男士迅速从情绪的困扰中清醒过来，开始以一种不同的方式看待他和妻子当前的情况。

鉴于故事里情绪的强烈程度，我原以为这需要通过深入地处理情绪来改变认知。然而，当我从同事那里听到这个故事时，我再次意识到了认知在促成改变方面的巨大力量。

有时，仅仅通过将当前情境与过去联系起来，就能解决现在面临的问题。向来访者指出他对妻子的反应似乎与他对母亲已有的反应相似，这种觉知可能就足够改变他现在对妻子的态度了。这种洞察有时能帮助人们进入一种开始处理情绪的状态，特别是当他们对当前情境中某个人的激烈反应有所缓解时。通过认识到对妻子的反应可能与过去和母亲的经历有关，来访者可以冷静下来，并愿意处理当前不那么强烈的情绪。

通常，要找出一个深藏在来访者无意识中，但在当前情境中被触发的过去情境，或者要真正感受到当前和过去之间的联系（这是治疗性改变所必需的），就需要将情绪具身化到当前情境中。第一个例子的主人公是一名女性，她因为怀疑丈夫出轨而心生嫉妒，在具身化了嫉妒带来的痛苦后，她意识到这种嫉妒是她在几乎所有亲密关系中都常有的感觉，于是她改变了对丈夫的态度。第二个例子的主人公是一名男性，在学会容忍因女友离开而触发的死亡恐惧后，他透露他一直知道自己无法摆脱与女友分开的痛苦与他出生后不久和母亲分离的创伤有关，但他以前从未如此强烈地感受到这两件事关联的程度。

当来访者对某个特定情境感到极度不安时，如果单纯通过调整与当前情境相关的认知、情绪或行为无法解决问题，治疗师通常会寻找可能是当前应激状态触发因素的过去情境。在进行情绪具身工作时，一个常见的问题是，当面临两个可能的选择（即现在和过去）时，治疗师应该优先处理哪一个。一般来说，最好是先处理更能引发强烈情绪的那个情境，这样可以使来访者在该情境中培养更强的情绪处理能力，以便在处理另一个情境时处在更好的情绪状态中，因为后者可能是问题的根本所在。如果两种情境都能唤起情绪，就需要进一步做出区分。有时，经过多次治疗的人往往倾向于回到过去某个带有熟悉情绪体验的情境中，这甚至可能是一种对抗当前情境中痛苦的防御机制。在这类情况下，选择针对当前的状况进行工作是合理的。我一般倾向于关注现在而非过去，除非在处理现状的过程中，过去的因素和重要性变得显而易见。

如果一个人无法找到与症状相关的情境，那么他可以寻找在个人生活中引发情绪或其他压力的情境，以开启情绪具身化的工作。有些人由于心理问题而很容易出现生理症状，比如慢性疼痛等，他们往往难以找到有深刻情绪意义的情境进行处理。这也许是因为这类人对情绪的觉知能力较弱，对自身情境的心理洞见有限，并且缺乏对心理和生理之间关联的充分理解。在这些以及其他难以确定情境的情况下，我们可以了解来访者详细的成长史（包括童年和成年时期的逆境经历，以及个体在成长过程中是否得到了情绪支持），并以此信息为基础，引导来访者面对情绪上有挑战的情境。

除此之外，我们还可以通过分析来访者的梦境进行工作，因为梦境往往能有效地捕捉一个人生活中正在发生的事情。带有情绪蓄能的梦境可以作为寻找需要具身化的情绪体验中的情境，这些梦境显示了无意识在处理难以在意识层面上消化的情绪体验的能力。我曾经帮助过一名女性，她因为与母亲的关系过于紧密而无法决定是否与长期男友结婚。这位女性的梦境令她感到震惊，她在梦中多次将母亲刺死。在我和她共同参与的课堂中，我们得到了全班的支持，一起处理了她在梦中体验到的极度恐惧和其他强烈情绪。这一过程最终帮助她在几个月后做出了结婚的决定。

谈到梦境和情绪具身化，如果你从一个让人不安的梦中醒来，却记不清内容是什么，可以试试这个方法：用你的觉知去感受那份不安，并在身体里扩散开，这样就能更好地容纳它。当我这么做时，我几乎总能把梦的某些片段，甚至整个梦境，重新带回我的意识里。

如果尽了所有努力仍然无法找到与问题有关的特定情境，无论是过去的还是现在的，我们都可以用那个让来访者来找我们求助的不适感觉作为起点，让这种情绪具身化，然后再继续工作。在第 9 章里，我们讨论了各种各样的情绪，也探讨了如何从最基础的感知运动情绪层面（比如大脑和身体生理上的不适或压力感）开始，接着利用面部和喉咙特有的情绪生理反应，通过声音和面部表情来表达这些情绪，使这些简单、原始的情绪体验变得更为丰富。在有明确情境可供处理，但由于情绪发展不全或社会压抑导致情绪难以表达的情况下，这种方法同样适用。无论哪种情况，情绪具身化都有可能引发与个体痛苦相关的新情境，这些情境往往是从无意识中浮现出来的。

这里有一个例子可以阐述这两种情况。我曾经与一位正在承受巨大压力的来访者一起工作。我们意识到这种压力很可能与他最近的分手有关，所以明确了一个清晰的情境。但尝试将这个情境与压力联系起来并没有取得任何进展，因为他在心理和生理上都存在着强烈的防御机制，阻止其他相关的情绪浮现出来。在这种背景下，通过感受压力带来的不适和痛苦，并通过声音和面部表情来表达它们，不仅帮助这个人体验到了更多层次的情绪（比如悲伤和孤独），同时也更清晰地让他将压力与分手联系了起来，并且将当前的情绪与童年经历联系起来（那段经历让他难以忍受当下的分离）。这样，他就能更好地在当下处理这些过去和现在的情境。

有时候，人们会表达情绪，但找不到与之相关的具体情境。在这种情况下，可以让这些情绪具身化，然后相关的情境往往会自然浮现，这些情境可以用来维持或激发其他情绪。一旦找到了一个具体的情境，我们就可以聚焦于该情境的某个特定方面，进一步探索与之相关的特定情绪反应。这样，必要时，这些情境和它们的细节就能在我们进一步让这些情绪具身化的过程中帮助我们维持情绪的活跃程度。在以这种方式工作时，我们应根据需要，重复提及情境的细节，以保持个体情绪反应的连贯性并防止其消散。重复提及情境的细节（如"你看到你的孩子在事故后躺在血泊中"）能帮助我们维持正在处理的情绪。情境的细节也有助于我们管理情绪体验的层次和强度。如果需要降低情绪强度、减少情绪层次，我们可以减少提及情绪强烈的细节；而如果需要提高情绪的强度、增加情绪层次，我们则可以更频繁地提及这些细节。

情境的细节也能以其他方式帮助唤起情绪。它们可以为我们提供信息，让我们了解到以往我们可能是如何用认知、情绪和行为的防御机制来对抗情绪的。如果我们在过去和现在都感到愤怒，这很可能是因为我们是在用愤怒来防御脆弱的情绪。如果我们当时没有采取行动来保护自己，并且现在也无法这样做，那么现在挑战自己，以保护自己的方式采取行动，可以使我们能够接触到愤怒并具身化它，从而达到赋权的状态。如果我们试图通过限制认知来忽视某人对我们的虐待行为，比如认为"我应该受到虐待"，我们可以挑战这种认知，以便理解虐待，这样我们就可以从自责和羞耻转向愤怒，以解决这个情境。

情绪反应具有特定性，这种特定性与我们对情境某一方面的特定认识，以及我们认为在应对这一方面时哪些行为是可行的有关。因此，在处理情绪反应时，来访者在描述情境的认知和行为方面越具体，我们就越有可能协助他们锁定需要处理的特定情绪。比如，如果一个来访者因人际关系中的困扰而感到不安，想要解决这个问题，那么我们必须明确这里讨论的是个人关系还是职业关系。如果问题出在个人关系上，我们就需要进一步询问他具体在哪一段或哪几段关系中感到困扰。我们需要了解这段关系的具体信息，比如对方的名字、他维持这段关系有多长时间，以及这段关系中的哪些方面让他感到不适等。我们还需要了解一个具体的有问题的互动或事件的详细情况，这个互动或事件是这段关系中有代表性的问题，这样我们才能更准确地找到需要处理的具体情绪反应。

来访者面对这种具体、详细的询问时可能会回答："我在个人关系方面遇到了问题，目前我最困扰的是与妻子的关系。尤其是在性方面，我感到相当困扰。简而言之，我妻子在这方面的反应没有达到我的期望，这让我心烦意乱。我可以提供一个最近的例子。上个星期四，孩子们睡了以后，我产生了性冲动，想要亲近妻子。然而，当我尝试接近她时，她却推开了我的手，这让我感到非常不悦。我觉得这是个无解的问题，我放弃了，转过身去，试图让自己冷静下来睡觉。"现在，我们已经得到了一个具体的不安情境，以及一个可以处理的情绪反应。

　　我们越能让来访者描述困扰他们的情境，情境的细节越具体，他们就越有可能产生我们可以处理的情绪反应。当然，每个规则都有例外。有时候，来访者可能对无意识中的触发因素一无所知，因此表现得非常焦虑或不安。在这种情况下，尝试让他们明白这些情绪反应从何而来可能有助于控制这些极端反应。在其他情况下，正如我们所见，试图帮助来访者理解情境可能会失败，或者只能暂时减轻痛苦。在这种情况下，治疗师可能需要更深入地对出现的情绪进行具身化工作，以便改变来访者对于这个情境以及他们自身痛苦的理解。

　　在情绪具身化的治疗中，一旦明确了具体情境和相关细节，就没必要每次都详细回顾这些细节，这样可能会让人分心，因为大脑需要处理这些情境的认知和行为元素。只需使用一些关键的短语，连接情境中触动情绪的重要元素和情绪本身就足够了。例如，治疗师可以使用以下表述："当你看到他和他的新妻子在一起时，你感到痛苦""当你的老板告诉你他不再需要你时，你感到破碎""当你意识到所有出口都被封堵时，你感到恐惧"或"当你父亲打你时，你感到羞耻"。

第 11 章

体 验 情 绪

章节概要：本章介绍了多种帮助他人更好地感知并深入体验自己的情绪的方法，以便他们能实现情绪的具身化。

在实现情绪具身化的第一步中，我们认识到了特定情境的细节对于形成情绪反应的关键性。但是，仅凭情境的细节并不足以引发情绪反应。我们在日常生活中经常会遇到这样的情况，有些人虽然对所处的情境有深入的了解，但他们表示自己没有产生任何情绪上的体验。这种现象背后可能有多种原因，例如，有些人可能对情绪持有不太积极的态度，而有些人则可能不知该如何命名或表达自己的情绪体验。本章将探讨如何协助他人，帮助他们跨越这些障碍，从而更好地感知并深入体验情绪，实现情绪的具身化。

为情绪提供支持

总体上来说，那些在成长过程中得到过情绪支持的人更容易体验并向他人分享自己的情绪。研究发现，儿童所展现的情绪能力最关键的决定因素是他们父母的情绪丰富度。[1]孩子会吸收并内化他们主要照顾者对情绪的看法，并视其为自己的态度，因此，他们可能对关注和分享自己的情绪体验持有支持或不支持的态度。另外，无论个体对情绪的内在态度多么积极，如果他们身边的人对其情绪缺乏支持，那么关注和分享自己的情绪体验通常会变得很困难。所以，为了让人们自由地体验和表达情绪，周围人对情绪的支持态度与个体自身对情绪的态度同等重要。

为了帮助来访者处理情绪反应，治疗师需要深入探讨情境，引导他们注意到那些最容易激发情绪的细节，并在他们体验和表达情绪时提供必要的外部支持。情绪支持有多种不同的形式，但其中最关键的是对来访者受到所处情境的影响展现出关心，也就是说，我们要让对方知道我们真心地关心他们所面对的情境给他们带来的影响。当我们对他人的困境表现出真挚的同情和共情时，就是在传达这种关心。

同情与共情

当我们表达同情时，我们通常会说"你现在所经历的情绪压力一定很大""我无法想象你在这个情境里经历了多少痛苦""看到你这样，我心里很难受""真希望你不必承受这么多痛苦"等话语，以此表达我们对某人痛苦的关心。同情是对他人痛苦的关心和理解。

共情是更深一层的关心，即我们试图在自己身上体验到他人的痛苦。彼得·福纳吉（Peter Fonagy）是一位对依恋理论做出巨大贡献的学者，他将这种在自己身体中体验他人情绪的能力称为"具身同频"。[2]福纳吉认为，能在自己的身体中感受到孩子情绪的母亲更能有效地调节孩子的情绪。当我们与别人同在时，能够在自己身上感受到他们的情绪就是对他们情绪体验的最大支持。通过共情，我们还可以先在自己身上体验并描述他们的情绪，进而帮助他们表达自己的情绪体验，让他们真正感到被理解。在第 14 章关于人际共鸣的内容中，我们将探索所有能够在自己身上体验他人情绪的方式。

为情绪提供支持的其他方式

下面是一份实用的方法清单，列出了我们支持情绪的方式，以及每种支持方式对应的具体说法示例。

- 我们可以向人们普及情绪在我们日常生活中扮演的重要角色。

  "情绪向我们展示了各种情境是如何影响我们的幸福感的。"

- 我们可以纠正人们对情绪的一些普遍负面误解，帮助他们对情绪有更深入、更接纳的认识。

  "人们常因为听说情绪不理智而回避情绪。确实，情绪有时会导致不理智的思维（比如'没人爱我'）或者不理智的行为（比如因无法忍受被抛弃而想伤害那个抛弃自己的人），但如果我能通过具身化来增强对情绪的耐受能力，那么我在面对被抛弃时的认知和行为反应便可能是更理性的。"

  "成年人常常会告诉孩子，男孩不应该哭泣，女孩不应该生气，这其实是不准确的。他们小时候可能也是从长辈那里听到了这样的观念。实际上，不论是男孩、女孩、男性还是女性，感到悲伤和愤怒都是正常的情绪反应。"

- 我们可以肯定别人的情绪状态，它们是真实的，并且与当前情境相符。

  "面对你所经历的一切，任何人都可能会产生你现在的感受，我也不例外。"

○ 我们可以通过认真地聆听并回应他人来支持他们。

　　"我明白你现在非常悲伤。"

　　"我了解到你与孩子的关系现在让你感到很困扰。"

○ 我们可以提供第 9 章所列举的各种情绪的信息，以便他人能够体验到更多样的情绪。

　　"当大多数人谈及情绪时，他们往往只关注那些基本的、普遍存在的情绪，例如快乐和悲伤。实际上，有很多情绪因为通常不被认为是情绪而被我们忽视。你知道吗，对某个情境感到不适，其实也是一种完全合理的情绪反应。"

○ 我们可以向他人介绍一系列丰富而详尽的与情绪相关的词汇和表达，以帮助他们更准确地描述和识别自己的情绪体验。

　　"你是否感觉到羞愧，仿佛你的内心已经开始腐化？"

　　"分手给你带来的痛苦，是不是让你感觉像心里插满了玻璃碎片？"

　　"那种背叛的感觉，是不是就像有人直接刺向了你的心脏？"

○ 我们可以为他人列出一个应对某种情境时的情绪反应清单。这些情绪反应既可以来源于个人的实际经验，也可以借鉴他人的体验，包括生活中的、治疗过程中的，甚至是艺术和文学中的。

　　"当我帮助那些早年遭受丧失的人时，我常常能感受到他们的震惊、伤心、悲伤、哀痛、绝望、认命和愤怒。我也在处理自己的丧失时深切地体验到过这些情绪。"

○ 我们可以通过镜映他人的言辞、声调、面部和身体的表达，来更好地理解、共鸣、支持并调节他们的情绪状态。

　　"听着你叙述你的经历，模仿你的面部和身体语言，我深深地感受到了那份沉痛的哀伤。"

○ 我们可以向他人展示自己的脆弱情绪，这会让他们在表达情绪时感觉更安全。

　　"我有时也会感到羞耻。有时候，我甚至觉得自己是世界上最没有价值的人。"

"看到你这么痛苦，我的心都快要流泪了。"

○ 我们可以教他人如何管理压倒性的情绪体验，以便他们下次走进这些情绪时更安全。可以利用第 13 章中关于管理极端情绪状态部分所描述的所有技巧。

"请睁开你的眼睛并重新定位到当前。"

○ 我们可以向他人展示情绪有多种表达方式，无论是通过言语、语调、面部表情、身体姿态、手势，还是其他身体动作。我们一生中都在从周围的人那里学习如何更好地表达自己的情绪。

○ 我们可以教导人们，在整个人生中，从他人那里获得情绪支持是多么重要以及如何有效地获得这种支持。

○ 我们可以按照第 14 章所述的方法，通过人际共鸣帮助他人理解并调整他们的情绪。

○ 我们可以向他人展示如何利用认知和行为方法来管理自己的情绪体验。

"你有没有留意到当你从不同角度看待这个情境时，情绪体验会发生什么变化？"

"当你考虑采取不同的应对策略时，你的情绪反应有变化吗？"

○ 我们可以告诉他人具身情绪的诸多益处。

"把情绪体验扩展到身体的各个部分，不仅有助于我们更好地调节情绪，使其更易于承受，还能优化我们在特定情境中的认知和行为。"

○ 我们可以教他人如何应对并调整自己对情绪的生理和能量反应，正如第 12 章中所提到的各种方法。

处理与不愉快情绪相关的固有防御机制

正如弗洛伊德在描述他的"快乐原则"时所提到的，人们天生就倾向于避免痛苦并追求快乐。不愉快的情绪体验在本质上是痛苦的，因为它们源于生理上的应激和失调。这些不愉快的情绪体验对个体的健康、幸福和生存是不利的，因此，我们都具有一种内在的心理生理倾向，以避免这些不愉快的体验。我们用"心理生理"这个词是因为这种倾向既包含生理成分，也包含心理成分。只是明白这一点并不意味着我们能消除这种固有的倾向，因为它是贯穿于我们一生的一种天性。我们需要做的是接受这一事实，并在必要时绕过它来处理痛苦的情绪体验。

这种避免痛苦的固有倾向与生俱来，如影随形般地贯穿了我们生活的每时每刻。当我从噩梦中醒来时，梦的内容通常已经从我的意识中消失了，只留下相关的不愉快的情绪体验。我会起床，查看手机里的邮件，浏览最近的新闻，这些行为都是为了压抑我系统内残存的不愉快情绪，并将梦的内容深埋于潜意识。但有时我又会想起来，增强对不愉快情绪的承受能力能够让我的认知和行为更加明确，于是，我会带有一些勉强地将注意力转向这种不愉快的体验，去接纳它、具身化它，让那些被遗忘的片段重新浮现在意识中。

情绪往往预测了某种情境对我们幸福的影响，而不仅是对实际结果的评估，但不管是哪种，它们都为我们的幸福和生存提供了宝贵的信息。对于不愉快情绪的预测和实际体验，都是我们为了提高当下及未来的幸福和生存机会而需要学习的重要信息。我们已经发现，当情绪更加具身化时，它们能帮助我们更好地调节自己，并改善我们在特定情境中的认知和行为。这不仅增强了我们当前应对情境的能力，也为我们将来在不同情境中遇到相同的情绪时提供了帮助。因此，一般而言，情绪（特别是不愉快的情绪）对我们的幸福和生存有着重要的适应性价值。

来访者通常因为他们感到痛苦而寻求我们的帮助，期望能结束这种痛苦。大部分的来访者都认为，深入体验这种痛苦并将其具身化是没有意义的，这与他们对痛苦固有的抵抗相违背。除非我们告诉来访者将不愉快的情绪具身化所带来的巨大益处，否则他们不会明白为何需要去克服这种对各种痛苦的本能抵触。

有时候，我们能通过仅涉及少量痛苦的认知和行为调整就减轻来访者的痛苦。我们知道这是可行的，因为在第 6 章中，我们学习到认知、情绪和行为是单一生活体验中密不可分甚至是交织在一起的几个方面，因此，我们完全有可能通过调整其中一个因素来影响其他两个因素。有时，我们还能通过调节来访者的大脑和身体生理状态、使用药物或参与体感练习来帮助他们减轻痛苦。

当来访者的痛苦通过生理、认知和行为策略难以缓解，或者需要很长时间才能见效时，这便是一个恰当的时机，可以向他们介绍情绪具身的概念及其短期和长期的益处。也可以借机向他们解释我们每个人对不愉快的体验都有一种固有的抵抗，以及我们为何需要克服这种抵抗，以更加开放地具身化困难的情绪，因为这样做不仅能有效地解决当前的症状，还能使我们在未来的情境中对这些情绪更具有韧性。人们越是经常这样做，未来克服对痛苦的固有抵抗、具身化不愉快的情绪就会越容易。

对于来访者和治疗师来说，让他们了解所有人对痛苦的固有抵抗和面对及处理不愉快情绪的必要性是帮助他们具身化不愉快情绪的关键，甚至可以说是最重要的一步。这也有助于治疗师克服自己的固有倾向，从而更好地帮助他们的来访者处理这些情绪。

对情绪的心理防御机制

情绪，特别是不愉快的情绪，可能会让人感到痛苦。我们通常都不愿意去体验这种痛苦，也不希望我们所关心的人去体验它。在人际关系中，为了避免感到内疚或羞愧，或为了维护一种看似比实际关系更和谐的印象，我们可能会尽量不去深入觉知我们对对方可能产生的负面影响。有时，人们甚至对愉悦的情绪也感到难以接受，这可能是因为家庭或社会对于骄傲、喜悦、爱和性等情绪的体验及表达有所压抑。

　　自心理学诞生之日起，它就在探索并分类我们为了避免难以忍受或不被接受的体验而采用的各种方法和防御手段，这不仅涉及情绪，还涉及认知和行为。我们必须牢记，所有的心理防御都是应对机制，用于避免难以承受或不被接受的体验。即使我们不再需要它们，我们也可能会出于习惯继续使用它们。为了更好地帮助他人接触并具身情绪，我们需要学会识别心理防御，为来访者做解释和心理教育，并针对其中一些更常见的防御进行工作。

　　以下是关于情绪的常见心理防御机制，以及每种防御机制是如何工作的解释。

　　压抑：当我们压抑情绪时，我们甚至在一开始就阻止它们进入我们的意识觉知中，这些情绪会被无意识地排除在觉知之外。例如，如果你不能回忆起自己曾经对母亲生过气，那就是压抑的明确表现。

　　抑制：当我们抑制情绪时，我们有意识地尝试将它们从我们的意识中推开。一旦某人回忆起曾经对母亲生气的情况，就会有意识地尝试不去想它，或以其他方式忘记它，比如想其他事情，这就是抑制的一个例子。

　　否认：设想有人在提及他的母亲时，无论是语调、面部表情还是身体语言都显示出愤怒，但如果你询问此人是否感到愤怒，他却否认，这便是否认这种心理应对机制的实例。请注意，仅仅因为另一个人可以看到我生气的迹象，并不意味着我自己意识到了，我可以因为没有意识到而否认它，或者即使我意识到了，我也可以因为不想关注它或表达它而否认它，因为我觉得承认它对我来说是不安全的。

　　转移：我们对老板心生愤怒，回到家后却把这份愤怒发泄在配偶身上，这便是转移这种心理防御机制的典型示例。

　　投射：当一个人描述一个恐怖的经历时，他却只在听者的面部表情中感受到那份恐惧，这便是投射这种心理防御机制的示例。

反向形成：你对某人生气，却强迫自己表现得友好，这就是反向形成的例子。当一个人失去心爱之人后，一直感到愤怒而不觉得有爱，或者一直感到有爱而不觉得愤怒，这些也是反向形成的典型表现。

升华：某人经常选择锻炼来释放工作中对上司的不满，这便是升华的体现。某人沉浸于工作，以此来逃避因缺乏有意义的人际关系而产生的生活空虚，这也是升华的一个例子。在升华的过程中，人们所采取的行动既不对自己造成伤害，也不会伤害他人，这是一种避免体验不良情绪的机制。

合理化：当你对某人心生好感但被对方拒绝时，为了逃避这种被拒绝的痛苦，你用逻辑说服自己其实并不是真的那么被他吸引，这就是合理化的一个例子。

理智化：理智化是指人们更多地关注对某个情境的思考，而不是他们对此的感受。例如，人们专注于对那些拒绝他们的人进行心理分析，以避免感受到被拒绝带来的情绪，这个例子展示了人们如何在同一情境中使用多种防御机制来回避不愉快的情绪。人们说服自己，认为拒绝他们的人有问题，从而得出自己没有问题的逻辑，进而避免因被拒绝而产生羞愧或自我怀疑，这便是合理化的体现。也因为他们过分专注于分析对方，而没有关注自己因被拒绝而产生的情绪，他们同时也在使用理智化的策略。

间隔化：当人们在特定情境中对一部分人表示同情，而对其他人缺乏同情时，他们实际上是在采用间隔化的策略。他们可能在利用某种逻辑来合理化自己不对其他群体表示同情的行为。奴隶主为了不对奴隶产生同情，会合理化地认为奴隶并不是真正的人类。人们会屏蔽工作中自己遇到的事情带来的感受，但允许自己在家中遇到事情带来的感受；或者人们允许自己对某种情境中的一个人产生感受，但对同一情境中的另一个人不产生感受，例如，一个孩子对虐待他的父亲感到愤怒，但对在场却未能保护他的母亲则没有这种感觉，因为他合理化了母亲出于恐惧而没有介入这一情况。

转化：指令人不适的感受被转化为如疼痛这样的身体症状。身体的转化症状可能模拟严重的医疗症状，例如瘫痪。心理生理症状是指当一个人无法处理如情绪等心理体验时出现的身体症状，但当心理生理症状出现时，个体并不总是为了逃避困难的情绪。有时，仅仅是因为一个人的生理机制无法应对情境中的整体压力，就足以导致心理生理症状的产生。此外，如第 7 章所述，人们为应对某情境中的不愉快或不被接受的情绪而采取的生理和能量防御，也可能导致心理生理症状的产生。例如，为了避免感受到对施暴的父亲产生的愤怒，一个孩子会经常性地紧缩和呼吸相关的肌肉，这可能引发严重的呼吸问题，而常规的医学治疗对此也无济于事，这正是我自己童年的经历。

转化防御这一概念也适用于用一种情绪来防御另一种更难承受或不被接受的情绪的情境。更难承受或不被接受的情绪的能量也会流入这种防御性的情绪中。例如，用愤怒来掩盖如受伤和羞耻这样的脆弱情绪。特别是对于女性来说，她们可能会选择表现出悲伤而非愤怒，这也是情绪转化作为一种防御机制的例子。由于一种情绪被另一种所替代，这种策略也可以称作替代防御。转化或替代和转移的主要区别在于：在转移中，原本针对某人的情绪被转向了另一人；而在情绪转化或替代中，某种情绪在同一人内被改变为另一种情绪。转化也可能是从感受某种情绪到表达它，如一个人在悲伤或愤怒时用哭泣来寻求宣泄。某种情绪背后的能量被转化为与其对立的情绪（如恨转化为爱）也是所谓的反向形成的例子。

退行：设想一个成年人在童年时期曾遭受过严重的遗弃，但他并未真正面对过这段经历，也没有与之和解。每当他遭遇丧失时，与此次丧失相关的情绪都会变得难以承受。童年未曾处理的丧失情绪被触发，使得此人回到了孩童自我的状态，而此时，他便更难以应对成年时期的丧失情绪了。在这种状态下，他可能会选择哭泣或蜷缩自己来寻求慰藉，正如一个经历创伤后通过吸吮拇指来寻求慰藉的孩子。这种应对难以承受或不被接受的情绪的方式被称为退行防御。

偏移：这是格式塔疗法中一个不太为人所知的防御策略。人们通过幽默、泛化、理论化、辩论、提出问题等方式来与自己的情绪保持距离，这被称为偏移。

融合：这也是格式塔疗法中的一个概念。融合是指孩子认同父母的情绪状态，并且为了避免冲突和不愉快，他们无法区分自己的情绪和父母的情绪。他们在成年后，也可能因为害怕冲突和不愉快，而无法真正感受并区分自己与伴侣的情绪，就像在伴侣治疗中那样。

解离：解离是用于应对压倒性情绪体验的防御机制。在精神病学中，已经识别出三种类型的解离。[3] 在初级解离中，为了管理可能触发的压倒性情绪反应，创伤的认知元素（如创伤的视觉元素）被从觉知中过筛出去，例如童年性虐待的视觉记忆被压抑。次级解离则是将觉知与创伤引起的难以承受的情绪断连，例如某人在遭受性虐待时可能会感到麻木或体验到灵魂出窍。为了管理困难的体验，次级解离常常受到应对压力时体内分泌的化学物质（如阿片类物质）的调控，使人在受伤时产生一种似乎与现实不符的愉悦感。在三级解离中，创伤经历会被间隔出去，如在解离性身份障碍（以前被称为多重人格障碍）中，某些间隔出去的身份会承载创伤的认知、情绪和行为记忆，而其他部分则可能对此毫不知情，或者知道但不受其影响。

各种应对不愉快或难以接受的情绪的心理防御机制并不是孤立且严格分类的，一个或多个防御策略可能被用来辅助其他策略。例如，为了压抑某种情绪体验，人们可能会使用升华、偏移、合理化或理智化等多种防御机制。合理化是使用逻辑来防御情绪的策略，它可以被看作理智化的一个特例，即使用个人的智力来与情绪保持距离。解离性身份障碍中的三级解离涉及经验的间隔化。同时，面对巨大的、难以忍受的痛苦，人们可能会在同一情境中采用多种防御策略。例如，一个人在面对困境时可能同时采用理智化和投射，他可能会认为在疾病大流行期间，没理由每个人都对死亡产生存在性恐惧，但他能够理解为什么有些人可能难以摆脱这种情绪。

处理对抗情绪的心理防御

除了针对情绪的心理防御外，人们还使用生理和能量上的防御来对抗情绪。下一章将详细讨论对抗情绪的生理防御及如何应对它们，这是情绪具身过程的下一个阶段——扩展。现在，我们需要明确心理、生理和能量防御之间的某些核心联系。

生理和能量防御往往是所谓的心理防御的支持机制。例如，次级解离中的麻木或灵魂出窍感受往往是由生理反应中的生物化学物质激增引起的。对于简单的生理防御，如为了减轻不愉快情绪的强度而屏住呼吸，只需意识到它并不再这样做即可。但出于种种原因，处理更复杂的生理防御就更具挑战性，比如肌肉紧缩。仅仅认识到这些防御机制并希望改变它们往往不足以产生实质性的变化，它们可能需要更多主动的干预，如伸展、自我触摸、治疗师的触摸、瑜伽、身体工作、能量工作，甚至药物来改变。相较于如否认和转移这样的心理防御机制，生理防御往往都处于潜意识层面，不像心理防御更容易通过来访者的行为观察到。

我们需要明白，在处理情绪前，我们有时可能首先要从复杂的生理和能量防御机制入手，让它们有所松动，因为强大的生理和能量防御会使心理防御很难解除，很难触及情绪。这意味着，在情绪具身过程中，我们可能需要先处理第三步（扩展），或与第二步（情绪）同时进行。处理更复杂的生理防御以在大脑和身体中进一步扩展情绪体验，是"扩展"这一步骤的内容，也是第 12 章的核心主题。

处理心理和生理防御的方法有很多，但是，最有效的方式是为来访者提供必要的情绪支持，帮助他们接触并调节自己的情绪体验，这样他们就不需要再进行防御。在为来访者提供上述所提及的各种必要的情绪支持的同时，我们还可以指出并处理在此过程中出现的特定的心理和生理防御，向来访者解释这些防御如何发挥作用，保护其免受伤害，同时持续地关注、支持并调节触发这些防御的脆弱点。这样可以使来访者逐步认识到他们的防御机制，甚至在独自面对时也能看穿它们。不同的治疗方法在处理心理防御时有各自的方式，其中一些方法相对复杂，而关于如何采用这些复杂策略来处理心理防御的专业内容，已超出本书的讨论范围。

简单的自我探询法：自助指南

对于那些非心理健康专业人士的读者，目前为止介绍的如何识别特定情境并妥善处理情绪的内容或许显得过于理论化。因此，以下是一些你可以自我探询的问题，以帮助自己识别情境并支持情绪。

- 我是何时开始受这些症状困扰的？
- 那个时候，我的个人生活和职业生活中都发生了哪些事？
- 那段时间发生了哪些重大的变化？我是否搬家或换工作了？我是否失去了一段关系或开始了新的关系？工作上或家里的压力有没有增加？
- 当我回想那些情境时，我在大脑或身体中留意到了什么反应？
- 哪个情境似乎引发了我更多的反应？
- 该情境中的哪个方面或细节带来了更多的情绪蓄能？
- 我有什么感觉？
- 当我想到这个情境时，我是否感到更加压力重重？
- 当我想到这个情境时，我感觉很糟糕或很难受吗？
- 我能否将这种不适的感觉识别为更具体的情绪？比如，是悲伤还是恐惧？
- 如果我感到愤怒，这是否是我对不愉快、不舒服或令人沮丧的情境的典型反应？如果是，我可能是在哪些方面感到糟糕或脆弱，而我的愤怒可能掩盖了这些感觉？
- 当我感觉糟糕时，我会找谁寻求情绪支持？
- 当我想象他们以关心的态度在我身边时，会发生什么？
- 当我想象我正在向他们表达我现在的感受时，会发生什么？这是否有助于我与情绪待在一起，或是更深入地体验它？在想象中，他们的支持是否让我更容易承受这种情绪？

○ 如果我无法体验到具体的情绪，我还能做些什么？

○ 当我想象另一个人通过面部表情或发声来表达我对这个情境的糟糕感受时，会发生什么？

○ 当我尝试通过面部表情或声音来表达这种糟糕的、可怕的感受或这种痛苦时，会发生什么变化？在我的想象中会发生什么？当我真正去做的时候会发生什么？

结论

如果在第一步（处理情境）和第二步（处理情绪）后得到了一个可以进一步探讨的情绪，那么我们可以进入下一阶段，即尽量将这种情绪体验扩展到大脑和身体的各个部分。如果我们没有达到预期效果，那么我们可以考虑一下，是不是因为选定的情境不够相关，情绪上不够蓄能、不够具体，然后尝试去改进这些方面。我们还可以思考，是不是需要更多的情绪支持、在固有心理防御机制方面做更多的工作，才能达到预期的效果。

当然，还有其他可能性。比如，对情绪的生理防御太过强大，导致情绪无法流露出来。在这种情况下，可能需要在处理情绪之前或在同时先处理这些生理防御，以便让大脑和身体得到扩展。

另一个可能性是，个体的情绪发展存在严重的缺陷，限制了他们产生、区分、识别或表达情绪体验的能力。首先，治疗师可以帮助个体了解在这个情境中可能有哪些不同类型的情绪，尤其是简单的基础感知运动情绪，比如感到糟糕或不舒服。然后，让个体在大脑和身体的生理层面上，想象自己或者别人通过声音和面部表情来表达这种不适或不舒服的情绪。如有需要，可以让个体发出声音或做出面部表情。接着，尽可能地将感到困扰或痛苦的情绪具身化到大脑和身体中。最后，镜映个体的表达，与他们的体验产生共鸣，并从中找出一些简单、基本、普遍的情绪（如恐惧或悲伤），然后继续深入。

这种方法通常是有效的。首先，当来访者找我们寻求帮助时，往往是因为他们正在受苦，并且至少能在大脑或身体生理层面识别出"糟糕"的感受。其次，用声音和面部表情来传达简单的基础感知运动情绪通常能有效地让人们区分出各种基本情绪。这是因为在情绪体验中，面部和喉咙的生理反应起着多种作用，正如前文所示。

在第 10 章中，我们探讨了如何处理情境的细节以引发相关的情绪。在本章中，我们探讨了如何以不同方式支持来访者的情绪，以及如何利用他们固有的心理防御来帮助他们接触到自己的情绪。在下一章中，我们将探讨如何处理针对情绪的生理和能量防御，以扩展和调节大脑与身体，尽可能地扩展情绪体验。在之后的章节中，我们将讨论如何在扩展过程中管理情感体验的强度，以及如何借增强的情绪体验能力来加速缓解症状。

The Practice of Embodying Emotions

第 12 章

扩 展 情 绪

章节概要：本章阐述了如何通过多种方式来扩展身体的不同部位，以便将情绪体验全面地扩展至身体各处，从而让人能更长时间地承受这些情绪。

在第 7 章里，我们探讨了大脑和身体如何形成防御机制，以抵御压倒性的情绪体验，以及这些机制如何阻碍我们接触和处理未解决的情绪体验。第 8 章则讲述了如何通过解除这些针对情绪的生理防御，将情绪体验拓展到更广泛的生理范围，进而提高我们承受、面对和处理复杂情绪体验的能力。在第 6 章中，我们了解到，通过扩展与情绪体验有关的生理机制以增强与情绪共处的能力，不仅可以改善情绪反应，还能提升认知和行为表现。

如前文所述，我们使用"扩展生理机制"这一短语来表示"解除针对情绪的防御，以便让更多的生理机制参与到情绪体验中"。在扩展一种不愉快情绪的尝试中，最理想的情况是能够减轻体验这种不愉快情绪的困难。在情绪具身疗法的专业培训课程中，我们运用了生理调节和能量调节的模型，以及一系列不同的策略和工具，来优化扩展的过程，以最大程度地降低体验不愉快情绪时所伴随的压力、失调和不适。由于篇幅有限，本书无法全面深入地讨论所有的调节模式和扩展过程中使用的策略与工具。在本章中，我们会介绍一些简单、基本但有效的策略和工具，用来解除大脑和身体生理上的防御机制，从而优化扩展的过程，读者们可以立即将这些方法用在自己或来访者具身情绪的练习中。

通用的扩展策略

依据第 5 章的介绍，我们明白，情绪体验，尤其是压倒性的情绪体验，有可能牵涉到整个大脑和身体的生理状态。在这种情况下，如果情绪体验只在大脑和身体的某个特定部位发生，那就意味着生理的防御机制正在限制其他部位全面参与到这一情绪中。当某一部位有情绪出现时，我们可以考虑使用"特定部位扩展"的策略，将情绪体验扩展到紧邻的部位；也可以使用"跨部位扩展"的策略，将情绪体验扩大到其他部位。这两种策略都是在生理层面进行情绪扩展的常用策略。

身体的部位划分与生理层面

实施"特定部位扩展"和"跨部位扩展"的策略需要一个简单的框架，我们可以简单地把大脑和身体分成几个主要部位：头部、颈部、手臂、胸腔（从肩膀到膈肌）、腹腔和盆腔（从膈肌到盆底）、腿部。还可以简单地在生理层面上划分出三层，最外面一层包括皮肤、筋膜、肌肉、膜、骨头、韧带和肌腱，其中肌肉是这一层最活跃的部分，受躯体神经系统的调控；中间一层主要包括器官、腺体和血管，由自主神经系统控制；最里面的一层则主要是大脑和脊髓中枢神经系统部位，以及外周的躯体和自主神经系统。

简单的扩展工具

我们可以用多种工具来处理生理和能量防御，从而在特定部位或者跨部位地扩展情绪体验。觉知、意愿、视觉想象、对大脑与身体生理感觉的详细追踪、动作、呼吸、自我触摸、治疗师的想象性触摸、治疗师的实际触摸、身体工作和能量工作都是可行的选项。本章将重点讨论一些简单易用的工具，如觉知、意愿和自我触摸，这些工具不仅适用于自助，也可以助人。我希望那些在治疗过程中需要接触来访者的治疗师能将这里所述的自我触摸技巧运用到与来访者的治疗性触摸中。

尽管"细致追踪身体感觉"是一种在当今心理学界广泛应用的有效循证工具，但本书并不推荐使用。原因是这个方法操作起来比较复杂，而且在我们尝试提高对复杂情绪体验的耐受度时，它可能会中和或调节这些情绪。如果你对这个主题感兴趣，可以参阅我的论文《如何在追踪身体感觉时避免破坏情绪》。[1]运动和呼吸虽然是有效的扩展工具，但也出于同样的原因未在本章进行讨论。如果你在实操中使用呼吸、运动和细致追踪身体感觉等工具，请确保在用它们来具身情绪时不会消减情绪。

意愿：意愿在使用工具时起着关键作用。比如，当我们使用"觉知"或"自我触摸"时，使用这些工具的意愿决定了最终的结果。通常，使用一种工具可以出于以下一种或多种意愿。

○ 工具可以用于简单地平复、舒缓、中和和调节一个特定部位的生理防御以及这种防御正在抵抗的情绪体验。

○ 它可以用于解除一个特定部位的防御，以揭示防御之下的情绪体验。

○ 它可以用于支持一个特定部位的不愉快体验，使其更易于承受。

○ 它也可以用于支持该特定部位的愉快体验，使其更持久和令人享受。

每当我们使用工具时，不管是有意还是无意，总会有一个意愿。因此，有意识地让这个目标明确是非常关键的，这样才不会与我们想要的结果相冲突。比如，当我们邀请一位来访者通过自我触摸来解除某个部位的防御，以便揭示其所保护的脆弱之处时，如果没有阐明这一意愿，那么来访者很可能只是用自我触摸来舒缓该部位的不适，结果可能消除了防御，也消除了防御之下的弱点。意愿不仅可以决定工具使用的效果，还可以直接用于扩展情绪体验。例如，我们可能会用自我触摸来解除某个部位的生理防御，同时伴随着一句陈述，如"把手放在胸口紧缩的部位，让它放松下来，看看这种紧缩的背后隐藏着什么"。或者，我们也可以在局部或跨部位地扩展情绪体验，伴随着陈述，如"当你在胸部体验到恐惧时，请尝试将恐惧扩展到整个胸部或扩展到腹部"。

觉知：在使用觉知这一工具时，总是伴有一个意愿。当我们正念地去关注某种体验时，我们是在用觉知去关注这种体验，伴随着接受这种体验并尽量少做反应的意愿。觉知以不同的方式起作用，当我们将觉知引向身体的某个部位时，如果该部位处于失调状态，则大脑会动员更多的神经资源来收集该部位情况的信息，并向大脑和身体的不同位置发送命令，以对失调部位做出调节。此外，当我们将觉知引向一个部位时，该部位的能量往往会增加，根据能量心理学的第一原则，能量跟随觉知，体验跟随能量，我们也增加了在那个部位产生体验的可能性。

能量心理学的第二原则是，当身体中的两个部位通过觉知、自我触摸、治疗师的触摸或针等工具连接时，这两个部位在能量上也会相互联结。这一原则在我们完成跨部位情绪体验的扩展时会派上用场。因为体验跟随能量，所以当这些部位在能量上联结时，我们就可以预期情绪体验会从一个部位扩展到另一个部位。当我们用觉知工作，以将体验从身体的一个部位扩展到另一个部位时，我们可以同时将两个部位保持在我们的觉知之中，或者在两个部位之间来回切换。

这两个关于能量的原则，即觉知、能量和体验之间的联系，是容易验证的。在继续阅读之前，不妨立即尝试一下。比如，如果你发现自己胸口处有一种强烈的情绪，可以把一只手放在胸口，另一只手放在腹部，意图让这两个区域在能量和情绪上相互联结。你可以用你的觉知在胸口和腹部之间来回切换，也可以同时将它们保持在觉知中。你在情绪体验上留意到了哪些变化？胸口的情绪强度有没有减轻？你有没有注意到，最初只在胸口感受到的情绪特质现在也出现在了腹部？现在这种情绪体验是不是更容易承受了？

自我触摸：我们大脑和身体的不同部位（比如大脑和心脏）会产生生物电和生物磁能量场。这些信息能量场不局限在产生它们的系统内，它们可以整合成更大、作用范围更广的能量场，甚至超越皮肤的界限。除了神经系统外，这些信息能量场是我们大脑和身体生理机能的另一套调节系统。它们不仅可以调节我们自己的大脑和身体，还可以调节与之互动的其他人的大脑和身体。我们的手是这些生物电和生物磁场的有效传导者，这也科学地解释了为什么治疗师在身体疗法和能量疗法中运用触摸会如此有效。[2]我们将在第 14 章关于人际共鸣的部分更深入地探讨这个话题。

我们可以用一只或两只手在大脑和身体的各个部位进行自我触摸，根据不同的意愿来辅助具身情绪过程。自我触摸可以在第二步用来支持我们的情绪，在第三步用来扩展情绪，或者在第四步用来促进情绪的整合。一般来说，由于涉及来访者和咨询师两个系统的资源，所以相比之下，治疗师的触摸预计会比自我触摸更有效。然而，自我触摸有不少优点，不仅适用于家庭自助，而且在多种治疗方法中，对于不同文化、性别，甚至对于不愿被触摸的来访者和触摸别人有困难的治疗师来说，都具有很高的灵活性，此外，掌握它也十分简单。正因为这些优势，自我触摸在情绪具身工作中已被证实是一种非常有效的手段。后文中，我还将展示多个自我触摸的实际应用案例。

局部扩展的简单策略

在我们深入探讨如何针对大脑和身体的各个部位制定情绪局部扩展的策略之前，不妨先以心脏为例，探讨一下如何用简单的方式在各部位扩展情绪。把情绪体验扩展到它已经存在的相邻部位是有意义的，情绪在某部位的出现，有可能是因为那里有充分的资源来支撑情绪的体验，也有可能是因为该部位的防御机制未能完全隔离情绪。

在我们的情绪体验受到困扰的部位，我们的觉知也常常会变得失去功能。我们要么会尝试对这个部位减少关注，要么会把觉知集中于此，希望这样可以让情绪体验消退。这就减少了我们用更有效的觉知策略所能提供的支持。根据能量心理学的第一原则，当我们将觉知集中于一个部位时，该部位的能量往往会增加。而随着能量的增加，情绪体验的能量会更高，或者对此的防御会更强，又或者两者同时发生。这反过来很可能会增加该部位的应激和失调水平，导致情绪体验比之前更加难以承受。患有慢性疼痛的人就是这种动态变化的受害者，他们无法不去在意疼痛，但是关注疼痛越多，疼痛就越剧烈，直到如麻木这样的生理防御机制介入为他们带来一些舒缓。

为了在进行局部情绪扩展的部位避开这样的动态变化，我们可以向来访者提出以下建议："当你在心脏部位体验到悲伤时，试着允许你的觉知超越心脏，扩展到整个胸腔，让胸腔内的其他部位（如肺部）也能随你的悲伤在生理和情绪上同步扩展，这有助于缓解心脏部位在生理和情绪上的不适。"

在这里，我们带着意愿使用觉知这个工具，希望它能够帮我们促成情绪的局部扩展，从心脏到胸腔，充满整个膈肌与肩膀之间的部位。由于很多人在使用觉知这个工具时会遇到困难，而且当防御机制特别强时，单凭觉知往往不够有效，因此我们可以额外加入自我触摸这一工具。比如，我们可以这样建议："把手放在你的心脏附近，这样可以帮助它在生理和情绪层面进行扩展，让悲伤的体验从心脏部位蔓延到周边，这样它就更易于承受了。"

我们也可以利用能量心理学的第二原则，即能量倾向于以某种方式在相连的两个区域之间流动。我们可以这样建议："请把一只手放在心脏部位，另一只手放在肺部区域，目标是让这两个区域在生理和情绪层面上都能扩张并建立联结。请观察一下，你的悲伤是否在心脏部位扩展开了，是否从心脏扩展到了肺部。同时，在某一时刻，也请观察在生理层面上，你的心脏是否变舒适了一些，你的悲伤是否也比之前更易于承受了。"其中，最后一句话是具身化过程的第四个步骤，也就是下一章要讲的"整合"。整合的一个重点是要注意生理、能量和情绪耐受度的改善。正如我们在第8章中看到的，从情绪的具身化角度来看，这种改善是有理论基础的。整合时常可以在情绪体验的扩展过程中作为一种资源，让我们更容易承受情绪体验。

跨部位扩展的简单策略

有时候，身体跨部位的扩展很难进行，这有可能是因为在局部扩展的时候，情绪体验过于强烈了，或者局部的能量和情绪过多，导致了极度的不适，又或者出于各种原因，局部扩展不起作用。在这种情况下，我们得采用一些策略来完成情绪的跨部位扩展。同时，情绪体验扩展到身体更多部位也是情绪具身过程的一部分。

以胸部和腹部为例，我们来探讨一下可以用来连接身体任何两个部位的简单策略。我们可以采用一个或多个涉及觉知、意愿和自我触摸的建议："你因为失业而在胸部感到焦虑，这是可以理解的，请尝试将你的注意力扩展到腹部。让胸部和腹部同时出现在你的觉知中，或者在胸部的焦虑和腹部之间来回切换，看看你能否将焦虑的感受也扩展到腹部。胸部和腹部的感觉可能并不完全一样，但请尝试在腹部找寻你最初在胸部感受到的焦虑的某些特点。把一只手放在胸部，另一只手放在腹部，这样做不是为了调节你的焦虑，而是为了让这两个部位都得到扩展，并将它们在与你失业相关的焦虑体验中联结起来。"

当我们同时在两个不同区域应用觉知和自我触摸时，我们便在使用能量心理学的第二个原则，即以任何形式相连的两个部位在能量上往往会聚合。当我们持续地提醒对方特定的情境和对应的情绪，并且持续地以恰当方式肯定和支持他们的情绪体验时，这两个部位的情绪体验也会聚合。这些简单的策略可以促进情绪从身体的一个部位扩散到另一个部位，不管这两个部位是紧挨着的（比如胸部和腹部）还是相隔较远（比如头部和腿部）。

接下来，我们将探讨如何通过自我触摸来扩展特定的身体区域（局部扩展），比如胸部或腹部，以及如何将身体的两个相邻或是相距较远的部位连接起来（跨部位扩展）。

特定部位的自我触摸策略

让我们先从手臂、腿以及头部和颈部开始，这些部位是身体的行动器官，我们通过它们来照顾自己并且与外界互动。我们主要通过头部和颈部来做表达，通过手臂和腿来完成生活中的行动。在这些部位，我们可能会建立一些防御机制，以限制自己的表达和行为，或者我们可能会抑制这些区域，以避免在这里或身体的其他部位感受到情绪。

腿部

腿部可以进一步细分为三个部分：脚、小腿和大腿，这些部分通过踝关节和膝关节连接在一起。通过髋关节，大腿和整个腿部与身体其他部分相连。骨科专家早就发现，这三个关节的紧缩或其他防御反应可能会扰乱神经系统、血液、组织液、淋巴和能量流，从而在局部或全腿范围内导致功能失调。腿与身体其他部分的连接也可能在髋关节出现问题，进而影响大脑和身体的整体生理机能。为了有效地处理腿部问题，骨科专家通常会集中在这三个关节上进行治疗。[3, 4]他们还发现，同时触摸两个关节比单独触摸一个关节更有效，比如髋关节和膝关节、膝关节和踝关节，或是髋关节和踝关节。

我们可以在局部范围内对腿部进行扩展，并将它和身体的其他部位连接起来，特别是邻近的腹部或盆腔。我们可以让来访者坐在椅子上，抬起一只腿，将小腿搁在另一边的大腿上，并同时触摸两个关节。触摸可以从上面或下面进行。对髋关节进行工作时，你可以将一只手掌放在髋骨上，手指指向腹股沟的方向，焦点放在手指尖下面的髋关节上。选择哪两个关节进行触摸取决于哪些腿部区域没有涉及情绪体验。我们可以猜测，未参与情绪体验的腿部区域可能是在防御或抵制情绪。例如，如果小腿和脚明显涉及情绪体验，那么对膝关节和踝关节的处理就显得尤为合理。两条腿都未参与到情绪体验中的情况也屡见不鲜。

在情绪具身的过程中，腿部（尤其是髋关节）的工作非常关键。其中一个原因是，髋关节处的防御机制可能导致腿部与身体其他区域在情绪体验上失去联系。另一个原因是，大多数人有将情绪能量聚焦在膈肌以上（特别是头部）的习惯，这种情绪能量在上半身的过度集中，往往会因为身体其他部分的防御反应和特定部位的应对方式而使人在情绪体验中感到不必要的压力。

在能量心理学中，不同类型的能量都根植于腿部的不同区域。因此，在腿部进行的任何工作都易于促成能量和情绪向下流动，使得膈肌以上的身体部位更容易感受到情绪。一只手触摸一侧的髋关节，另一只手触摸另一侧的髋关节，或者一只手触摸髋关节，另一只手触摸同侧腿的踝关节，这两种策略都能有效地扩展腿部，将腿部与身体其他部位（特别是邻近的盆腔和腹部）在情绪体验中连接起来。

当哀伤的情绪集中在了胸腔，或者集中的悲伤情绪和处理这种情绪的防御机制之间产生了冲突，使胸部的调节变得异常困难时，我们可以这样建议："请把你的双手放在髋关节上一会儿。留意这是否能帮助你的胸部和腿部在生理层面上得到扩展，并感到更加舒适。观察胸部的哀伤是否扩展开了，现在你是否更容易待在哀伤的感受中？也留意一下你的哀伤是否扩散到了腹部、盆腔甚至腿部。"当腹部或盆腔位置感受到强烈的恐惧情绪时，我们也可以这样建议："请把你的右手放在右侧髋关节上，左手放在右侧踝关节上，然后把你的右小腿搭在左大腿上。观察一下有什么变化。你是否感觉到右腿在生理层面上有所扩展？你是否注意到腹部或盆腔区域的恐惧情绪有所扩散？你是否觉得右腿也开始参与到了恐惧情绪的体验中？"

请记住，我们同样可以运用简单的跨部位扩展策略，将胸部的哀伤感扩展到腿部。具体来说，就是一只手放在胸部，另一只手放在腿部的任何一个部位，意愿是在能量和体验上将这两个部位连接起来。同样地，通过把一只手放在腹部，另一只手放在腿部的任何位置，我们也能将腹部的恐惧感扩展到腿部。

我们也可以仅通过觉知和意愿（不需要自我触摸）来实现这一点。比如，你可以这样建议："当你感觉胸部充满哀伤时，请把你的腿部也放进你的觉知里。你可以让这两个部位和你的悲伤同时出现在你的觉知中，或者你也可以在这两个部位之间来回切换观察。看看你的胸部和腿部有没有什么变化，这对你胸部的哀伤有什么影响？你的胸部在生理层面上感受到扩展了吗？哀伤在你的胸腔内扩展了吗？你现在是不是比之前更容易待在胸部的哀伤中了？你有没有发现，你最初在胸部感觉到的哀伤的某些特点，现在也在你的腿部出现了？"

手臂

手臂的肌肉具有执行大量精细动作和躯体随意动作的能力。为了完成这些动作，手臂中有很多不同大小的肌肉，相应地，手臂的神经生理构造也比腿部更复杂。考虑到手臂从我们出生开始就参与了各种情境中的大量动作（特别是在亲近关系中如拉近某人和拥抱他这样的心理运动行为），有很多原因会导致手臂上形成各种防御机制。手臂的生理防御机制也可能是为了抵御身体邻近部位（如胸腔）的情绪体验。

与腿部相同，手臂的三个关节（肩关节、肘关节和腕关节）是最适合进行局部扩展或与身体其他部位连接的地方，尤其是与肩部和膈肌之间的胸腔。在手臂上同时连接两个关节时，我们的限制比在腿部更多，但我们可以创造性地用一只手臂抓住另一只手臂的其中一个关节，然后移动或关注另外两个关节的其中一个，以实现两者的连接。或者，我们也可以简单地将这两个关节保持在觉知中，以便连接它们。此外，我们还可以用同侧腿的膝关节作为另一个关节的接触点。具体操作是，抬起同侧的腿，弯曲膝盖，将小腿或脚搭在另一侧腿的大腿上，然后将肘部或腕部放在同侧腿的膝盖上，同时用另一只手触摸其他两个关节中的一个。例如，我们可以用右手触摸左肩，同时让左肘或左腕与左膝连接。

与腿部的处理方式相同，选择处理一个或两个手臂关节，以及具体处理哪个关节，都基于个体在哪个部位感受到或没有感受到情绪，以及是否能通过手臂的处理来改善相邻部位。比如，如果小臂没有参与到情绪体验中，那就意味着我们需要关注肘关节和腕关节。整个手臂都没有参与到情绪体验中的情况其实并不罕见，而在这种情况下，对手臂进行处理通常有助于扩展与之相连的胸部区域。

只要肘关节没有明显的阻滞，那么处理肩关节和腕关节便能很好地扩展手臂，同时还能将其与身体其他部分（特别是胸部区域）连接起来。有些情况下，仅仅通过另一只手在肩关节处进行处理就足以达到同样的目标。当某人在胸部感受到高度的焦虑时，我们可以让他坐在椅子上，然后建议："请先抬起你的左腿，然后将左小腿放在右大腿上，接着把右手放在左肩，左腕放在左膝上。接下来，在你体验焦虑的过程中观察一下，这样做是否有助于左臂和胸部的扩展，鉴于你所面临的情况，这种焦虑感是可以理解的。然后，看看你的焦虑是否更多地扩散到了胸部区域，以及是否也扩散到了你的手臂上。同时留意你现在在胸部感受到焦虑是否比以前更加容易。"

　　我之所以选择详细解释与手臂相关的焦虑情绪工作，是因为这对于处理惊恐发作这种常见的症状有很大的帮助。在惊恐发作形成的过程中，个体常常会对某事感到极度恐惧，并且作为恐惧的防御机制，个体的呼吸肌肉会变得紧缩，从而使恐惧局限在胸部区域。当恐惧的根源持续存在时，呼吸肌肉会进一步紧缩，导致个体的呼吸愈加困难，使大脑因为缺氧而产生惊恐。可以说，惊恐发作是大脑为了生存，试图一次性解除呼吸肌肉中的防御所形成的。所以，当我们处理惊恐发作时，迅速地扩展手臂、头部和颈部等相邻部位，以扩展焦虑的体验是至关重要的，这样可以防止呼吸肌肉（特别是胸部的呼吸肌肉）变得过于紧缩，避免触发大脑的惊恐反应。（在处理焦虑发作的同时，将能量和焦虑经过膈肌移至腹部也很重要。）

　　我们也可以仅凭觉知和意愿，使用简单的跨部位扩展策略。你可以这样说："当你在胸部感觉到焦虑时，请扩大你的觉知，将你的手臂囊括进来。你可以在胸部和手臂的觉知之间来回切换，或者同时将它们保持在你的觉知中。这样做会给你胸部的焦虑体验带来什么样的变化？你的胸部是否感觉更加扩展，或者紧缩感是否有所降低？焦虑在胸部区域是否有更多的扩展？比起之前，你现在感觉更容易耐受了吗？你的手臂呢，它们感觉更加扩展了吗？你现在是否在手臂上感觉到了你在胸部感觉到的焦虑？"

头部、面部和颈部

　　这些部位对于情绪具身工作而言至关重要，原因有三点。第一，大脑位于这一区域，并能独立地产生情绪体验，无须依赖身体其他部分。同时，大脑还能根据身体提供的有关某一情境对个人幸福的影响的信息来构建情绪。第二，颈部的肌肉（尤其是颈部后侧）被视为调节头部与身体间信息流通的关键地带，颈部区域的堵塞可能会影响这两个区域之间的信息流动。第三，头部、面部和颈部区域（如舌头和喉咙）的肌肉和其他结构在与情绪相关的多个重要功能中起着关键作用。它们在产生、表达、调节和防御情绪方面起着重要作用；也通过镜映来理解他人的情绪状态；还促进大脑和身体其他部位对情绪体验的处理。因此，这些部位出现的对情绪的防御可能会显著地影响大脑以及身体其他部位对情绪体验的扩展和具身化。

自主神经系统的多重迷走神经理论认为，社会参与系统是由头部、面部和颈部区域的七个肌肉群组成的。[5] 它们分别是：①下颌肌肉；②眼部肌肉；③内耳肌肉；④其他面部肌肉；⑤喉部的吞咽和排出肌肉；⑥发声肌肉；⑦控制颈部和头部运动的肌肉。在这个区域，我们可以通过有效的动作来解除对情绪的防御，进而触及和拓展情绪体验。具体来说，我们可以做如下动作：张开和合上下巴；睁开和闭上眼睛；让眼球往多个方向转动；将注意力从引人注意的声音中转向背景里的微弱声音，以此激活内耳肌肉；扭曲面部肌肉做出各种表情；吞咽、咳嗽或模拟呕吐；发出各种不同的声响；让头部和颈部前后左右活动一下。

除了动作之外，我们还可以将觉知带到这些部位，或者通过轻轻触摸和按摩它们，来解除这些部位的防御。这不仅能在局部扩展情绪体验，也能作为与大脑或其他身体部位的情绪体验建立联系的前期准备。

通过运用上述一种或多种方式来与头部、面部和颈部工作，能有效地抵消这些区域的防御机制，并促使它们参与情绪的生成、体验和表达。将大脑或身体其他部位与头部、面部和颈部这一"桥梁"相连，有助于让这些区域的情绪在整个大脑和身体中得到更广泛的扩展、更好的调节以及更明确的诠释。在情绪体验的过程中，如果面部肌肉有阻塞，那么大脑对该情绪和相应情境的处理能力会大受影响。[6] 当面部或喉咙通过面部表情或声音表达参与到身体其他部位的情绪体验中时，我们更有可能清晰地理解自己正在经历的情绪。通过声音和面部所做的情绪表达与身体其他部分的非语言情绪表达紧密相连，这样的表达形式有助于进一步扩展身体内的情绪体验。此外，当我们将情绪带到面部表现出来时，也更容易得到他人对情绪的支持，使得我们更容易承受这样的情绪体验。

为了使这个区域与大脑或身体其他部位的情绪体验联系起来，我们可以给出这样的建议："设想有人做出了一个与你大脑或身体里的情绪体验相符的声音或面部表情。""设想你自己做出了一个与你大脑或身体里的情绪体验相符的声音或面部表情。""试着用面部表情或声音来表达你在大脑或身体里感受到的情绪。"当我们在大脑或身体中没有明确感受到情绪时，我们也可以用同样的方式去处理由某个情境或心理生理症状导致的困扰，以便确认它是否可能是对该情境的情绪反应。为此，我们可以提出这样的建议："当你觉得这个情境或腹痛、头痛让你感到不适时，试着用一个与你的不适程度相符的面部表情或声音来表达它。我会陪你一起做。"

　　自主神经系统的多重迷走神经理论也为我们提供了一个解释，即如何通过前文列出的头部、面部和颈部的七组肌肉运动，来扩展头部、面部和颈部以及上胸部区域，并帮助两个区域在能量和情绪体验上建立联结。进化使得这七组肌肉与名为腹侧迷走神经的副交感神经之间有着极高的协调关系，一旦有意识地活动这七组肌肉中的任何一组，腹侧迷走神经就会立即被触发，从而刺激心脏或肺部提高心跳或呼吸频率，以增加心血管输出，为肌肉运动提供所需的能量。这就意味着，如果人们想通过在头部、面部和颈部区域的工作，将胸部的情绪体验扩展到这些区域，或者反过来，那么这七组肌肉（包括面部表情和发声肌肉）的活动可能会有所帮助。

　　举例来说，如果想将胸部的情绪体验扩展到相邻的头部和颈部区域，我们可以给出这样的建议："当你感受到胸部的恐惧感时，尝试张开和闭合嘴巴来放松你的下颌肌肉，或者张开和闭合眼睛来活动眼部肌肉，也可以往不同方向转动你的头和颈部，或者用面部表情和声音来表达这种恐惧。请尝试进行上述的一个或多个动作，然后留意你在胸部、头部和颈部是否有不同的感受。你是否感觉到这些区域在生理层面上有所扩展？你目前在胸部感受到的恐惧是怎样的？是否感觉更加扩散或比之前更易于承受？在你的头部、面部或颈部，有没有也出现恐惧的感觉？"

　　为了将头部、面部和颈部与身体其他部位连接起来，我们还可以运用觉知、意愿和自我触摸等简单的跨部位扩展策略。比如，如果我们想把面部和喉咙的悲伤感与腹部联系起来，可以给出如下建议："当你专注于面部和喉咙的悲伤时，试着将你的注意力扩展到腹部，让这两个区域都进入你的觉知范围，或者在两者之间来回切换。观察一下，你能否有意愿地将悲伤感引导到腹部？你的腹部有何反应，它扩展了吗？腹部是否开始感受到你在面部所体验到的悲伤？你现在觉得悲伤更易于承受了吗？"

你也可以通过自我触摸来将这种情绪扩展到其他部位，比如："当你感到面部和喉咙有悲伤感时，可以用一只手轻轻触摸面部，另一只手放在腹部，意愿是将这两个区域连接起来。观察你在面部和喉咙感到的悲伤或悲伤的某种特质是否扩展到了腹部。现在这种悲伤感是否比之前更易于接受了？你是否感觉面部、喉咙和腹部都变得更扩展了？"

身体动力分析这一躯体性心理治疗方法从经验上发现，颈部（尤其是后颈）的肌肉可能会阻碍头部与身体其他部位之间的信息流通。[7] 除此之外，颈部肌肉还具有应对或防御高强度能量、压力、恐惧和震惊的能力。为了扩展颈部区域，并进一步在情绪体验中与头部和身体其他部位建立连接，我们可以刻意地将觉知引向颈部，以便更方便地调动它。我们也可以转动颈部，或者用一只手触摸颈部后侧，这样做的意愿是解除该部位的防御。

有一次，我询问了一名受到焦虑困扰的女性，当想到一个触发焦虑的情境时，她的焦虑感主要集中在哪里。她回答说，全都集中在大脑中。于是，在征得她的同意后，我轻轻地将手放在她的颈部后侧，以帮助她将焦虑与身体联结起来。在短短一分钟内，她就报告说她感到全身都充满了焦虑，这个过程戏剧性地展示了颈部会如何阻塞情绪体验从大脑到身体的扩展。因此，在进行情绪具身化的治疗时，我总是会留意颈部，看看那里是否有防御机制阻碍了情绪从头部扩展到身体，反之亦然。这一原则普遍适用于所有类型的情绪，对于恐惧、极度恐怖和哀伤尤为关键。为什么会涉及哀伤呢？因为我们常常会在喉咙部位抑制哀伤的表达，而轻触颈部后侧似乎能有效地解除喉咙的这种抑制。

胸部、腹部和盆腔区域

从肩膀到骨盆底的躯干包括胸部、腹部和盆腔区域。内脏（躯干内部的器官、腺体和血管）由外部的肌肉、骨骼、筋膜和皮肤保护，这些内脏器官的正常运作依赖于躯干肌肉的功能，比如，肺部的呼吸功能依赖于躯干的呼吸肌肉。内脏是负责呼吸、消化和血液循环的核心代谢系统，它生成并分配能量，以应对大大小小的各种生活场景。因此，我们如何感受到各种情境对我们幸福的影响以及情绪体验的形成，都与这一核心生理机制有着紧密的联系。在躯体性心理治疗中，一些主要负责呼吸的躯干肌肉（如膈肌、肋间肌和腹肌）也在情绪管理中被视为主要肌肉。我们可以通过简单地屏住呼吸来降低大部分情绪体验的强度，这进一步证明了内脏与躯干肌肉在生理和心理层面上的紧密联系。因此，在与自己和与他人的工作中，我们也会发现，改变其中一个会导致另一个发生变化。

在进行情绪具身的工作中，我们常常关注将胸腔的情绪体验局部扩展到肩膀与膈肌之间，或是将腹部和盆腔的情绪体验扩展到膈肌与骨盆底之间。我们也经常关注整合膈肌上下两侧的躯干区域，比如将胸腔与头部和颈部相连，或是将腹部和盆腔与下方的腿部相连。在情绪具身工作中有很多和躯干工作的方式，正如我们在手臂和腿部的工作流程一样，我们也会借鉴整骨疗法来做躯干部位的工作。

骨疗师已经识别出躯干内有三层膈，分别位于肩部、膈肌和骨盆底。膈是身体内的一个横向结构，当它功能不稳时，可能会影响身体的自我调节能力，因为它会干扰从一个部位到另一个部位的重要生物流动，如血液和细胞内液的流动。骨疗师发现，针对躯干内的膈进行治疗，无论是对内部结构（如器官）还是对外部结构（如肌肉），都是非常有效的。[8, 9]

我们可以通过觉知或者用手触摸自己来与肩部的膈进行工作。具体来说，可以把一只手放在对侧的肩膀上，或者放在胸骨和锁骨交汇的胸部上方中心。这样做的意愿是帮助胸腔在局部向下方扩展，或是将胸部区域与上方的头部或颈部更好地整合。

我们也可以带着觉知或者用手触摸自己来与膈肌工作。具体的做法是把一只手放在胸骨正下方的太阳神经丛中央，或者用两只手分别放在胸腔前侧，位于上述那只手的位置的左右两侧。这样做的意愿是帮助胸腔在局部向上方扩展，帮助腹部与盆腔向下方扩展，或是在情绪体验中整合胸腔、腹部和盆腔。

对于位于骨盆底的盆膈，我们可以将一只手放在耻骨上，或者一只手放在耻骨上，另一只手放在骶骨上。我们还可以像与髋关节工作一样，将一只手放在任一侧的髋骨上，手指指向腹股沟，但现在需要将注意力集中在骨盆底而不是髋关节上。无论采用哪种方式，我们都可以通过自我触摸盆膈，同时把觉知集中在骨盆底，来提高其功能性。我们的意愿是局部向上扩展盆腔和腹腔，或是在情绪体验中将它们与下方的腿部整合。

当我们同时与两个膈工作时，我们可以预见它们之间的区域会得到扩展，并与上层膈以上以及下层膈以下的部位进行整合。比如，当我们的觉知或两只手同时作用于肩部和膈肌时，可以预见胸部会在局部得到扩展，并且与上方的头和颈部区域（假设颈部没有明显阻塞）以及下方的腹部和盆腔区域进行整合。同样，当我们的觉知或两只手同时作用于膈肌和盆膈时，可以预见腹部和盆腔会扩展，并与上方的胸部和下方的腿部区域进行整合（假设髋关节没有明显问题）。我们还可以通过觉知或两只手同时作用于肩部膈和盆膈，来扩展从肩部到骨盆底的整个躯干，无论是内部还是外部（假设膈肌没有明显阻塞），并将其与下方的腿部及上方的头和颈部区域连接（假设颈部或髋关节没有明显问题）。

此外，我们还可以运用一些简单的策略，通过觉知或自我触摸，伴随意愿在躯干其他部位实现局部或跨部位的扩展。在前面的章节中，关于局部与跨部位扩展的简单策略，我们已经进行了解释。

大脑

在情绪具身疗法的专业培训中，学员也会掌握如何在大脑和身体的多个生理层面（包括肌肉系统、内脏，以及大脑和脊髓中枢神经系统区域）之间扩展情绪体验。虽然因本书篇幅所限，不便详述所有可能用到的策略，但鉴于大脑的关键作用，我们会介绍一些与大脑互动的方式，以便调控和扩展大脑及身体中的情绪体验，并将这些情绪体验从大脑扩展到身体的其他层面，如内脏和肌肉系统。

大脑负责调节身体。由大脑或身体外层产生的情绪体验有时会压垮大脑，导致其功能失调。为抵御这种失调，大脑和脊髓可能会在生理层面上形成防御。当大脑感觉被压垮时，情绪体验可能会突然消失，或者迅速出现如偏头痛、意识模糊、失语和晕厥等症状。仅凭觉知和意愿这两个工具与大脑和内脏工作，不如自我触摸来得有效。这是因为我们的有意识觉知无法准确感知生理层面的大脑、脊髓和内脏中发生的具体感官感受，相比之下，我们能更准确地感知生理层面的肌肉系统和皮肤中的感官感受。

涉及压倒性情绪体验的脑区有两个：脑干和前额皮质。脑干通过自主神经系统来管理呼吸、血液循环等关键生命功能，我们的生存依赖于此，脑干遭受钝性损伤可能会导致瞬间死亡。前额皮质（特别是眶额前额皮质或称为边缘皮质）是管理情绪的高级大脑结构与产生情绪的低级大脑结构交汇的地方。在大脑体会到压倒性情绪的情况下，脑干和前额皮质很可能都会受到影响。因为有些人比其他人更容易出现压倒性情绪，也因为压倒性情绪是一种极常见的情况，即使情绪耐受度很高的人也常常会经历，所以我发现在情绪具身工作中，直接通过自我触摸来与大脑相互工作的知识通常非常有用。我采用的这些直接与大脑生理状态工作的自我触摸策略受到了颅骶疗法的启发。[10]

要想通过自我触摸接触到脑干，你需要把一只手放在头颅后部最低的枕骨上，拇指和食指放在枕骨下的颈部。接着，你需要有一个明确的深触脑干的意愿，因为脑干位于枕叶和小脑前方。如果想要对脑干这样的大脑深层结构或心脏这样的身体深层结构做工作，我们要把手放在这些深层结构上方的皮肤表面，然后通过手部传导生物电、生物磁和量子能量，带着深入下去的意愿来找到想要工作的目标。前额皮质的定位和调节要相对简单得多，我们只需要将一只手的掌心轻轻置于额头，然后带着深入的意愿来调节便可。

当我们遇到压倒性情绪或因为压倒性情绪而突然情绪全无的情况时，可以这样建议："请把手放在脑干或额头，或者同时放在这两个部位，并带着深入的意愿触及和调整手下的大脑结构。如果你能够将这些结构可视化，效果会更好；如果做不到，也不必担心。请留意你身体里开始发生的一切，注意大脑和身体是如何逐渐变得更有序且更扩展的。观察一下你失去的情绪是否正在回来，或者过于压倒性的情绪是否变得更易于管理和承受。看看你的大脑是否在变得更有序、宽敞、平静等，即便你正在处理关于死亡的恐惧情绪。"

在 2004 年印度洋海啸之后，我们对印度村庄的幸存者开展了情绪困境化解工作。我们发现，同时在脑干和前额皮质进行自我触摸对于调节并扩展高度应激能量有显著效果。我至今仍然记得，那些刚完成治疗的妇女正在教那些等待治疗的妇女如何进行脑干和前额皮质的自我触摸。这是一种教授给她们的自助方法，不仅可以帮助她们自己，还有助于她们帮助其他人。

在大脑和身体的各个生理层面上进行情绪扩展

我们可以用一只手接触脑干或前额皮质，另一只手接触同一生理层面的其他部位（如脊髓），从而在中枢神经系统范围内实现扩展。通过一只手触摸脑干或前额皮质，另一只手触摸内脏或肌肉系统的某部位，我们能够在不同的生理层面上扩展情绪体验。比如，我们可以这样建议："当你感受到心中的哀伤难以承受时，可以把一只手放在脑干或前额皮质上，另一只手放在心脏上，带着连接心脏与脑干的意愿，来触及、调节和扩展心脏的感受。请观察发生的变化。这样做是否让你心脏和大脑中的哀伤更扩展、更受调节了？这是否有助于让哀伤在之前没有出现的部位更加明显？这是否让你对哀伤的整体感受更加耐受了？"当压倒性的哀伤感受突然消失时，你可以进一步建议："请把一只手放在脑干或前额皮质上，另一只手放在心脏上。回想一下那个让你感到极度哀伤的情境，观察它是否重新出现在你的大脑或心中。现在的哀伤感是否比之前更易于承受？"

我们可以运用简单的跨部位扩展策略，通过觉知、意愿和自我触摸，在内脏和肌肉系统中扩展情绪。例如，为了实现这两个区域的同步扩展，在情绪体验中将它们相互联结，我们可以这样建议："请将一只手放在你肚脐上方的大肠区域，试着想象透过你的皮肤和肌肉触摸它，解除这里的防御。接着，将你的另一只手放在大腿肌肉上，解除那里的抑制。然后，观察这两个区域在能量和情绪上是如何开始彼此联结的。大肠区域中原有的恐惧感是否在整个腹部有所扩展？这种腹部的恐惧是否与大腿相连，并在那里也有所扩展？在大腿区域中寻找腹部的恐惧感的特质。尝试通过面部表情和声音来表达你在腹部感受到的恐惧，这样有助于它在全身范围内的扩展。你现在对恐惧的感受是否比之前更易于管理了？"

关于扩展的注意事项

当我们在大脑和身体生理方面解除防御后，生理状态往往会更易于调节，尤其是在我们采用调节模式进行扩展的情况下。但是如果我们没有集中在情绪和导致它的特定情境上，这样的调节可能会消减情绪。如果这正是我们的意愿，那么这种情况也是可以接受的。但是，如果我们想提高对情绪的耐受能力，就需要不断地提醒当事人那个特定的情境，尤其是与情绪紧密相关的细节，例如"在海啸退去后，你看到你的妻子还活着，但你的孩子不在了"。我们还需要用各种可能的方式继续在情绪层面上给对方提供支持，比如可以说："在我知道的所有哀伤中，失去孩子的哀伤是最难以承受的。世上没有比失去孩子更痛苦的事了。"如果我们只是单纯地专注于扩展而忽视了情绪和情境，那么这种情绪很可能就会消失。

人们常常会对如何把情绪从身体的一个部位扩展到另一个部位有疑问。一个实用的原则是，最好将情绪扩展到身体中的相邻部位。比如，如果你感觉胸部有情绪，那么可以通过肩关节将其扩展到手臂，或者通过膈肌将其扩展到腹部，甚至可以通过肩部膈将其扩展到头和颈部，或直接通过颈部扩展到头部。如果情绪一开始集中在腹部，那么可以通过膈肌向上扩展到胸部，或者通过髋关节和盆膈向下扩展到腿部。有时候，如果情绪问题过于集中在身体的某一端，你可能需要在身体的另一端，也就是非相邻的区域进行操作，以便降低能量，让情绪体验更易于承受。比如当情绪过于集中在头部或胸部时，与腿部进行相应的工作，将情绪体验向下扩展至腿部，通常会有很好的效果。

关于扩展阶段，人们经常提出各种问题：应该扩展到什么程度？是仅在特定区域内进行局部扩展，仅仅扩展到一个或两个其他区域，还是进行广泛的扩展，涉及多个其他区域？在特定区域内进行局部扩展时，是停留在表面还是深入其中？应该花费多长时间来完成这个扩展任务？对于所有这些问题，答案都是令人沮丧的，那就是视情况而定。这些问题的答案取决于为了解决特定症状需要些什么，也取决于来访者的能力和治疗师的能力，因为治疗中能达成的目标取决于来访者和治疗师。

通常来说，如果来访者的情绪耐受度较低，那么在局部区域进行扩展时就需要更加谨慎，仅保持在表面层次即可。因为我们在一个特定区域内进行局部扩展的时间越长，打开的深度就越大，而生理层面上的深度越大，不愉快的体验就会变得更难应对，尤其是当身体的其他部分也在进行防御时。在这种情况下，最好不要在情绪初现的区域内过多地进行局部扩展，而是应该找到另一个区域来进行情绪扩展，这样两个区域就可以共同分担情绪负担，使其更易于承受。

有时，当来访者的情绪耐受度极低时，最有效的策略是尽快将情绪体验浅层地扩展到尽可能多的区域。我们经常用这种方式来处理由情绪引发的焦虑发作或偏头痛等症状。为了解决某个症状，我们有时候需要在某个特定区域（比如心脏）进行深入的工作。在这种情况下，在开始该区域的深度工作之前，建议先在情绪具身的早期阶段进行浅层的扩展工作，调动身体的其他部分参与情绪体验。因为如果没有其他区域的支持，单纯地深入一个区域可能会让情绪体验变得比原来更难以承受。

一个人的情绪体验需要进行多大程度的扩展，需要扩展到多少个区域，以及在一个区域内需要扩展到多深的程度以解决症状，这些最终都是经验性问题，答案会因来访者而异，甚至对于同一个来访者，答案在不同情境下也会有所不同。

接下来，我们将探讨情绪具身过程中的最后一步——整合。

The Practice of Embodying Emotions

第13章

完 成 整 合

章节概要：本章说明了如何通过更深层次地具身情绪，从而在治疗的任何部位（如果需要的话）持续优化生理和能量调节，以稳定情绪具身实践。

什么是整合

通常而言，整合意味着将各个部分聚合在一起。在大多数情况下，治疗师会认为整合是治疗结束后自然而然发生的，以进一步推动治疗的进程。比如，整合可能以梦的形式出现，在梦里解决问题的另一方面，整合也可能以人们症状的改变，或者有助于康复的思维改变的形式出现。然而，在情绪具身化工作中，整合被定义为因增强情绪体验能力而自然产生的积极变化。这种整合有时甚至会在治疗中就出现。通过扩展情绪体验来创造更强的情绪体验能力，不仅可以在生理和能量调节方面带来实质性的改善，还能让大脑和身体在生理层面更容易达到认知与行为的最佳状态。这样也更方便我们接触到更丰富的集体资源。

整合是一个不断进行的过程，就像从流感或其他疾病中逐渐康复一样。在康复过程中，我们的身体、能量、认知、行为以及与周围环境（无论是有生命的还是无生命的）的互动能力都会逐渐改善。在整合这一阶段，我们会把从具身情绪中得到的积极效应作为资源，进一步促进情绪的具身化和症状的缓解。

整合的运用

当我们着手解决一个特定问题时，实际上就是启动了一个情绪具身的周期。在我们识别出一种情绪，支持并尽可能地扩展它之后，我们可能会就此结束这个周期，而不会过多地考虑整合的问题。一次情绪具身化工作中可能会包含一个或多个这样的周期，以处理一种或多种情绪。整合既可以作为情绪处理周期的最后一步，也可以作为治疗中多个周期之后的收尾，这样可以为情绪周期或治疗带来更多的稳定性或变化。当然，整合还可以在其他时机进行，比如在一个周期中，用以稳定大脑和身体生理状态，或者用于维持情绪体验在耐受范围内。

在进行情绪具身时，为了保持体验在可耐受范围内，我们可能需要时不时暂停一下，以多个短周期的方式处理情绪，而非使用长周期。在这种情况下，整合能够稳定地将整个过程分解成更短的周期。我们需要注意，在进行情绪具身化的工作中，有意识地使用整合并非必需步骤，也就是说，不是每一次治疗都需要运用这一步骤。

由于整合是一个持续进行的过程，来访者可能会自然地意识到它。这里，我们主要讨论的是如何有意识地运用整合。接下来，我们将探讨具身情绪可能带来的各种积极变化，包括它们是如何产生的、如何表现出来、如何去寻找它们，以及如何将它们作为资源，用于进一步优化情绪具身和解决症状。

情绪具身所带来的正面变化

生理与能量调节方面的改善：不愉快的情绪体验是一种应激和失调的状态。正如第 8 章中关于情绪耐受的内容，当我们积极地尝试触及并解决这种情绪体验时，生理和能量的防御会加剧身体在不愉快的情绪体验中的应激和失调水平。相反，愉快的情绪体验则表现出调节增强和应激减少的状态。如果这种愉快的情绪体验（比如性活动）因为生理和能量的防御而受到抑制，身体的应激和失调水平也会上升。当我们减少对情绪体验的生理和能量防御，以扩大情绪体验，并帮助个体更深入地感受这些情绪时，即使我们当下正在面对的是不愉快的情绪，我们的身体和能量状态也会逐渐表现出更好的调节或更少的失调。实际上，正是这种情绪具身过程中身体和能量调节相对改善的情况，使我们觉得不愉快的情绪更易于承受或痛苦减少了。

当身体和能量的防御机制被解除，以扩展大脑和身体的生理状态，并进一步丰富情绪体验时，身体的调节机制（包括血液、神经系统、间质组织、淋巴和能量流）得到了改善，从而在生理层面上提高了个体的调节能力和整体幸福，即使我们正在处理的是不愉快的情绪体验。总而言之，在整合的过程中，我们期望在身体和能量层面上感受到幸福的增加或压力和不适的减轻。

个体可以通过多种方式体验到这种身体内的整合。比如，你会觉得身体的抑制和紧缩有所减轻，感到更加自由、更加舒适，空间感增加，不适和疼痛减少，呼吸也变得更轻松，感到一种舒缓和自在，即便你可能正在面对如死亡恐惧这样的糟糕情绪。在能量方面，整合可能使能量体验中的不自在或不舒适减少，积极能量增多，能量流动与扩展变多，个体用更少的能量就能获得更高的舒适度，身体内的能量分布也会更平衡，等等。

在周期内、周期末或者一次治疗结束时，密切关注身体和能量感受上的微妙变化（尤其是朝向不适感降低或舒适度增加的改变）能有效地让我们的情绪体验更加稳定、有序和易于承受。你可以在身体和能量的改善与情绪体验之间灵活切换注意力，或者也可以同时将两者都纳入自己的觉知范围。

至少有三种方式可以提升情绪体验的稳定性、有序性和可耐受性。第一，可以感知不愉快情绪背后调节能量的增加，这会像加了糖的苦药更容易被咽下一样，让不愉快的情绪更易于承受。第二，专注于这种调节本身就能促进它的增长。当我们在同一生理状态中处理不愉快的情绪时，这种专注能够中和不愉快的感受，降低其强度，从而让它变得更加稳定和易于承受。第三，根据能量心理学的第一原则，我们对一种体验关注得越多，它就越可能变得强烈，因为我们通过关注它而为它注入了更多的能量。因此，当我们将注意力从不愉快的情绪体验中分散出一部分到身体和能量状态的改善时，就相当于减弱了对不愉快情绪的专注度，从而转移了我们的注意力，减轻了由此带来的痛苦，使其更加稳定和易于承受。

认知与行为上潜在的改善：正如我们在第 6 章中看到的，认知、情绪和行为不仅依赖于大脑，还依赖于身体和环境。而如第 8 章所述，为应对压倒性情绪而产生的防御会限制我们的身体在认知和行为上的活跃度，这不仅在特定情境中影响了我们的认知和行为，还削弱了我们有效应对这些情境的能力。当我们通过扩展身体来增加对情绪的耐受能力时，身体及其与环境的联结都更易于在认知和行为方面进行最佳改变。而随着认知和行为在应对特定情境方面变得更加有效，我们通过认知和行为应对该情境的能力也会得到提升。

有些情况下，认知或行为的改变可以解决情绪困扰。比如，当我因为妻子的拒绝而受伤，进而发现自己在需要她的时候难以主动接近她时，这种受伤感和与她的疏远都有可能因为我突然意识到这些情绪可能与我母亲有关而得以解决（认知），或者因为我突然有冲动想要重新接近她而得以解决（行为）。有些情况下，认知或行为的改变有助于情绪的耐受。比如，如果我意识到自己的伤感更多是与母亲而不是妻子有关，这种认识能让我在处理这份伤感时更易于承受。再举一个例子，意识到自己混淆了因童年创伤而产生的死亡恐惧与新冠疫情期间产生的死亡恐惧，可以使这两种恐惧更容易被彻底处理。仅仅给一种感觉命名（认知）有时也能使体验更易于承受。意识到在面对某一情境时有更多的应对选项（行为）能让人在该情境中的情绪（如恐惧和挫败感）变得更易于承受和处理。

在整合中，我们要留意发生在情绪具身工作中有用的认知和行为转变，不管是在一个周期内、周期的结束、由多个周期构成的一次治疗的结束，还是在两次治疗之间，它们的出现都使得情绪体验更易于承受、更稳定且更容易解决。这些转变通常会作为过程的一部分自然出现。如果没有出现，我们可以通过提问来促成，比如"你对现在这个情境有什么看法"或"你认为你可以在这个情境中做些什么不同的事情"。当人们处于压倒性的情绪体验中时，通过将他们的注意力分散到体验的多个方面，从而让他们参与到体验的认知和行为层面，能有效地降低情绪体验的强度，使其在周期的中段或末段变得更易于管理和稳定。

你可以问来访者："现在你已经有一定的能力去承受、调节和面对你的情绪了，我想知道你对这个情境的看法、对情境细节的记忆，以及你认为在这种情境下你能做和不能做（或者你本来能做和不能做）的事情有没有发生变化。"在治疗中，你可以邀请他们与你一起探讨这些问题，或者也可以建议他们在两次治疗之间自行进行这种自我探索。

正如其他心理治疗工作一样，情绪具身化工作不仅在清醒时进行，也会在梦境中持续进行。考虑到这一点，我们还可以向来访者建议："你已经成功地完成了一项非常重要且困难的任务，整合的过程在你清醒或睡着的时候都有可能继续，请持续关注你对这个情境的思考和记忆的变化，包括我们今天讨论过的情绪，以及你认为在这个情境中自己能做或不能做的事情。同时，也请关注你的梦境，并思考在治疗之后，你的梦境如何体现了你在处理这个特定情境时认知、情绪和行为方面的变化。"

使用集体资源得到改善：当我们能够更好地容纳难以承受的情绪时，心理和身体可以对环境更加开放，这使它们能够更好地与集体能量相连。以我为例，我从童年以来就有与人眼神接触的恐惧，而我现在能更好地与周围人建立联结，从我的集体中获取更多的额外支持，这种新的支持让我能以更高的情绪耐受度来深入处理与人接触的恐惧。在一个周期内、周期结束或整个治疗结束时，我们可以使用这种人际关系资源，让情绪体验变得更加稳定、可调节、可承受，并解决一些相关症状。

在进行情绪具身工作的任何阶段，尤其是在一个治疗即将结束的时候，关注能量正面的变化是非常有益的。特别是在经历了多轮情绪具身化工作之后，我们有理由期待集体能量会变得更加有用。这些能量或许源自体内，或许来自体外，因为在身体感受层面上，我们往往难以明确二者的界限。这样做不仅能让情绪体验变得更加稳定、可调节和容易承受，而且还有助于重新组织那些长期存在的身体和能量模式，以解决症状。我记得有一次，我与一位女性坐在一起，她已经在胸部具身化了她的悲伤，并且与进入肺部的能量旋涡共鸣，慢慢地在内部扩展他们。这都是在症状解决之前非常深入的整合。这位来访者后来报告说，她已经显著缓解了长期频发的呼吸困难症。

情绪具身不同阶段中的整合

一个周期内：一个完整的情绪具身化周期由四个步骤组成，分别是情境、情绪、扩展和整合。在这个周期内的任何阶段（尤其是前三个步骤中）都有可能出现情绪过于强烈而难以承受，从而导致防御增强的情况。在这样的情况下，身体和能量的应激、失调与不稳定性可能会增加。这时，你可以运用整合阶段的生理和能量现象来管理这一过程，以确保情绪体验保持在耐受范围内。

你可以通过以下陈述来实施这一点："你真的做得非常出色，正在全力以赴地具身化你的哀伤。看来这对你而言有些过于沉重了。处理哀伤确实很难，我从我自己的经历中也深知这一点。现在稍微转移一下你的觉知，注意你的身体和能量状态因为你努力去扩展哀伤而有了一些微小的改善。具体而言，你的呼吸或许会变得稍微容易一些，身体在某些区域（特别是你的哀伤扩展到的地方）可能会感觉不再那么紧缩，你甚至可能会觉得身体的某些部位或整体状态变得更有正向的能量了，你的大脑也可能会感到压力有所减轻。请把你的觉知集中在这些微小的身体和能量改善上，时常练习，同时继续关注你正在扩展的哀伤。你可以在关注哀伤和身体及能量的微小改善之间来回切换，或者你也可以同时将它们都纳入你的觉知范围。观察这样做是如何让你在面对哀伤时感觉好一些的，同时也继续在身体内进一步扩展它。"

在整个情绪具身的循环过程中，当遇到难以应对的情况时，我们不妨将认知和行为层面的整合引入进来，以减轻痛苦感，缓解压力和不稳定。如我们先前所观察的，这样的做法能让我们更容易面对悲伤，因为它能让我们的注意力从单一的情绪体验中解脱出来，或者在情绪体验与认知和行为因素之间达到一种平衡。此外，我们还可能触发认知和行为方面的改善潜力，从而进一步缓解痛苦，并稳定整个过程。

我们可以这样表达："真的很不容易，你能在这么大程度上掌握你的哀伤感受。面对如此难以应对的情绪，这实在是了不起。研究表明，通过在身体中扩展情绪以提高我们的情绪耐受能力，不仅能改变我们对当前情境的认知，还能让我们在情境应对中做得更好。现在让我们花一点儿时间来评估一下，你到目前为止所做的努力如何改变了你对这个情境的看法，以及你认为自己在这个情境中可以做或本可以做出哪些不同的选择，从而让情况变得更好。比如，你本可以说些什么或不说些什么，本可以做些什么或不做些什么，但是这些事对现在的你来说比过去那个时刻更容易达成。同时，你是否觉得现在这种哀伤感会让你想起你以前的经历，特别是你童年时的某些经历？"最后一句话点出了一种可能性，即认识到过去对现在的影响，可能有助于我们更容易地面对现在的情绪。

在整个周期里，如果你恰好是在团体环境中与该个体互动，也可以通过增强个体与你或团体建立联结和接纳支持的能力，来增加对情绪体验的稳定性、控制性和承受能力。你可以这样引导："请看着我或这个团体，观察你与我或团体建立联结和接受支持的能力有没有变化。这种变化即使有限，也是有帮助的，请尽你所能地接受更多支持。这样做有没有让你感觉更稳定，让你的生理状态和能量更加平衡，或者让你更容易接受你的哀伤？"

在周期结束时：人们只能在一定时长内承受自己的困扰情绪。在周期结束时，人们可能会获得情绪以及身体、能量、认知、感觉、行为、关系方面的症状的解决。更常见的情况是，人们因为无法再承受情绪，或是对于当下已经感觉足够，需要暂时休息，然后在下一个周期里再次面对这种情绪。人们的心灵也有可能需要时间来整合体验情绪带来的认知和行为影响。

在这种情况下，我们可以切换到整合模式，引入生理、能量、认知、行为和环境方面的整合元素。这里的开场白与本章前面关于周期内整合的部分相似，但有一点儿不同："现在你已经成功地处理了一个困难情绪的周期，让我们来关注你从这段努力中的获益。如果你没能长时间待在这种情绪里，也不要觉得自己失败了。情绪有其自然的流动性，我们与之共存的时间有它的上限。你的身体状态、你的能量、你对这个情境的看法，以及你认为自己在这个情境中能做或本应该做什么，都可能发生变化，甚至有所改善。"

当我们在周期结束，想要整合情绪具身中的收获或稳定这个过程时，一般不建议继续提醒个体情绪是由哪个具体情境激发的，也不要继续关注和支持这种情绪。比如，我们不会在情绪与具身情绪带来的生理和能量改善之间反复切换，但我们可能会同时关注这两个方面，以便在转向认知和行为整合之前，让个体稳定在当前的情绪中。周期结束时也是一个适合引入个体与他人建立联结和提高接受支持能力的好时机，我们可以使用之前提到过的一些表达来巩固已经完成的工作，支持即将面临的任务。

缩短或结束周期：有些时候，由于个体的情绪耐受度极低，我们需要让周期保持较短的时间，以防个体无法应对更长的周期。还有些时候，情绪体验可能非常具有压倒性，应激、失调和不适程度非常高，导致整个过程变得很不稳定，以至于我们需要采取紧急措施，结束一个周期。在这种情况下，我们可以有意地使用整合来缩短或结束周期。为达此意愿，作为治疗师，我们需要暂时将焦点从情境和情绪上转移到由具身化某种情绪而带来的生理和能量的益处上。仅靠一个短周期来整合认知和行为的转变可能收益有限，在经历多个短周期或一个长周期后，或者在一次治疗结束时进行整合，则可能更有收益，但这也不可一概而论。让来访者以我们之前提到的方式与你或团体建立联结，可以有效地转移他们的注意力，从而结束一个周期。如果周期结束在不稳定的地方，也有助于个体从其他人那里获得支持以稳定这个过程，或者作为下一个周期的资源。

管理极端情绪状态：当情绪体验过度失调，或者退行到难以忍受的儿童状态时，我们目前所建议过的整合方法可能不足以结束周期、管理情绪和稳定生理状态。在这种情况下，我们需要采取措施来管理这种压倒性的体验，以结束一个周期。让我们学习一些可以采取的简单方法，来管理极端应激状态。作为治疗师，我们需要停止提及情境，因为这可能会继续助长情绪，转而支持已有的情绪。我们也不需要表现出过度的关心，相反，我们需要向来访者保证，这种压倒性的体验是可以管理的。我们可以这样说："你真的深入了解了这种情绪，看起来你的大脑和身体都很难应对它。现在暂时完全摆脱它会更好，我们稍后可以再讨论这一点。这种情况时不时会发生在每个人身上，尤其是那些真正愿意深入了解他们为了康复而遭受的痛苦的人。"

"请睁开眼睛（如果来访者是闭着眼睛的），并尽量将注意力集中在外界，以便更好地控制你的体验。请转动你的头部和颈部，帮助自己更好地适应当前的环境。请暂时放下情境，放下你在其中能做或做不了的事。请暂停对情绪的关注，我们稍后会继续。为了帮助自己更适应当下，请通过五感来感知你周围的环境。你看到了什么？有哪些颜色？这里有什么气味？你听到了什么声音？是树叶随风摇曳的声音，还是车流的嘈杂声？你的嘴里有什么味道？你的衣物触感如何？如果站起来会有所帮助，请站起来。"

"请动动你的身体，动动你的手臂、腿、躯干、头和颈部，让自己对它们的感受更清晰。通过觉知和动作来加强对肌肉的感受，这样可以帮助你减缓过度的情绪，尤其是在你处于儿童自我状态时。请尽量不要哭，因为这可能会让你陷入儿童自我状态，感到无助。请看着我。看看这种接触是否能帮助你更好地控制你的情绪体验，使其更易于管理。"

"我们可以一起做一些具体的动作，以便更好地管理情绪体验。请坐在椅子上，双腿并拢，双手放在膝盖两侧，然后尝试用手抵住膝盖处，与大腿做对抗。这样会激活大腿外侧的筋膜，这有助于耐受你的体验，特别是困难的体验。你也可以站着做这个动作。请站起来，尝试想象双腿向两侧抬起，同时通过将脚稳扎入地面来对抗腿的动作。这将激活你大腿两侧的筋膜，以耐受你的体验。当你这样做时，你是否感觉更有力量、没有那么无助了？通过从背部中央发力，挺起你的胸部，体验更多的耐受感。尝试含胸或向相反方向挺胸，这样可以获得一种你可以打开和关闭胸部来管理那里的脆弱情绪的感觉。将你的手臂向两侧举起，在你的头顶上合掌。请做几次，看看你是否感到周围保护性的空间变大了，并观察这样做是如何让你待在体验中的。"

在治疗结束时：一次或多次情绪具身的治疗结束时，是进行整合的好时机，这样做可以在来访者走出去面对世界之前，帮助稳定情绪具身过程和来访者的生理状态。如果来访者在治疗结束时仍然处于情绪体验的高峰，这样做也有助于情绪体验更加可承受和被耐受。此外，这样做还可以利用多次具身情绪的各种形式的整合（生理和能量调节的提升、认知和情绪变化的更大潜力，以及对集体资源的更多获取）来解决症状。我们之前在周期结束时用于整合的许多说法也可以在治疗结束时使用。

　　此外，在治疗结束时，当我们着重于生理、能量和集体资源方面的整合时，我们可以鼓励个体更多地关注他们在身体、能量和集体资源上整体或全面的改进，而不仅是某个局部或特定区域的改进。关注身体、能量和集体资源的全面变化有一个优点，那就是它能在治疗结束之前为整个过程带来更多的稳定性。这也能为更快地解决症状提供更多的支持和更坚固的资源。我们可以这样说："现在我们已经完成了一些很不容易的工作，让我们更多地关注你的整个身体和能量状态有哪些改善，而不再仅仅关注如手臂、腿部这些特定部位的改善。观察一下，你的整个身体和能量状态是否感觉更加稳定，是否有所改善，是否更自由、更愉快，或者痛苦是否有所减轻，等等。如果你仍然处于我们刚才一起处理的那种情绪中，请留意当你察觉到身体和能量的这些整体性变化时，与这种情绪共处是否比以前更容易。"

　　为了充分利用与集体更紧密的联结（这种联结在经历了几轮情绪处理后预计会更明显地增强），我们可以这样说："你已经非常努力地处理了非常困难的羞耻情绪，让我们看看这如何能帮助你更多地与世界建立联结。请看着我或者这个团体（如果你碰巧是在一个团体里工作的话），看看你是否更容易与他人建立联结了。你是否感觉到了比以前更多的联结或者得到了更多的支持？那些阻止你与他人建立联结的恐惧和羞耻是否还像以前那样束缚你？"

　　我们也可以这么说："当你能够承受与建立联结有关的恐惧或羞耻这类复杂情绪的时候，身体就无须再进行防御了。这时，你的身体会更自然地与周围环境以及创造性的原始能量建立联结。当你的身体和能量更愿意接纳环境中的集体能量和创造性的原始能量时，这些能量就能渗透进来，对你的身体和能量进行调节，从而改变你长久以来的生活模式和身体症状。这些能量在身体里产生的感受是多种多样的，可能像有新的能量正在涌入，也可能像能量在充实身体的某个部位或者整个身体，你还可能会感觉它在扩展身体的某个部位或是整个身体。这些能量的流动也有多种不同的体验方式，它们可能从上至下或从下至上流动，或者以螺旋的形式出现，这些螺旋可能从左至右，也可能从右至左，还可能从上至下或从下至上旋转。这些能量也可能会让人感觉它们具有像空气或水一样的动态特性。最重要的是，我们需要用我们的觉知去支持这些有疗愈作用的能量，这样它们才能改变我们。我们其实不需要做太多，只需要观察它们，并给予它们完成工作所需的支持。"

在两次治疗之间：治疗结束之后，心灵层面的疗愈还会持续进行，各个方面的整合也会不断深化。有人说，当我们在疗愈的旅程中有意识地迈出第一步时，潜意识会更加积极地帮助我们，让我们更接近目标。在治疗之间，无论是清醒状态还是在梦境中，都可能出现需要进一步处理的各种因素，这些因素可能包括：情境的其他维度、与之相关的其他情绪、同一情绪的更深层面、与已处理情境有关的其他情境，以及与这些情境相关的情绪。此外，我们之前讨论过的所有整合方面，无论是生理、能量、认知、行为还是集体层面，都有望继续得到加强。同时，各种症状也有可能得到缓解。

大部分心理治疗方法都会把上述的各种现象归为"整合"，这与我们更狭义的定义有所不同。在两次治疗之间，让来访者明白可能会出现哪些情况并教他们如何根据自己的能力来应对是非常有益的，这也是我们应当推崇的做法。在情绪具身疗法中，我们期望来访者能学习到具身情绪的技巧，这样他们就能在生活中运用这些技能自助或助人。在治疗结束时，治疗师最好能与来访者一同回顾整个过程，这样他们就能记住哪些态度、自我触摸的姿势和其他技巧是有效的，包括如何觉察并运用他们在治疗中感觉有用的整合的不同方面。这样一来，他们在两次治疗之间也能更好地运用这些技巧。在下一次治疗开始时，询问他们自上次治疗以来发生了什么事也是一个好习惯，这样可以快速定位需要进行的工作，并收集来访者自上次治疗以来由于整合而积累的新资源。

整合的使用与误用：在情绪具身的周期中，进行整合是一个非必需的步骤。认知和行为方面的整合通常在治疗期间或之后自然发生，可以稳定治疗过程、促进康复或者引发需要进一步工作以解决症状的新情境。然而，如果认知和行为方面的整合没有自然发生，而这些整合对于稳定治疗过程和使体验可承受，或者进一步解决症状是必要的，那么治疗师可能需要刻意地去促成这种整合。有意识地处理其他整合方面（比如改善身体、能量和获取集体资源）可能并不总是必需的。这些整合方面通常会在后台自动发生，它们稳定了整个过程，让体验更加可承受，并有助于症状的缓解。只要情绪体验维持在一个稳定且可承受的状态，我们就无须刻意意识化它们甚至加以利用。

正如我们所见，有意识地使用整合的各个方面对于调节压倒性的体验有明显的帮助。然而，我们需要特别谨慎，尤其是在利用身体、能量和获取集体资源方面的积极进展时，因为这些整合往往能抵消不愉快情绪体验中固有的应激和失调，过度关注它们可能会以牺牲情绪为代价，导致情绪被调节掉。这样做可能会让人习得一种防御机制，以避免不愉快的情绪体验，因为大脑有天生的抗拒痛苦和困扰的倾向。因此，在利用积极的进展应对压倒性的不愉快情绪时，我们应该谨慎行事。更好的做法是通过控制情绪支持的水平、情绪的水平、身体扩张的深度和广度，以及周期的长度来管理情绪体验的强度。如果我们失败了，我们可以依靠整合来挽救局面。但需要记住一个例外，那就是在治疗结束时使用整合，特别是在改善获取集体资源方面，可能会对症状缓解有明显贡献。

情绪具身化周期流程的七个步骤

人们喜欢按步骤进行的方案。这里提供了一个包含七个步骤的情绪具身化周期流程，其中包括整合环节。这个方案特别适用于那些情绪耐受水平非常低的人，因为它限制了个体在整合阶段经历不愉快体验的时间。

（1）请先选定一个具体情境，然后找出需要进一步关注的情绪。

（2）在你的大脑和身体中定位这个情绪。在局部扩展它，但别持续太长时间。请记住，你在一个地方停留得越久，你对它的体验就会越深入。这里的情绪强度和水平可能会上升到难以承受的程度。

（3）将情绪定位到另一个地方。同样地，在局部扩展它，但不要持续太久。

（4）现在，转而关注生理和能量整合的方面。放下对情境和情绪的专注，让情绪暂时退到后台。

（5）在大脑和身体中，尤其是情绪曾经出现过的某个区域，找到生理或能量整合的舒适点。稍作扩展，但别持续太久。如果你这么做，该区域的生理反应可能会加剧，这会让下一轮不愉快情绪的处理变得更加困难。

（6）在大脑和身体中再找一个地方，尤其是情绪曾经出现过的区域，找到生理或能量整合的舒适点。稍作扩展，但时间不要太长。

（7）将你的觉知扩展到整个身体或能量场，特别关注身体和能量在整体上的改善，尤其是能量方面。在这一步中，可以停留稍微长一点儿的时间。

情绪具身化四个步骤的顺序安排

人们常常好奇，在进行情绪具身化的过程中应该如何安排各个步骤的执行顺序。由于情绪总是与某个特定情境相连，因此最佳的起点是确定需要处理的情境。通常情况下，来访者找治疗师是因为他们在特定情境中遇到了问题，所以专注于一个特定情境相对容易。但也有时候，情境可能并不那么明确。比如，有的人可能因为身体或者能量上的不适来找我们，尽管他们在遭受这类困扰时，更有可能首先去找医生或者做身体治疗，而不是来找心理治疗师。或者，他们可能因为情绪问题（如抑郁或焦虑）而来，却对引发这些问题的具体情境一无所知。在这种情况下，我们可以帮助来访者探索可能是哪些情境导致了他们的情绪困扰，也可以扩展和支持这些情绪，预期随着他们承受痛苦的能力不断提升，相关的具体情境会逐渐明确。

情绪具身化的四个步骤是按照逻辑顺序来安排的，然而，这个顺序并不是治疗方案的僵化的组成部分。在从一个步骤跳到下一个步骤时，我们并不是抛弃了之前的步骤。为了让情绪保持在激活状态并与当前情境紧密相关，我们有必要频繁地回到情境的具体细节中，以维持情绪的热度。此外，为了维持情绪的激活，也需要不断地为其提供必要的支持，并处理各种随之出现的固有心理防御。正如我们之前所提到的，整合这一非必需的第四步，无论是在生理、能量、集体层面，还是在认知和行为方面，都可以在一个周期内完成，或者在一个周期结束或治疗结束时进行，又或者在两次治疗之间进行。有时，即便情境和情绪都非常明确，并且有充分的支持用于情绪及解除对情绪的固有的和心理上的防御，无意识中的生理和能量防御却强大到几乎无法触及，更不用说扩展身体内的情绪了。在这种情况下，治疗师可能会先花一段时间，在一次治疗或整个治疗期间，与来访者的生理和能量防御进行工作，为后续专注于特定情境做准备。

因此，这四个步骤更像是治疗师在进行情绪具身治疗时可以随意搭配使用的一套工具或方法，而不是每一次治疗都必须严格遵循的步骤。咨询师往往会让来访者几个步骤同时进行。在这个过程中，治疗师需要通过共情或其他方式持续地给来访者提供情绪支持，也需要频繁回顾当时的情境，以保持情绪的活性和相关性。此外，治疗师需要适时地与来访者一同应对并处理各种固有的心理、生理和能量层面的防御，还要根据不同的需求，将整合这一环节涵盖到生理、能量、集体、认知或行为等多个方面。

对于已经与来访者进行过详细访谈的治疗师，他们可能对导致当前情绪困扰的过去情境有很合理的假设，并可能希望聚焦于过去的情境。在督导中经常会提出的一个问题是，我们是应该处理与过去情境有关的情绪，还是应该处理已经转移到当前情境的情绪。

我更喜欢先着手解决现在触发旧有情绪反应的实际情况。我的想法是，通过让情绪具身化，增强对这种情绪的耐受能力，最终可能会激发出与过去相关的认知，当然，这是基于这种认知对治疗有所帮助的前提下。

这种做法在大多数情况下都是行之有效的。如果解决症状确实需要，我们就会进一步探讨与之相关的过去经历。

然而，出于以下原因，并不可能总是自发地出现与过去有关的、对治疗有帮助的情境。第一，尽管从理论上说，通过让当前情境中的情绪具身化以增强对它的耐受能力，能提高认识到这种情绪与过去相关情境之间关联的可能性，但强大的心理防御机制可能仍然足以阻止这种认知洞察的出现。第二，有些人可能在与过去相关的心理洞察能力方面发展不足，这可能妨碍他们解决自己的痛苦。第三，与过去相关情境有关的记忆可能源自儿童早期，那时没有成形的外显记忆可被回忆起。第四，当我们仅仅增强与当前情境有关的情绪耐受能力，而没有与过去建立联系时，由于心理防御过于强大、心理洞察能力不足或缺乏可回忆的记忆，我们可能会错误并且令人信服地把痛苦情绪归咎于当前的情境，这样的结论可能会阻碍解决当前的问题。

在这些情况下，即使来访者坚持认为他们的痛苦与当前情境有关，治疗师处理过去的情境也可能会比处理现在的情境更有效。毕竟，借助已知但个人不记得的历史来解释一个有意识问题的无意识根源，是心理治疗实践中最重要的要素之一。

The Practice of Embodying Emotions

第 14 章

人 际 共 鸣

章节概要：本章探讨了人际共鸣的科学基础。通过这一机制，我们的身体能在近距离或远距离内与他人进行信息交流和相互调节。同时，本章还介绍了如何运用这一原理，以准确捕捉到他人的情绪状态，并进行有效调节，进而协助他们更好地具身化自己的情绪。

想要协助他人更好地体验和表达自己的情绪，就需要让他们在大脑和身体生理层面上有意识地体验到自己的情绪，这通常比他们以往的体验要全面得多。然而，在多数情况下，人们出于各种各样的原因，很难真正触及和表达自己的情绪体验。比如，强烈的心理和生理防御机制可能成为一道障碍。但更普遍的情况是，他们在成长过程中几乎没有得到足够的支持，以帮助他们生成、感受、识别、象征化和表达自己的情绪。[1] 因此，在与他人进行情绪相关的工作时，给予他们情绪体验的支持无疑是我们在治疗中最重要的能力。

在第 11 章里，我们已经探讨了多种具体的手段，以支持他人在情绪方面的需求。而在本章中，我们将介绍另外一种支持和调节他人情绪体验的方法，那就是我们每个人都天生具备的一种生理共鸣能力。这种能力在治疗领域中往往被忽视或未能充分发挥，我们将这种能力称作"人际共鸣"，或简称为共鸣。本章将深入解析共鸣到底是什么、它是如何运作的，以及如何有意识地运用这一能力，以更好地触及并调节他人乃至我们自己的情绪体验。

依恋理论发现，[2] 母亲能够在自己的身体里感受到孩子的情绪状态，这种我们称为"具身同频"的能力，是她在情绪上调节孩子能力的最佳预测指标。[3] 为了更好地支持他人的情绪，我们需要通过"同频"或"调频"来了解他们的情绪体验究竟是什么。"情绪同频"的概念从广义上讲，就是理解另一个人在情绪上所经历的一切。有多种途径可以帮我们达到这样的状态，比如，我们可以直接询问对方他们正在经历什么；也可以设身处地去想象，如果是自己处在他们描述的那种情境中，可能会有怎样的感受；还可以借鉴我们在生活、文学和电影中观察到的，其他人在类似情境下的经历，甚至可以运用心理学理论来推测他人的情绪状态。通过这些多样的方法，我们可以更准确地理解他人在情绪上的状态，并尽量在自己的身体里感受到这种情绪状态，从而实现与他人情绪状态的具身同频。

除此之外，我们还可以通过模仿他人的声音、面部表情和身体动作，来体验和支持他们可能在身体内部所感受到的情绪，这也是躯体性心理治疗中常见的做法。我们也可以利用大脑中的"镜像神经元"，这些神经元能够模仿他人的动作，从而在我们的大脑或身体中模拟他们的情绪体验。[4] 综合来看，这些方法或许足够让我们在自己的身体里体验到他人的情绪反应。当这些方法都不够用或者需要额外的手段时，我们还可以运用我们天生的人际共鸣能力，在自己的身体里感知他人的情绪体验。

现在，我们来深入探讨一下人际共鸣究竟是什么、有哪些科学依据，以及它与反移情有何不同。接着，我们会探索如何运用人际共鸣，以协助他人或我们自己更好地体验和表达情绪。

人际共鸣：另一种信息交换的方式

在心理学领域，一般认为两个个体间的所有信息交流是通过五感（视觉、嗅觉、听觉、味觉和触觉）来完成的。通过镜像神经元或模仿他人的面部表情、声音和身体动作，我们能在五感信息交流的框架内理解如何模拟他人的体验。人际共鸣基于这样一种可能性，即我们的大脑和身体能够直接交换情绪和其他种类的信息，而无须借助五感。比如，当我们"感觉"到有人可能在背后盯着我们时，这表明我们的五感可能也在以某种我们还未完全了解的方式参与到这种信息交流中。而我们的实际体验也表明，共鸣不仅可以在咨询室这种近距离环境中发生，还可以在涉及在线视频或电话会议这种更远距离的情境中发生，这说明除了五感之外，我们还可能有其他生理机制参与共鸣。

如此强烈的共鸣可能性在我们相互交流信息方面意味着什么呢？我们的同频和共情可以实现具身化，我们能运用自己的身体去感知别人身体内部的体验，接着，我们便能在理解、概念化、命名和表达情绪体验等方面为他们提供帮助。我们还可以直接与他人的身体进行交流，以实现调节。当我们能准确感知到别人身体里的体验，并能在自身身体内调控这些体验时，我们就可以通过共鸣与别人分享这些调节信息，或者简单地在察觉到别人的需求时，直接传达这些调节信息。比如，如果我们在自己的身体里感觉到了某人的焦虑，我们可以立即在感知到他们的焦虑之后传递调节信息，或者在身体内缓解了这种焦虑之后传递调节信息。

克莱因派的精神分析师威尔弗雷德·比昂（Wilfred Bion）设想，在母亲和婴儿之间，这样的过程是时常发生的。[5]一个焦虑不安的婴儿在生理上难以应对这种紧张状态，因此他会将这些难以承受的感受"投射"到愿意接纳它的母亲身上。母亲凭借更成熟和强大的生理状态，会"投射性认同"孩子的这种焦虑。在外部表现上，她会采取一系列抚慰的行为，以帮助孩子缓解焦虑。而在内心中，她会吸收并转化这种焦虑，将其转为平静，并将这种平静状态反馈给极度需要的婴儿。婴儿则会投射性地认同母亲的平静，并因此感到安慰。比昂把这个过程比喻为一只母鸟将预先消化过的食物喂给因不成熟而难以消化它的小鸟。然而，比昂并没有详细说明投射和投射性认同是如何具体发生的。我们会发现，人际共鸣或许能为比昂的理论提供生理学基础。

人际共鸣的科学基础

细胞生物学家詹姆斯·奥斯曼（James Oschman）对生物能量场（比如由我们身体和大脑的不同系统生成的生物电场及生物磁场）产生了浓厚的兴趣。他关注这些能量场是如何生成的、能传播多远，以及它们具有什么样的功能等。奥斯曼的这些发现横跨多个学科，已经在《能量医学：科学基础》(*Energy Medicine: The Scientific Basis*)[6] 和《治疗和人体表现中的能量医学》(*Energy Medicine in Therapeutics and Human Performance*)[7] 中发表。生物电场和生物磁场是由我们身体的不同系统生成的，包括大脑和心脏在内的所有器官都会产生这种生物能量场。这些生物能量场可以用电磁谱上的频率的形式来测量。由单个器官（如大脑和心脏）生成的特定生物能量场会通过编织在我们整个大脑和身体中的结缔组织而实现整合。

生物能量场能捕获并传输有关局部生理状态的信息，心电图和脑电图分别能获取关于心脏和脑部生理状态的重要信息。在体内，不同的大脑或身体部位通过神经和血液相互传递状态并调控信息。除了通过局部的生物能量场，它们还能通过更全面或整合的生物能量场发送并接收这些信息。结缔组织基质贯穿于生理结构的每一个部分，非常适合快速地从身体的一个部分传输生理信息到另一个部分，因此它被当作中枢神经系统、外周自主神经系统以及躯体神经系统之外的一个额外的神经系统来研究。

由大脑和身体生理机制产生的生物能量场不仅局限于皮肤内，还能扩展到周围环境中。心脏产生的生物能量场比大脑产生的要强大一百倍，甚至能在距离身体几英尺之外被检测到。[8] 当这些生物能量场延伸到身体以外时（如图 14-1 所示），它们就能与其他人的生物能量场和其他人大脑与身体中的组成部分进行互动。通过这样的方式，不同的身体就能像同步飞行的鸟群一样，相互传递信息、施加影响并进行调节。治疗师手部发出的生物能量场甚至能深入到来访者的大脑和身体生理机制中，触发变化，即便他的手并没有直接接触到他们的身体。

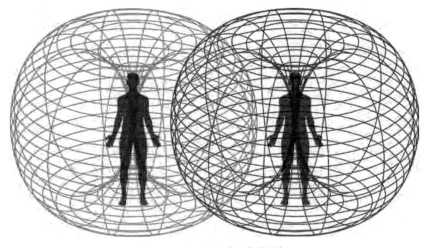

图 14-1　交互的人类生物能量场

身体各个部位的筋膜相互交织，构成了一个连续不断的网络结构。这种结缔组织基质具有独特的晶体结构，可以作为一种信息雷达，接收以生物能量场形式从外界传来的信息。在我们的细胞深层，基因上微小如天线的细丝具有改变基因表达的能力，这些细丝会根据来自大脑和身体生理状态内外的生物能量场进行振动。[9]

因此，有足够的科学证据显示，我们体内存在一套机制，能通过人际共鸣来相互传递信息、施加影响、进行调控，甚至可能导致彼此的失调。我现在对于一些能说明共鸣现象的实例不再感到惊奇，例如，在某个我内心充满无尽爱意的日子里，一匹正在田野中吃草的马径直走到我面前，用它的鼻子触碰我心脏的位置。有一次，我在报纸上读了一篇关于重逢的故事，被感动得热泪盈眶，我的妻子紧接着就从三楼走下来到一楼的厨房，亲了我一口，说她爱我。还有一次，我的妻子睡在我旁边，但并没有碰到我，借着她逐渐深沉的睡眠和呼吸，我用手托着头，让自己从噩梦中平复了下来。

迄今为止，我们只观察到在近距离范围内（比如同一房间的来访者和治疗师之间）存在着可以通过电磁谱的可测频率来证明人际共鸣的生理学证据。本书是在新冠疫情期间撰写的，当时治疗越来越多地转移到线上。这也引发了一系列问题和关注，比如在线上环境中，治疗师能否提供与面对面环境中相当的支持和联结。然而，令人惊喜的是，无论是来访者还是治疗师，他们在线上都感受到了很强的支持和联结。考虑到这一特殊背景，探索人际共鸣在更远距离上是否同样有效变得尤为重要。我们将会看到，影响远距离人际共鸣的某些潜在动力（如量子纠缠）或许也能增强近距离内人际共鸣的效果。

远距离人际共鸣

在洛杉矶的一个清晨，大约在凌晨四点钟，我从一个恐怖的梦中惊醒。梦里，一个人在印度去世了，他的棺材正在下葬，而他的妻子预计将与他一同被活埋。我马上把这个梦记在了床头柜上的记事本里，以便让它不再困扰我的神经系统，然后重新入睡。大约在早上六点，电话铃响了，是我的一个舅舅打来的，他告诉我我 49 岁的姐夫因为心脏病突发去世了，他们已经尝试联系我一段时间了。这个梦似乎给了我关于刚发生的事情的预警。多年以后，我才意识到这个梦不仅预示了当下的事件，还预示了我姐姐在她丈夫去世后将面临的种种困境。每当我把这个梦作为人际共鸣的一个实例与世界各地的学生分享时，我经常听到与之类似的个人经历，这进一步加强了我的看法：这种现象并不罕见，肯定有其科学的解释。

　　还有一种更普遍但不那么戏剧化的经历，即你刚打算给某人打电话或写信，结果那人却先一步联系了你。这种现象被鲁珀特·谢尔德雷克（Rupert Sheldrake）称为"心灵感应电话"。为了探究这一现象有多普遍，谢尔德雷克与大卫·杰伊·布朗（David Jay Brown）进行了研究。他们发现，在两百名受访者中，有78%的人表示，当他们打电话给某人时，对方恰好也想要给他们打电话。[10] 事实证明，在量子物理学这个学科里，这种远距离的信息交流或共鸣是有科学依据的。

　　量子物理学主要研究亚原子粒子的世界，也就是说，如果我们持续地将各种物质分解，直至找出构成整个宇宙的基础成分，那么最终会得到这些微观的粒子。在这些微观粒子的奇特行为中，我们可能找到远距离共鸣的科学解释。如果两个亚原子粒子处于一种紧密关联的状态，即一个粒子的任何变化都会瞬间影响到另一个粒子，而且这种影响不受它们之间距离的限制，也没有时间延迟，这种状态就被称作"纠缠"。阿尔伯特·爱因斯坦将这一现象描述为"鬼魅般的远距离作用"，并已多次在实验中得到证实。[11]

　　这是否意味着一个粒子的变化会以超光速（每秒186 000英里[⊖]）的速度瞬间传递给另一个粒子？有科学家提出，在亚原子粒子领域中，实现超光速是有可能的。根据一种理论，亚原子粒子中存在一些隐藏的变量，这些变量有能力以超光速的速度传播。你可能已经猜到，这些变量正是因为隐藏起来才无法被测量。[12] 另一种有争议的理论则认为，亚原子粒子能通过一种被称为"量子隧穿效应"的现象来达到超光速。[13]

　　对量子纠缠的标准解释是其具有非定域性。我们居住在一个由空间和距离定义的世界，但在亚原子粒子的世界里，这些概念并不存在。[14] 因此，一个粒子的任何变化都会立即影响到与其纠缠的其他粒子。在我们熟知的、由空间和时间界定的世界中，人与人之间的通信速度可以用时间来计量。对于我们来说，理解一个没有空间和时间的世界是相当困难的。然

　　⊖　1英里≈1.61千米。

而，我们也在量子层面上存在，根据量子物理学理论，在这一层面上，我们可以实现即时的相互沟通。因此，非定域性也是一种科学上可行的解释方式，用于解释除了超光速通信以外，远距离人际共鸣的现象。

如果这一切都让你感到头大，请不用担心。关键在于，信息有可能在两个纠缠的粒子之间以瞬时或超过光速的方式进行传播，同时，我们也像宇宙中的一切事物一样，存在于量子和非量子的现实层面。在亚原子水平上，或许有些人比其他人更容易产生纠缠，这是因为我们可能属于同一物种、种族、家庭，或者有密切的人际关系。量子纠缠或许就是一种机制，让我得以在梦中得知我的姐夫的去世。

医学博士拉里·多西（Larry Dossey）在他的著作《一心：我们的个体心灵如何成为更大意识的一部分及其重要性》(One Mind: How Our Individual Mind Is Part of a Larger Consciousness and Why It Matters) 里为我们提供了大量实例，展示了信息是如何能通过人际共鸣在远距离内进行交换的。这本书也是情绪具身疗法专业培训中的必读材料。[15] 它是一部引人入胜的读物，尤其适合那些想探究"我们对自我和现实的普通认知背后是什么"的人。这本书能够让来访者克服对通过人际共鸣进行远距离信息交换的成见，这样他们至少能在心里接受这一可能性，并进一步在他们的觉知中去探索它。这非常关键，因为我们知道，量子现象会受到我们觉知和意愿的影响。

反移情与共鸣

反移情在治疗师群体中一直是一个备受关注的议题，这种关注是完全有理由的。当治疗师对来访者产生一种与来访者几乎无关的反应，但错误地将这种反应归咎于来访者时，就可能会损害治疗的质量，甚至可能对来访者造成伤害。例如，如果一名治疗师因为某位来访者让他在潜意识中想起了自己的母亲，从而触发了他对母亲未解决事件的愤怒，那么治疗师就可能会错误地认为，自己对来访者的这种情绪是来访者对自己的无意识愤怒。

早期的弗洛伊德派精神分析师曾错误地认为，治疗师可以通过接受治疗来完全消除反移情，进而达到一种"节制"的状态。虽然我们现在对反移情有了更全面的认识，包括它在某些情况下可能有助于更好地理解并帮助来访者，但治疗师仍然担心反移情可能会给来访者带来伤害。这一担忧在我建议治疗师开始审视他们的内在反应，以寻找来访者有意识和无意识经验的线索时，得到了各国治疗师的共鸣。

最初，人们认为移情是来访者对治疗师的一种反应，与治疗师本身无关；反之，反移情是治疗师对来访者的反应，也与来访者无关。但随后，人们对反移情的理解逐渐深化，认为治疗师在与来访者关系中的体验，其实有助于更好地理解并调节来访者的状态。有一种名为"一致性"或"镜映"的反移情，它允许治疗师有时能感受到来访者正在感受的；还有一种名为"互补性"的反移情，它意味着治疗师的体验有时可能与来访者的体验截然相反。

以镜映反移情为例，当一个焦虑的来访者出现时，治疗师也可能会感到焦虑，即使来访者自己可能对这种焦虑一无所知。在出现互补性反移情的情况下，治疗师可能会在焦虑的来访者出现时变得异常平静，以此帮助来访者控制自己的焦虑情绪。治疗师在面对一个害怕的来访者时突然有想要攻击他的冲动，这也是互补性反移情的一个例子，因为这时来访者其实是在向治疗师传达他们曾经遭受的虐待。无论是镜映还是互补性反移情，都可以通过五感来体验，也可以通过人际共鸣来实现，这基于我们的生理系统具有与对方直接分享生理信息的能力。

移情与反移情确实存在，并且根据处理方式，它们可以是有益的，也可以是有害的。一个过于自负的治疗师，如果认为反移情是他自身缺陷的标志并不愿承认，就可能会对自己和来访者构成风险。如我们所见，人际共鸣的能力也是真实的，它为治疗师提供了一个高深的附加工具，以更全面地参与、理解和调节他们的来访者的体验。然而，反移情和共鸣的体验有时会相互混淆，即便在某一特定情境中，我们尽最大努力进行辨别，但这样的努力仍然可能不足以将两者区分开。这一方面是因为我们能够意识到的情境动态，相对于潜意识里的内容来说是有限的；另一方面是因为在一段关系中，人们很难把自己的体验与对方的体验完全区分开来。诸如罗伯特·斯托洛罗这样的主体间精神分析师，甚至质疑了在关系中能清晰地将一个人的体验与另一个人的体验区分开来的观点。[16] 因此，运用共鸣不仅需要明辨是非的能力，还需要谦逊，即承认自己有可能是错误的。同时，如果运用共鸣没有带来任何成效，也需要有放手的勇气。

相互调节系统内的共鸣

丹尼尔·西格尔在他的著作《心智成长之迷：人际关系与大脑的互动如何塑造了我们》（*The Developing Mind: How Relationships and the Brain Interact to Shape Who We Are*）中明确指出，当两个人建立起任何形式的合作关系时，两个系统就会联合成一个超级系统。[17] 这个超级系统具有更强大的调节能力，超过了组成它的各个系统的调节能力之和。在这样的超级系统里，各个单独的系统可能在不同时间从事不同活动。有时它们的活动是同步的，有时则是互补的而有时，它们的活动看似与对方毫无关联。在这种相互调节的系统中，一个系统有时可能是主导，而其他时候则会跟随。还有些时候，这些系统看似各自为政，没有明显的相互关系，但实际上仍然处于一种相互调节的状态。

这对我们的共鸣体验有何意义呢？也就是说，当我们与别人合作时，在大脑和身体生理状态上会有什么感觉？我们可以通过一个实例来理解这一点。假设我们正与一名来访者坐着聊天，突然在腿部感到能量激增。这是否意味着来访者也在同一时刻有相同的感觉？这当然是一种可能。另一种可能是，这种能量首先在我们这里涌现，意愿是为了调整来访者，因为他们的能量开始变得过于集中在上半身，这对他们并不是什么好事。他们的神经系统在与我们下移的能量产生共鸣时，可能会逐渐恢复平衡。还有一种可能性是，存在第三方因素，这个因素可能会同时触发治疗师和来访者腿部的能量流动。当然，我们也可能在来访者的整个治疗过程中都找不出能量涌动的具体原因，但这并不意味着这种现象对我们或来访者没有帮助，即使我们无法完全理解其背后的逻辑。从某种角度来看，这就像是朋友间的一场对话。一个人说了一些话，另一个人接着说，如此这般，最终双方都感觉好些了，也对他们所讨论的问题有了更清晰的理解。

实践人际共鸣的三个步骤

现在，让我们探讨一下如何运用共鸣来感知、解读和调节他人以及自己的情绪体验。

1. 允许这样的可能性存在，即两个大脑和身体生理之间可能会通过生物能量场或量子场直接进行信息交换，并设定一个意愿来实现这一点。

意愿在这里尤为重要，特别是对于量子现象来说，因为它们受到觉知和意愿的影响。你可以时不时地观察一下自己大脑和身体的生理状态，比如身体的各种感觉、能量状态的变化以及情绪波动。特别要留意那些突如其来的体验变化，例如心脏疼痛、腿部能量减少或者感到焦虑等。简单地接受你的体验，如果感觉不舒服，也尽量不要采取任何措施来改变。请提醒自己，这些感觉有可能是你与来访者在治疗过程中产生共鸣的结果，体会它对你的影响。保持对它的关注，不要对它做出反应，但通过你的觉知和意愿来给予支持，这样可以更好地调整来访者在共鸣中的体验。

2. 如果你感觉自己的体验开始变得具有压倒性了，就用你熟知的方式来进行自我调节。

这一转折可能意味着来访者正在苦苦挣扎以应对这种压倒性的体验，

也可能意味着这种经历对神经系统来说是一种沉重的负担。我们时常会遇到一些即便是我们自身也难以完全理解或应对的情况，例如那些经历战争或遭受特殊类型的身体或性虐待的人。

在这些特殊情境里，你需要适度地调整自己的情绪状态，让这段经历变得更容易承受。但是请一定要注意，不要因为逃避不适而损害了与来访者通过共鸣建立起来的紧密关系。分享他人的体验，尤其是通过身体去感受，对于帮助他人处理情绪体验有着至关重要的作用。这有点儿像一个人帮助另一个人抬起重物，或者在他们行走的过程中伸出援手以给予支持。在这种共鸣关系中，情绪的负担得以被分担并获得支持。这也解释了为什么有时候，对于沉浸在哀伤中的人，我们能做的最好的事情就是静静地陪在他们身边，用自己的身体尽可能多地感受他们的哀伤。我还记得有一次，我和一个刚刚认识的远房表亲一起坐着，她当时正在哀悼她父亲的去世。六个月前，她也失去了母亲。当我和她坐下来近一个小时后，我能深切地感受到她的颤抖、悲痛和绝望，大部分时间我们都在沉默中度过。几个月后，她给我写了封信，说即使那天是她一生中第一次见到我，我们在一起的时间很短，但她依然觉得我们之间确实建立了一种非常紧密的联系。我也有同样的感触，并且这种感觉一直持续至今。

当我们在与他人的共鸣或对他人体验的反应中感到困扰时，有多种方法可以在不与对方失去联结的情况下进行自我调节。我们可以轻柔地将手放在身体或大脑感觉最不适的部位上，以减轻不适。我们可以深呼吸，让这种体验更易于承受。我们可以把一只手放在那个不适的部位，另一只手放在身体的另一部位，以在两点之间分散能量，减缓初始不适点的痛苦。我们也可以通过感知自己的双腿来稳定自己，或者感知下腹部来集中注意力，以更好地应对这种体验。借助我们的觉知和意愿，我们可以将困难的情绪体验扩展到身体的更多区域，从而增加与之共处的能力。我们可以随意地把手放在我们的脑干（颅骨后部的最低点）或前额皮质（前额）上，以帮助我们在专注于他人的痛苦时调节自己。

当我们以这种方式在共鸣中调节自己时，我们动员了自己的力量，帮助他人调节他们的体验并加以处理，而且无须特意引起他们的注意。这种共鸣中的工作方式对于那些很难有意识地处理自己体验的人特别有用，例如儿童或那些在身体层面上有处理困难的人。

3. 通过与来访者共享，更深入地运用我们在共鸣中获得的信息。

在第 5 章里，我们探讨了有意识地觉察情绪体验如何能在调节这种体验上提供额外帮助，同时也能让人更全面地了解情境的影响。假如在与来访者的互动过程中，我们胸口感到一阵悲伤，我们可以通过提问来引起对方的注意，比如"你的胸口现在有什么感觉""你的胸口现在感受到的是什么情绪""你的胸口感到悲伤还是快乐""你身体的哪里感到悲伤"。我们也可以这样说："我的胸口现在感到有点儿悲伤，我不太清楚是为什么。你也有同样的感觉吗？如果有，这种感觉在身体的哪个部位？"在这些例子中，似乎暗示了一种假设，即我们正在感知来访者此刻也在有意识地体验的情绪。但这种情绪可能是潜意识里的，需要治疗师的镜像反馈和支持来让其浮现并变得可以承受。还有可能是来访者将不愉快或难以接受的情绪投射了出去，而治疗师则是在投射性地认同这种情绪，以便更好地理解来访者的情况。

也有可能，这种悲伤其实来源于治疗师自己，是治疗师对来访者当前状况的自然反应，或者治疗师可能正在体验一种与来访者完全无关的反移情。因此，如果一次干预未能产生明确效果，最好不要强行继续，除非基于对来访者的深入了解，治疗师非常确定这次干预是受到了对方的防御，而坚持下去才是符合来访者最佳利益的。当基于共鸣或其他途径的干预没有明显效果时，也并不意味着这次干预对来访者一点儿用处也没有。也许，来访者还没准备好面对这一切，但这样的干预有可能在他们心里种下一颗种子，未来某一时刻会发芽。治疗师可能也在示范如何体验和表达情绪，这对来访者是有帮助的。来访者也有可能会接收到治疗师因他们的情况而感到悲伤的信息，并以此作为共情支持，这不仅可以促使他们分享悲伤，也可以使他们更愿意与治疗师分享其他脆弱的情绪。

在共鸣的工作中遇到的问题

过度共鸣：治疗师常常抱怨，与来访者的过度共鸣让他们自己也感到痛苦。有的治疗师甚至表示，他们别无选择，只能过度共鸣，并因此感到痛苦。确实，将他人的不愉快情绪内化到自己身上是一种痛苦的体验。然而，与他人情绪的共鸣并不意味着治疗师要像来访者那样承受大量的痛苦。过度共鸣的模式可能源自人们的童年经历，可能是从照顾者那里学来的，或者是为了维持与照顾者的联结而不得不这样做。这种模式可能在治疗过程中得到了加强，因为过度共鸣对来访者确实有很大帮助。有的治疗师甚至可能认为这是成为优秀治疗师的一个特质，这也是我自己不得不抛掉的想法。

纠正过度共鸣模式的首要步骤是认识到，我们对于是否与某人产生共鸣以及共鸣的程度是有选择权的。我们并不会与生活中遇到的每一个人共鸣，正如我们不会试图以相同的方式与每个人建立关系。因此，第一步就是有意识地设定自己不去与某人产生共鸣的意愿，或者限制共鸣的范围和深度。这些意愿在一定程度上是有效的。设定这样的意愿可能会触发我们对那些源自童年或后续生活阶段、导致我们无节制或过度共鸣的无意识意愿的认识。然后，我们就可以着手改变这些意愿。

此外，我们还可以调整某些行为，以控制我们与他人共鸣的程度。减少镜映来访者的语调、面部表情和身体表达（如姿势、动作和手势），以及减少眼神接触，都是一些简单但有效的方法，可以用来降低共鸣的程度和强度。如果过度共鸣的问题持续存在，或者在与某些来访者的互动中持续出现，那么治疗师可以考虑接受个人治疗，通过探究并解决那些阻碍你改变的无意识态度、经验和弱点，从而在与他人共鸣的过程中减少不必要的痛苦。

共鸣不足：有些治疗师面临相反的问题，他们通常很难与来访者产生共鸣。如果与特定的来访者共鸣有困难，问题可能出在来访者或治疗师身上。无论哪种情况，他们都可以逆向运用前文提到的减少共鸣的各种方法。比如，可以有意识地增加在语调、面部表情和身体姿态上镜映的意愿，以提高共鸣程度。如果这些方法不奏效，那么治疗师可以考虑接受个人治疗，以识别并解决妨碍他们共鸣的障碍。其中一个重要的原因可能是他们没有足够的心理承受力去应对共鸣可能带来的痛苦。

另外，共鸣是一个双向的过程，可以被有意识或无意识地控制。我有一位亲密的犹太朋友，他的经历就是一个例证。在第二次世界大战即将结束时，他当时只有四个月大，生活在法国。他年轻的父母把他托付给了一名牧师，然后跟随法国抵抗军逃到了山区。这名牧师将他藏在距离地面两层下的一个黑暗地窖中，一直照顾他，直到他的父母回来。当他的父母四五个月后回来接他时，他已经瘦得只剩下皮包骨，他们几乎认为他可能已经去世了。

尽管我擅长与人共鸣，但我从未能通过共鸣真正感知我的这位朋友。他似乎在很小的时候就本能地学会了在共鸣中显露自我是危险的。当他被确诊为癌症晚期时，我无法忍受和他在一起，这对我的身体来说是过于巨大的压力。他的前妻和儿子也有同样的体验。仿佛他在战争时期筑起的防御墙在面对死亡时崩塌了，多年来他努力隐忍的压力和脆弱一下子全都涌回，不仅让他自己产生了压倒性的体验，也让关心他的人感到难以承受。

治疗师在培训过程中形成的观念也可能阻碍他们通过共鸣来有效地协助来访者。比如，那些认为自己能完全避免反移情，或是不了解自己即便可能出现反移情，也能通过共鸣来帮助来访者的治疗师，以及认为自己的内在体验对于理解来访者的体验没有价值的治疗师，他们在与来访者产生共鸣的方面可能会遇到问题。同样，那些担心基于个人经验的建议可能会伤害到来访者的治疗师，或者接受过某种治疗方法培训（这种方法强调来访者的体验应由他们自己来觉察，治疗师的角色仅是跟随并确认这些体验）的治疗师，以及那些不关注自己身体体验的治疗师，也可能在共鸣方面遇到困难。在不同的治疗方法中，治疗师常常提到，由于担心将自己的反移情强加给来访者，而对来访者信任自己的共鸣感到担忧。

在以身体和能量为导向的心理学中，有时会过度担忧与来访者"融合"

的问题。"不融合"有时被误解为"一点儿能量都不交换";"融合"也可能意味着如此彻底地认同他人的体验,以至于忽视了自己的体验。当然,如果这成为与人互动的一种默认模式,或者一种在格式塔疗法中被称作"融合"的防御机制,那么这显然是不可取的。如果"不融合"被解释为完全不进行能量交换,或者仅仅短暂地全面认同他人的体验也被视为病态,那么这些态度就可能会妨碍个体与他人产生共鸣。这是因为,在共鸣涉及的信息交换过程中,总会在不同程度上出现能量的交换或混合。因此,有时候,为了更有效地在共鸣中帮助他人,我们可能需要短暂地完全站在他人的立场上。

陷入共鸣:在治疗期间与来访者产生共鸣时,有时会出现一系列问题,这些问题可能使我们陷入来访者的体验或对其体验的反应当中,从而影响我们的幸福和与其他来访者产生共鸣的能力。让我们通过几个具体的例子来详细探讨这些可能性。当我们与来访者的某种体验产生共鸣时,这一体验可能使我们的系统产生过大的压力。我们可能由于这种体验过于陌生或者过于强烈而没有能力去承受它,或者这一体验可能触发了我们自己难以承受的、未解决的经历。在这种情况下,为了维持系统的正常运作并协助来访者,生理防御机制可能会启动。这就像一个人为了防止另一个人从悬崖上坠下而紧紧抓住他,却没有意识到在这个过程中,由于本能的生理防御作用,自己的一只手臂肌肉已经被拉伤了,直到成功将那人带到安全的地方后才察觉到。同样,治疗师有时也可能在治疗结束后的一段时间(有时是几小时后)才意识到自己的系统仍然受困于一些未完成或未解决的体验,有时甚至伴随着某些症状。

我曾在欧洲的一场培训中,与一名在群体中极度恐惧的犹太女士进行了工作。她是两名大屠杀幸存者的独生女,她的父母在第二次世界大战期间的集中营里失去了所有家人。她至今无法在她居住的小村庄里向邻居透露自己的犹太人身份。在她成年后,她的父亲选择了通过自缢来结束自己的生命。在一次面向全班的治疗中,我们利用了团体的临在来触发她生活中所体验的恐惧,从而通过她的身体来具身化和承受这种可能从她父母以及犹太人的集体经历中继承来的被杀害的恐惧。在治疗的结尾和培训的其余时间里，她都表示，在与团体中的其他成员交往时，她感到更加临在和从容。我对她说，我也感到更加临在、更加与人联结，并进一步解释，这正体现了瑞士心理学家卡尔·荣格的一句名言：每一次心理治疗都有可能改变治疗师和来访者。

然而，在治疗期间，我在后颈的左侧感到了轻微的紧缩。第二天早上醒来时，我在同一个地方感到了疼痛。我没有太在意，因为这是我熟悉的症状。我知道，颈部后侧的肌肉有许多心理功能，包括管理高能量、压力、恐惧和惊吓，以及创伤性压力。我还知道，我颈部这种熟悉的紧缩和疼痛模式可能与我出生时的创伤有关，在那次创伤中，我和母亲都险些丧命。基于过去的经验，我以为我可以通过瑜伽来化解疼痛，必要时还可以通过自己或与我的治疗师一起工作来处理恐惧。然而，随着时间的推移，这两种方法都没有起作用，我也越来越担忧，而我后续接受的身体治疗也没有效果。实际情况是紧缩和疼痛从颈部的一侧扩散到了另一侧，并开始影响到我的肩膀，看起来像是一种复杂的区域性疼痛综合征。我开始寻找疼痛的简单医学原因，也许是我在做瑜伽动作时弄伤了我的脖子。

正值新年伊始，我也在这种困扰的状态下赴印度进行了年度探亲，与母亲在她的农场相聚。由于回到了原生家庭的压力中，我的颈部病症恶化，我感到无助和绝望。突然，我的妻子建议我联系一位当地的能量治疗师，几年前他曾帮助她缓解一种慢性的髋部疼痛。尽管不情不愿，我还是给他打了个电话。他是个比较古怪的人，即使在他家人看来也是如此。第一次见面时，他就对我说："我更愿意待在我家附近的森林中，与草木为伴。它们教会了我有关能量和进行能量治疗的方法。"与大多数散发出平静和庄重气质的能量治疗师不同，他紧张得一塌糊涂，不停地谈论着各种随机的事情，同时进行他的"治疗工作"。他仅在我的颈部短暂地工作了一下，他的手指轻柔地在我的颈部移动，就像在小心翼翼地捕捉一只蝴蝶，以免伤害到它。而我则用我习惯的怀疑和自大态度冷眼旁观，我想知道，我已经为解决这个问题做了那么多工作，他还能做到什么我做不到的事。

我没等多久就找到了答案。那天晚上，随着颈部放松，我的整个身体也跟着放松，大量的能量开始在我全身流动。随着能量的流动，高度的恐惧、无助和绝望的情绪也随之而来，这其中最主要的是对死亡的恐惧。在这些情绪周期的反复中，我筋疲力尽，但颈部周围的区域性疼痛综合征也确实缓解了。第二天早上，我如获新生！我不禁想到，前一晚我所感受到的情绪在多大程度上与我出生时的濒死经历有关，在多大程度上与我曾与之工作的那位犹太女性有关，以及在多大程度上与她所有祖先的恐惧有关，我永远也无法确定，但我确信那次治疗疗愈了我，并使我更有能力通过共鸣为他人提供支持。这几个月的经历让我深刻认识到，要想有效地解除生理防御，帮助人们更深刻地触及情绪、体验情绪，我还需要学习如何在能量、微观或量子的层面上进行工作。这一层面在应对无法承受的体验和相应的生理防御方面，尤其是在应对更加创伤性的状况时，似乎起着更为关键的作用。

共鸣与替代性创伤：当治疗师在与来访者的共鸣工作中遇到无法化解的体验，并因此产生症状时，这被称为替代性心理创伤。创伤治疗专家对于如何避免这种替代性创伤有着广泛的讨论，通常的建议包括更好的自我照顾，如保持可承受的个案量，避免与过多具有挑战性的来访者工作，确保有充足的休息、运动、睡眠、朋辈支持和督导等。此外，还需要更精细地管理自己的身体和能量边界。有时，为避免替代性创伤而过度维护边界的行为可能会削弱治疗效果（比如想象有一层白光在保护自己），因为这会影响治疗师与来访者在共鸣中建立深刻关系。在我看来，除了不过度共鸣之外，最有效的保护方法是提升自己承受各种困难体验的能力，并将这些情况视为个人和专业发展的机会。

学习与共鸣：儿童能通过与身边成年人的大脑和身体生理状态产生共鸣来认识这个世界，并学会如何应对。这种能力在儿童非常年幼的时候就已经形成，甚至最早可以追溯到他们在子宫中的日子。他们不仅与成年人的脆弱性产生共鸣，也与成年人为抵御这些脆弱性而采取的防御产生共鸣。这是一种可能导致儿童经历替代性创伤的途径，同时也是家族史中，集体和个人的创伤能够代际相传的原因。

正如我们在第 5 章中所见，共鸣也可能在学习情绪方面发挥作用。当成年人通过共鸣感知到儿童的生理模式，并用具体的情绪词汇来命名它们时，儿童便能通过成年人的描述，学会用言语来识别和表达他们所体验到的各种生理模式和情绪。由于人们能够与大脑和身体产生共鸣，因此不仅能够感知到身体内的感官感受模式，还能感知到大脑在这些反应转化为可用语言描述的情绪体验之前所形成的抽象模式。

触摸与共鸣：我们的双手是强有力的工具，通过它们，我们能感知并传递生物电和生物磁能量，进而调节并治愈他人或我们自己。[18] 即使在距离身体一段距离时，我们的手依然能发挥这些功能，因为我们的生物能量场超越了皮肤的边界。当我们的手与皮肤接触时，这样做的效果更为显著，这使得触摸和自我触摸成了有效的治愈工具。由于触摸将来自共鸣的信息与触感相结合，所以治疗师在触摸来访者时产生的共鸣体验可能与没有进行触摸的情况不同。

展 望 未 来

　　撰写这本书使我对情绪这一领域的热情进一步加深了，它使我与致力于探索情绪复杂性的全球社区建立了联系，给予我极大的鼓舞，也让我深感谦卑。尽管人类在对情绪的研究中已经积累了大量的经验，但我们还有很多尚未知晓的东西。每个人的一生及其贡献都是相对有限的，因此，为了更深入地研究，我们只能选择自己最关心的几个议题。

　　我们将深入探讨两大议题，这不仅是为了我个人，也可能对有类似兴趣的读者有所裨益。

　　○ 除了已有的理论和实证研究外，还有什么方式能进一步解释人们是如何在大脑以及身体中感觉到像悲伤这样的情绪的？如果这个问题让你感到困惑，请注意，根据我们到目前为止看到的证据，像"爱"这样的情绪体验可能牵涉大脑和身体的生理机制，但并不直接表明我们能在大脑和身体中有意识地感受它。

　　○ 随着量子物理学的不断发展以及该领域对我们身体内部深层结构和机制的新认识，从探索量子或亚原子层面的生理状态对我们的情绪体验有何影响中，我们能获得哪些启示？这些研究又能如何帮助我们改善情绪、认知和行为呢？

情绪的产生与体验

我对情绪的浓厚兴趣起初源于一个观察，即无论是我还是我的来访者，都在触及情绪和长时间承受这些情绪以进行情绪消化方面遭遇了不少困难。通过研究主体间精神分析和荣格心理学，我早就明白了情绪耐受（在情绪体验中能够承受对立状态的能力）对于心理成长有着不可或缺的重要性。从我心理学职业生涯的早期阶段开始，提升情绪耐受能力就成了我个人和专业工作的一个核心。然而，仅仅关注情绪在大脑及身体生理状态中的存在并不总能解决问题，有时反而会让症状更加严重。于是，我着手寻找更高效的途径，特别是在身体层面上，以提高我和来访者对情绪体验的耐受能力。

我习惯询问我的来访者，他们能在身体的哪个部位感受到他们描述的情绪体验。一方面，这是因为我从职业生涯开始就始终关注身体；另一方面，这是因为我需要重新聚焦到身体上。在早期对情绪和身体的研究中，我尤其受到了一种观点的影响，即情绪的产生和体验可能涉及整个大脑和身体，并且基础情绪在大脑和身体生理中可能有其独特的模式。因此，我特别好奇我和来访者在情绪体验上是否有任何共同的模式。换句话说，我们是否在身体的同一部位感受到了诸如恐惧或悲伤这样的基本情绪？

结果证明，与早期关于情绪和自主神经系统的研究相吻合，我们并没有一种固定的模式，总是在某一处感到愤怒，或在另一处感到悲伤。不同的人报告在不同的身体部位体验到了像恐惧这样的情绪，有的人是在大脑处体验到的，有的人在眼睛，还有的人在胸部或腹部，等等。有些部位（如心脏和胸部）经常出现，但也并非总是这样。当我在课堂上开始向大量的学员提出这个问题时，我发现关于体验到像恐惧这样的情绪，人们报告的各个部位加起来，最终几乎涵盖了整个大脑和身体的生理状态。

然而，我确实观察到了一种模式：当人们能够在更长的时间内承受某一情绪，而没有崩溃或产生症状时，他们开始报告说，他们能感觉到他们的情绪体验在身体中的分布比以前更分散了。这一观察让我相信，我们不仅能把情绪体验扩展到身体的更多区域，而且这也可能增加对情绪体验的耐受能力。因此，我开始进行干预，比如"当你在胸部感受到某种情绪时，请尝试扩展你的觉知范围，去感受整个胸部，这样做的意愿是将你的情绪体验扩展到胸部的更多范围""除了胸部，你还在哪些部位体验到了这种情绪""有没有其他你能感受到这种情绪或是类似情绪特点的身体部位"。这一系列的干预取得了显著成效，也进一步增强了我对新兴的情绪具身疗法的信心。

当我用上述方法在来访者和我自己身上不断深化情绪具身疗法时，我也在持续深入地阅读这个领域的资料，希望让这种实践更具深度，并在坚实的科学基础上站稳脚跟。从关于情绪生理学的文献中，我更多地了解到情绪的产生可能涉及大脑和身体整体的生理状态。从躯体性心理疗法中，我了解到人们倾向于在身体中形成强烈的生理防御，以减少情绪体验（尤其是不愉快的体验）。我推断，这种生理防御可能会干扰重要的生理流动（比如血液循环），并增加生理状态的应激水平，这样一来，如果不让情绪体验遍及身体更多的部位，那么身体内某一处的情绪体验可能就会变得更难以承受。

将所有这些信息与我的观察——情绪可能在整个大脑和身体中被体验到——结合起来，我提出了一个理论：通过解除对情绪的生理防御，我们可以降低应激水平，增加参与情绪产生的身体区域，这样不仅能扩展身体内的情绪体验，还能提高人们在更长时间内承受不愉快情绪的能力。这是一条十分富有成效的道路，它催化了情绪具身疗法以及这本书的诞生。在这本书的最后，我不禁感叹我究竟对情绪了解多少！

我过去有幸在早期研读关于情绪的文献时，就发现了一个极具启发性的观点：情绪可以在整个大脑和身体中被体验。这个观点也激发了我深入探究身体的哪些部位能最先感受到不同的情绪。坎达丝·珀特将这一观点归功于保罗·艾克曼，并总结说："每一种情绪都是在整个身体中被体验到的，不仅局限于头部或某个特定身体部位，并且还伴有相应的面部表情。"[1]我之所以说我感到过去很幸运，是因为尽管人们现在普遍认为情绪是对个体幸福状况影响的一种评估，我却没有找到其他科学研究来支持这一观点，即情绪有可能在整个大脑及身体中被体验。艾克曼认为，有证据显示，每一种情绪，（如恐惧）都是由大脑和身体中独特的生理模式触发的，因此，他认为情绪的体验是全身性的。

艾克曼的理论认为，情绪是大脑和身体同时活动的产物，这种观点在更近期提出的交互式情绪中也得到了支持。[2] 这一理论提供了一种动态系统的方法，它认为情绪是大脑和身体生理同时活动的产物，而不是依次活动的产物。与此不同的是，我们在第 5 章中看到的达马西奥[3] 和克雷格[4] 的理论模型中，先是存在影响身体的情境，然后大脑根据从身体中收集到的关于这种影响的信息而产生情绪。在艾克曼的模型中，某事会先发生，然后大脑和身体对其有一种即时的本能反应，这就是情绪。[5] 从交互式情绪的动态系统视角来看，所有的体验，包括认知（也包括感知）、情绪和行为，都是不断地、持续地、同时地发生，涉及大脑、身体和环境。艾克曼的理论与交互式情绪之间的不同之处在于，后者没有直接表明大脑和身体中不同的情绪有不同的生理模式。

我一直很好奇，为什么关于情绪的科学文献里几乎没有讨论情绪是如何在身体中被体验的。一个可能的原因是科学家们对于将主观体验的自我报告作为研究证据持有怀疑态度；另一个可能的原因是情绪研究者更关注情绪在大脑和身体中产生的机制，以及它们是更多地在大脑中还是身体中产生，而非情绪在何处以及如何被体验。因为情绪具身疗法基本的前提是情绪有可能在大脑和身体中被全面地体验到，我认为有必要分析不同的循证情绪理论，以确定它们在多大程度上暗示情绪可以在大脑和身体中被全面体验。

那些将情绪产生局限于大脑的理论也暗示情绪的体验仅限于大脑，因为这些理论甚至不允许身体在情绪产生中发挥作用。除了艾克曼和他的追随者的理论外，允许身体在情绪产生中发挥作用的其他理论在如何看待身体参与情绪产生的方面意见不同。达马西奥和克雷格的理论继承了威廉·詹姆斯的传统，认为大脑处理来自身体的关于情境影响的详细信息，以生成更高级别的身体地图（或更详细的身体信息的抽象解释，类似于看一朵云像一张脸），然后以某种方式被识别为情绪。在巴雷特的情绪构建理论中，关于情境对身体影响的概括性信息，如价值观（好或坏）和唤起（低或高），与学习到的语言概念相结合，从而获得情绪体验。[6]在这三种理论中，情绪都是在大脑中构建的，没有表明像悲伤这样大脑构建的情绪也有可能在整个身体中被体验到。

如果诸如悲伤这样的情绪是在大脑中构建出来的，即使这种构建基于身体的信息，那我们如何解释一个通过小小的努力就可以亲身验证的现象，即悲伤等情绪在整个身体中都能被体验到？有两种可能，要么这些循证情绪理论对于情绪在大脑与身体中生成和体验的方式解释得不够全面，要么还存在我们尚未认识到的大脑和身体的生理机制，这些机制能让在大脑中构建的情绪在整个身体中被体验。

投射假说与信息传递假说

主张情绪是在大脑中生成的理论，无论是通过本能的大脑回路还是通过从身体中抽取信息，都需要添加一种机制，以解释这样的情绪体验如何能在身体的其他部分被体验到。这里有两种可能的探索途径，即信息投射和信息传递，让我们来依次进行探讨。

众所周知，大脑有能力将体验投射到身体上，并体会它，就好像它是身体的真实的一手体验。例如，根据达马西奥的说法，即使是非常基础的身体感觉体验（比如心跳），也是大脑对来自该区域更详细的身体感觉的抽象投射。如果简单的身体感觉都是这样，那么人们完全有理由想象大脑确实具有将诸如悲伤这样的情绪投射到身体不同部位的能力。大脑将体验投射到身体上的另一个例子是幻肢现象，在该现象中，大脑有能力体验到被截肢的腿部的疼痛。我们将这一假设称为投射假说。

大脑中生成的情绪信息也有可能通过更深层次的生理结构和过程传递到身体，比如通过珀特的理论中提到的组织液中的信息分子，[7]或者通过量子级别的亚原子粒子，甚至涉及通过量子纠缠进行瞬时的信息交换。我们将这一假设称为信息传递假说。

在情绪具身化工作中，当我们处理诸如恐惧这类的情绪，并在身体某一特定区域解除生理防御时，我们实际上有可能在原先并未产生情绪反应的区域开始感受到这种情绪。这是我在与来访者交流时和在我自己的生活中所经历的。有人可能会辩称，这种基于经验的现象更倾向于支持信息传递假说，而不是投射假说，以解释大脑中生成的情绪如何能在整个身体中被体验到。也有人可能会说，解除针对某一区域（如血液流动）的生理防御，有助于将在大脑中生成的情绪体验的信息传递到身体的那个部位。

但也有人可能会认为，我们能够在解决了限制（如血液等）关键调节性生物流在特定身体部位的生理防御之后，进一步将情绪体验扩展至该部位，这样的经验也能支持投射假说。为了通过内感觉将大脑中产生的情绪体验投射到身体的某一部位，那个身体部位必须是适合进行内感觉的。通过处理那些限制调节性生物流在该部位的生理防御，我们也能逐渐觉知到这个身体部位，从而更容易通过内感觉去感知它。因此，情绪能够在全身范围内被体验到的经验性现象，可能同时支持这两种不同的假说。接下来需要科学研究来进一步确定哪种动态更可能出现，或者这两种动态是否有可能同时发挥作用。

西方的量子物理学、量子心理学和能量心理学[⊖]

目前关于情绪等心理过程的生理学研究主要集中在肌肉、器官、神经

⊖ 本书探讨的"量子心理学"与"能量心理学"目前还处于早期探索阶段，其科学性和有效性仍需通过严谨的科学方法来验证，作者对这些领域的认知和见解也正在持续进步和完善，这些内容仅供读者参考，而非权威指导。鼓励读者在阅读这些内容时保持审慎的态度，尤其在选择心理治疗或自我提升方法时，应咨询专业人士的意见，选择适合自己的方法。

元、激素等相对较大的可测量物质层面。这些物质是由各种不同类型的分子组成的，比如水分子和氮分子。一个分子由两个或更多的原子构成，例如，水分子就是由两个氢原子和一个氧原子构成的。原子进一步可以被分解为亚原子粒子，主要包括质子、电子和中子。这些亚原子粒子还可以进一步分解为更多、更小的亚原子粒子。量子物理学便是研究这种难以甚至不能观察和测量的微小、精细、微妙的亚原子粒子物质的学科。在法国－瑞士边界的欧洲核子研究中心，科学家们利用一个庞大的地下粒子对撞机，将质子等较大的亚原子粒子加速到接近光速，然后让它们相互碰撞或与障碍物碰撞。这种碰撞会将它们分解为更精细的亚原子粒子，从而使研究人员能够检测到更多这样的粒子，并研究它们在量子层面上的相互作用方式。[8]

鉴于在粒子对撞机这样的最佳环境中研究亚原子粒子所需的费用和努力，已知的信息很难解释量子力学在我们的生理亚原子层面上，是如何影响我们生成并调控认知、情绪和行为方面的心理体验的。在西方有基于量子物理学方法和研究结果来构建量子心理学的尝试，用以增加我们对生理如何在更深层次上影响我们心理体验的理解。[9, 10] 然而，这些尝试在心理学领域似乎影响有限。

东方心理学

东方心理学有着数百年的历史，它提出了一个双层的人体生理框架，能够适用于亚原子粒子的世界。其中，相对容易观察和测量的生理层面（始于原子级并向更大的尺度延伸）被称为躯体层或躯体，这是因为参与其中的结构（如肌肉、器官和神经元）相对较大。而那些相对难以测量或观察的生理层面（即亚原子粒子的层面）被称为精微体层（subtle layer）或精微体（subtle body），这与参与其中的结构的相对较小、更精细或"更微妙"的尺寸有关。精微体层被认为是我们生理结构的更深一层。在这个框架下，精微体层的变化会影响到躯体层，反过来也是如此，这种相互影响在生成和调节生理及心理体验中起到了关键作用。

来自东方心理学的观点提供了一套关于精微体结构和运作机制的理论，并介绍了它们是如何在生理和心理方面影响躯体的。此外，这些观点还介绍了一些方法，旨在通过与这两个生理层次的互动，促进个体在生理和心理方面的幸福。这些理论主要基于深入的内省和对个体生理与心理状况的自我观察，而且它们的有效性已经通过实验得到了证实，实验的依据就是从这些理论中派生出的一系列方法。值得注意的是，如果你认为这一切过于主观，实际上，即使在现今的西方心理学领域，运用内省（也就是对自身心理过程进行自我观察）来构建理论的做法仍然并不罕见。再者，就算在较为宏观的躯体层面上（比如涉及神经元和生物化学物质），我们进行生理和心理结构、过程以及结果测量的能力，或者负担这些测量的经济能力，依然存在局限。而在更微观的亚原子层面上（比如费米子和玻色子这类物质和能量粒子），这种局限更加明显。

在我们进一步深化讨论之前，有必要明确东方心理学对精微体的认识是通过内省得出的，与量子物理学中关于亚原子粒子层面的见解并不能说是完全等同的。数千年前，东方文明便依据当时可通过五感和内省进行的感知与测量标准，对躯体和精微体在成分的可察觉和可测性方面做出了区分。很明显，在结构和能量较为宏大的原子尺度上，科学测量仍然存在许多局限。因此，那些在当前难以通过五感或者通过被视为五感延伸的高级设备所观察到的，属于躯体层的各种事物，也应被纳入东方心理学关于精微体的概念之中。

考虑到这些理论都源于不同程度的内省，人们自然会有多种解释来阐述身体精微体层与躯体层之间的关系。其中一个典型的模型就是针灸学中的经络系统，它是现代循证医疗的理论基础。[11] 虽然现如今西方已经从针灸对神经系统、生物化学和生物电产生的明确影响角度来研究并解释其有效性，但针灸学校仍然在教授一种古老的理论。这种理论涉及一种名为"气"的微妙物质，它能被感觉到，但难以测量。这里的"气"不仅存在于个体中，还与宇宙的"气"有所联系。宇宙的"气"能够被区分成不同的种类，并沿着分布在人体躯体层内的各条经络流动，以维护个体的生理和心理健康。这些经络就像是体内"气"的通道，如果经络上的气流受到阻塞，根据受影响的经络不同，可能会导致个体出现生理或心理上的问题。针灸治疗就是通过解除这些阻塞，平衡身体各部分的"气"，以及将个体的"气"与宇宙之"气"相连通，从而实现疗效。

2012 年，美国心理学会（American Psychological Association，APA）正式通过了两种相似的循证能量心理学方法——"思维场疗法"（thought field therapy，TFT）[12] 和"情绪释放技术"（emotional freedom technique，EFT），[13] 作为持证心理学家的继续教育选项。这两大疗法主要由一系列简单的、在身体特定的易于定位的经络点上进行的自我轻拍动作构成。到目前为止，已有三十多项随机对照实验专门对这两种疗法进行了研究，特别是在治疗不同人群的创伤后应激障碍的领域，这一数字甚至超过了所有躯体性心理疗法的研究数量的总和。[14] 值得一提的优点是，这些疗法很容易教给来访者，作为他们在家中自助练习的有效工具。

我对这些疗法在创伤治疗中能带来何种好处产生了浓厚兴趣，于是报名参加了一门思维场疗法的课程。听了两位助教的讲解，并与其他参与者一同实践这一方法之后，我发现我竟然相当怀疑，这种怀疑甚至与我在 20 世纪 90 年代试图说服心理健康专家重视身体在创伤治疗中的作用时所感受到的怀疑如出一辙。我开始深入思考这种怀疑的根源。这可能与将这些疗法称为"能量心理学"有关，因为不仅在心理健康专业人士中，即便在普通大众中，与"能量"相关的事物也通常因缺乏科学依据而被本能地排斥。

另外，我也注意到一些能量心理学从业者声称，这些疗法能解决形形色色的问题，有时甚至包括癌症。当我们早就明白，根据爱因斯坦的著名公式（$E = mc^2$），能量与物质是等价的，给这一心理学领域贴上"能量心理学"的标签也许并不是明智之举，尤其是考虑到"能量"这一词在许多情境下都会受到偏见的情况。如果改用"量子心理学"作为名称，或许会更易于接受，因为量子物理学的科学成果为这些以及其他传统上被归类为与"能量"有关的方法提供了坚实的科学基础。

我在思维场疗法课程中的体验是怎样的呢？在课程中，我逐渐感到震撼，因为它能迅速地调整不良的情绪状态。但到课程结束时，我还是没有弄清楚它如何作为一个工具应用在情绪具身化的实践中。我猜想，也许它能用于调控那些极度失调的情绪体验，使其在具身化过程中变得更易于接受。不过，很快我就亲身感受到了它在调节极度不适方面的威力。我有两位治疗师朋友，他们在短时间内都被诊断出患有癌症。其中一位经历了一场复杂的手术和多次治疗，对未来感到极度不安；另一位在确诊后不久就要接受手术，他和他的妻子同样处于高度焦虑状态。在这两种情境下，我非常庆幸自己了解了思维场疗法，这使我能够帮助他们在相对较短的时间内缓解焦虑，并为他们提供了一种自助工具，他们表示这比他们以往尝试过的任何方法都更有效。

涵盖精微体能量层的生理和心理模型并非西方独有。在西方和东方，各种从简至繁的身体和心理健康治疗模型都将能量因素纳入考虑之中。（需要澄清，这里我排除了那些调控由躯体生成的能量的方法，比如从大脑或心脏发出的电磁波）。尽管这些治疗模型看似多种多样，但它们有一些共同的特点。

- 所有生理和心理体验均被认为始于精微体能量层的冲动。
- 在这一精微体能量层，能量流或平衡的失调往往是一种应对复杂体验的机制。
- 精微体能量层上的流动或平衡失调，导致了在躯体层诱发生理和心理症状。
- 在精微体能量层上努力平衡能量并恢复其流动性，是解决躯体层问题的一种途径。

当我于2011年赴俄罗斯教授情绪具身疗法和情绪具身化实践时，我当时并没有意识到俄罗斯人（包括医生在内）对替代医学持有如此开放的观点，[15] 特别是对于传统中医和针灸。[16] 俄罗斯人非常想知道，我是否能通过添加能量元素来丰富情绪具身化方法。他们尤其感兴趣的是，我这位在印度度过前 26 年人生的人，能在心理治疗中的能量应用方面为他们提供哪些见解。

在精微体层进行情绪具身化实践的潜在益处并非我主要关注的焦点。这一方面是因为思维场疗法和情绪释放技术在获得美国心理学会认证后在该领域受到了关注，另一方面也是因为我在治疗印度海啸幸存者的创伤症状方面有经验，这一经验我稍后会分享。然而，我对全面投入这一领域有所保留。我和我的同事以及大多数人一样，对于与"能量"有关的事抱有一定的抵触（或者说偏见）。我非常担心，这种能量的运用可能会影响到情绪具身化实践的科学基础和专业声誉。但最终，在俄罗斯人的热情推动下，我还是做出了妥协。

幸运的是，我没费多少劲儿就找到了一个适用于情绪具身化实践的能量心理学模型。在 2001 年完成了三年临床心理学博士的密集课程后，为了重新连接自己的身体，我参加了为期两年的生物动力颅骶疗法培训，这是一种既关注身体的躯体层，也重视精微体能量层的治疗方法，其核心是通过联结个体和宇宙之间的精微体能量来促进治疗。

在那次培训期间，我开始细化我的内感知能力，以便在我自己的觉知中更精确地区分身体的躯体层和精微体层。富兰克林·希尔斯（Franklyn Sills）是该领域内有名的美国作家，他居住在英国风景如画、风吹草低的德文郡。我在培训过程中极度依赖他关于生物动力颅骶疗法的专著。[17] 在他转行成为生物动力颅骶疗法治疗师之前，他是极性疗法的从业者。我之前就曾多次接触过这种疗法，一方面是作为一个在洛杉矶的朋友给我的几次免费体验的接受者，另一方面是通过参与体感疗愈创伤培训的，同时也是极性疗法治疗师的同学们进行了解。富兰克林·希尔斯曾出版了一本名为《极性过程》（*The Polarity Process*）的书，这本书一上市就立即引起了我的兴趣，特别是它的封面设计，似乎融合了一种东方的能量观念。[18] 我一时冲动买下了这本书，放到了书架上，随后就基本上忘记了它。不过，当我从莫斯科回来后，我发现它还在我多年前放它的那个地方，静静地等待着我。

极性疗法是一种由奥地利骨科医生伦道夫·斯通（Randolph Stone）创立的融合东西方身体和能量治疗的方法，他在移居到芝加哥并改名后创立了它。斯通医生凭直觉认为，真正的治疗不仅涉及改变肌肉、器官、神经和大脑的状态，在阅读一篇古老的印度文本（这篇文本涉及能量或所谓的精微体）时，他顿悟了。通过进一步的研读，他将印度和中国的精微体理论与他自己对于西方骨科学中躯体的理解相结合，最终形成了后来被大家普遍称作极性疗法的方法。

在斯通医生的极性疗法中，我们的身体既有躯体层，也有精微体层。我们的身心经验和健康状况是这两个层面以及它们与环境相互作用的产物。如果你觉得这听起来很熟悉，那是因为我们在这本书的前面部分已经看到，现代神经科学几乎完全走在这个方向上，即我们的生理和心理健康依赖于我们的大脑、身体和环境，三者的重要性是相等的。唯一的区别在于，极性疗法明确地将身体模型化为两个层面，这两个层面都有可能形成防御机制，进而破坏个体身体与环境之间的联系。

在极性疗法里，精微体按照五个不同层面进行建模，而这些层面的精微体防御机制被认为会扰乱躯体中的精微体能量流。斯通医生曾用一张他自称为"人体无线解剖图"的图来详细描述这些精微体能量在躯体内的分布。极性疗法具备一套专门的方法，用于处理身体的躯体和精微体两个层面，旨在恢复它们与外部环境的联系。除了涉及身体躯体层和精微体层的手动操作外（我们已经将其转换成了适用于不需要治疗师触摸的心理治疗环境中的自我触摸姿势），极性疗法的综合方法还包括营养饮食、体育锻炼和心理消化。

在极性疗法以及其他多数精微体模型中，精微体被视作所有生理和心理经验、健康和疾病在躯体中的触发源。当然，由于精微体的难以测量性，这一理论没有得到基于数据的验证。不过，存在一些初级但被广泛质疑和低估的俄罗斯研究，这些研究是基于对人体周围能量场的测量而进行的。研究发现，在与决策任务相关的大脑活动发生变化的同时或者之前，能量场也出现了变化。这一发现暗示精微体的活动可能先于躯体的活动。[19]

在我们讨论的精微体模型中（包括极性疗法），躯体里精微体能量的不足或不均衡分布被认为是引发生理和心理不适的原因，因为这种不均衡会让躯体在某些部位受到过多刺激，而其他部位受到的刺激则不足。因此，治疗目标是增加精微体能量的供应，并在躯体中使其达到平衡。第 8 章告诉我们，当情绪体验过于集中在大脑和身体的某一个区域时，这种情绪会变得难以承受和处理，同时也伴随着一系列问题。

为了消除你可能存在的疑虑，也就是认为将精微体整合到治疗方式中太过"微妙"，以至于难以操作，我想给你举一个例子。这个例子可以说明，在临床环境中，即使是那些无法通过觉知或触觉来追踪精微体动态的人，也能轻松地实施这一方法。针灸师并不需要通过视觉来观察来访者经络中的能量，也不需要感知自己经络中的能量流动，就可以用针灸为来访者或自己进行治疗。同样地，在非洲偏远的乡村里，人们也不必感觉到自己身体里的能量流动，只需通过敲击身体上由情绪释放技术或思维场疗法所标定的点，就能缓解他们的创伤后应激障碍。[20]

在极性疗法模型中，一种名为"气"元素的精微体能量与心脏有关，并可能在躯体内向头部偏移，形成一种失衡的防御。这种失衡会让胸部的情绪体验变得异常强烈，进而激发如肌肉紧缩这样的躯体层防御，进一步加剧问题和不适。每一种精微体能量在躯体中都有三个关键区域，这些区域对于该能量在整个躯体中的均匀分布至关重要。对于这种"气"元素来说，这三个区域分别是胸部、肾脏与大肠部分，以及小腿。基于我们之前提到能量心理学的第二原则，即能量会在通过觉知、针灸或触摸相连接的任何两个区域之间流动，我们可以用双手同时连接这三个区域中的两个，从而在躯体中重新分布这种精微体能量，使情绪体验变得更加均匀和容易接受。

我开始采用极性疗法作为主导模型，颅骶疗法作为辅助模型，用于在情绪具身疗法中解决与情绪有关的精微体防御问题。我尽量以简洁明了的方式进行，即使是没有能量工作经验的人也能轻易掌握这些技巧。这一目标在情绪释放技术或思维场疗法中已经成功实现，并取得了不俗的成效。我首先在俄罗斯进行了这一尝试，其次是在印度，这两个地区对精微体能量的概念相对更加接纳，也更愿意尝试和实验，以便观察是否能提升治疗成效。由于收到了鼓舞人心的反馈和不断增加的关注，现在，在情绪具身疗法的专业培训中，与精微体的工作已经成为一个较小的组成部分。虽然在某些时候，与仅仅在躯体层面工作相比，处理精微体在情绪调节方面似乎能带来逐步的额外成效，但我必须明确指出，至少就我个人而言，这项关于精微体的实验仍在继续。我诚邀具有相同志趣的临床工作者加入这一创新实验，以期在心理治疗中引入另一个具身化维度，这个维度具有进一步提升认知、行为和情绪成效的潜能。

每当我鼓励我的学生在情绪具身疗法中尝试引入能量心理学的技术时，我总会提醒他们，现实世界中有大量的治疗方法，估计有 200 ～ 400 种。其中，绝大多数因其成果有效而持久流传的模式，其实并没有通过生理测量来为其背后的理论提供严格的科学依据。这些理论大多是基于内省、观察或逻辑推断而形成的。只要这些理论指导下的方法能带来有效的治疗效果，便会被认为是合理的，除非有更优的理论能更好地解释这些效果。作为治疗师，我们一直在运用这类尚未经过严格验证的方法。那么，当你利用科学基础在躯体层面实践情绪具身时，何不偶尔也尝试一下与精微体有关的操作呢？你可以亲自体验，看看这样做是否能够取得更好的治疗效果。如果结果确实更好，那么这一理论没有得到严格的生理测量验证又有何妨呢？尤其是在我们所运用的大多数其他方法也同样未经验证的前提下。

2004 年印度洋大海啸后，我们在印度渔村里为海啸幸存者提供创伤后应激障碍的治疗服务。当时，有一名治疗师未按照我的指示行事，除了使用我们整个团队都在采用的躯体层面的治疗方法外，还额外运用了她接受过的能量治疗方法。这名治疗师所取得的治疗效果远超过其他团队成员，以至于在我们发布研究成果时，不得不将她的数据排除在外。[21]这样做是为了确保治疗效果的显著性来源于我们大家共同采纳的治疗方式，而非由于治疗师之间的个体差异。这次经历让我首次意识到，将精微体技术融入常规的创伤治疗方法中有多么重要。

从那时起，思维场疗法和情绪释放技术已经逐渐积累了不少可靠的科学证据。[22]最近的一项初步研究在治疗抑郁症方面对情绪释放技术和认知行为疗法进行了比较，研究结果显示，在治疗结束的 3 ～ 6 个月后，情绪释放技术的疗效可能更持久。[23]所以，既然有可能通过将如情绪释放技术这样的精微体方法加入如认知行为疗法这样在躯体层面进行工作的方法中，以进一步提升治疗效果，我们为什么要因为对"能量"这个词的集体性偏见，而剥夺了自己和来访者更好的治疗机会呢？

或许你们中的一些人已经在实践某种能量心理学方法。很好，你们可能是这个领域的先驱，通过在心理学中增加另一个身体维度，推动着情绪具身化的发展。你们可能会感到好奇，在情绪具身化的实践中，应该在什么时候、如何选择使用躯体或精微体，就像我课堂上的许多学生在我第一次介绍精微体时好奇的那样。

我们可以把精微体、大脑的生理状态和身体的生理状态视为三个持续互动的系统，共同产生并调节我们的体验。一个系统的变化会导致其他系统的变化，因此，我们需要做好准备，根据需要灵活地在不同系统之间切换工作重点。但对于初学者来说，这个答案可能过于复杂。所以，我通常会提醒我的学生，我们的主要目标是增强在大脑和身体的躯体层面承受情绪的能力，因此，首先要从这个方面着手。在大脑和身体中，请优先处理身体的生理状态，除非身体生理没有触及情绪或带来调节，才需要处理大脑的生理状态。如果在大脑和身体生理方面的工作都没有达到可以触及或调节情绪的效果，那么可以考虑使用精微体的方法，最终目标仍然是增强躯体对情绪的耐受能力。

祝大家好运！感谢你们阅读这本书，我希望它能在你们的个人和专业生涯中发挥价值。

两份情绪清单

以下来自世界各地的情绪的清单是由蒂凡尼·瓦特·史密斯编制的。[1] 请注意，此清单中以斜体显示的单词并不能精确地用中文表达。

A

因爱生恨（*Abhiman*）

倦怠（Acedia）

撒娇（*Amae*）

非解释清楚不可（Ambiguphobia）

愤怒（Anger）

期盼（Anticipation）

焦虑（Anxiety）

冷漠（Apathy）

虚空呼唤（*L'appel du vide*）

别离空虚（*Awumbuk*）

B

困惑（Bafflement）

亲吻渴望（Basorexia）

茫然（Befuddlement）

迷惑（Bewilderment）

无聊（Boredom）

不留余地（*Brabant*）

求子心切（Broodiness）

C

镇定（Calm）

无忧无虑（Carefree）

和颜悦色（Cheerfulness）

厌烦［Cheesed（off）］

幽闭恐惧（Claustrophobia）

肠胃焦虑（Collywobbles, the）

慰藉（Comfort）

同情（Compassion）

多元爱情（Compression）

自信（Confidence）

蔑视（Contempt）

满足（Contentment）

勇气（Courage）

好奇（Curiosity）

网络疑病症（Cyberchondria）

D
愉悦（Delight）
异乡感（*Dépaysement*）
欲望（Desire）
绝望（Despair）
失踪欲（Disappear, the desire to）
失望（Disappointment）
不满（Disgruntlement）
厌恶（Disgust）
惊慌（Dismay）
无所事事的快乐（*Dolce far niente*）
畏惧（Dread）

E
狂喜（Ecstasy）
难堪（Embarrassment）
同理心（Empathy）
羡慕（Envy）
欣快（Euphoria）
恼怒（Exasperation）
兴奋（Excitement）

F
恐惧（Fear）
自我感觉良好［Feeling good(about yourself)］

肃穆之感（Formal feeling）
感觉像骗子（Fraud, feeling like a）
挫败（Frustration）

G
舒适惬意（*Gezelligheid*）
高兴（Gladsomeness）
欢欣（Glee）
感激（Gratitude）
过意不去（*Greng jai*）
悲痛（Grief）
罪恶感（Guilt）

H
隐忍（*Han*）
快乐（Happiness）
憎恨（Hatred）
高敏感（Heebie-jeebies, the）
怀乡（*Hiraeth*）
囤积冲动（Hoard, the urge to）
家的感觉（Homefulness）
思乡病（Homesickness）
怀抱希望（Hopefulness）
气恼（Huff, in a）
卑微感（Humble, feeling）
屈辱（Humiliation）
饥饿（Hunger）
激昂（*Hwyl*）

I

惹人怜爱（*Ijirashi*）

快感恐慌（*Ilinx*）

不耐烦（Impatience）

愤慨（Indignation）

安居乐业（Inhabitiveness）

受辱感（Insulted, feeling）

激怒（Irritation）

J

嫉妒（Jealousy）

喜悦（Joy）

K

渴望远方（*Kaukokaipuu*）

L

愤怒能量（*Liget*）

捷克情结（*Litost*）

寂寞（Loneliness）

爱（Love）

M

羞赧（*Malu*）

心之所向（*Man*）

晨间忧伤（*Matutolypea*）

怪诞恐惧（*Mehameha*）

忧郁（Melancholy）

微愠（Miffed, a bit）

物哀（*Mono no aware*）

病态好奇（Morbid curiosity）

N

子女荣耀（*Nakhes*）

不安（*Nginyiwarrarringu*）

怀旧（Nostalgia）

O

内疚（*Oime*）

淹没感（Overwhelmed, feeling）

P

恐慌（Panic）

妄想（Paranoia）

乖僻（Perversity）

空旷恐惧（*Peur des espaces*）

怜爱情结（Philoprogenitiveness）

赌气（Pique, a fit of）

怜悯（Pity）

邮差之怒（Postal, going）

骄傲（Pride）

想得美（Pronoia）

R

暴怒（Rage）

后悔（Regret）

纾解（Relief）

不情愿（Reluctance）

懊悔（Remorse）

责备（Reproachfulness）

愤恨（Resentment）

铃声焦虑（Ringxiety）

竞争（Rivalry）

路怒（Road rage）

荒墟癖（*Ruinenlust*）

S

悲伤（Sadness）

满意（Satisfaction）

惆怅（*Saudade*）

幸灾乐祸（Schadenfreude）

自怜（Self-pity）

羞耻（Shame）

震惊（Shock）

自鸣得意（Smugness）

不公之愤（*Song*）

诧异（Surprise）

疑心（Suspicion）

T

技术应激（Technostress）

恐怖（Terror）

关门恐慌（*Torschlusspanik*）

忧虑不安（*Toska*）

胜利欢喜（Triumph）

V

报复心（Vengefulness）

替代性尴尬（*Vergüenza ajena*）

渴慕（*Viraha*）

脆弱（Vulnerability）

W

漫游欲（Wanderlust）

暖光（Warm glow）

惊奇（Wonder）

担心（Worry）

Z

失落感（*Żal*）

　　人机情绪互动网络（HUMAINE）提出了一种名为"情绪注释和表示语言"的分类方法，该方法对以下49种情绪进行了分类。[2]

消极且有冲击的

愤怒（Anger）

烦躁（Annoyance）

轻蔑（Contempt）

厌恶（Disgust）

烦恼（Irritation）

压力（Stress）

紧张（Tension）

消极且失控的

焦虑（Anxiety）

尴尬（Embarrassment）

恐惧（Fear）

无助（Helplessness）

无力（Powerlessness）

担忧（Worry）

积极且充满活力的

娱乐（Amusement）

高兴（Delight）

兴高采烈（Elation）

兴奋（Excitement）

幸福（Happiness）

快乐（Joy）

愉悦（Pleasure）

消极的思维

怀疑（Doubt）

嫉妒（Envy）

挫败（Frustration）

内疚（Guilt）

骄傲（Pride）

羞耻（Shame）

关心

喜爱（Affection）

同情（Empathy）

友善（Friendliness）

爱（Love）

积极的思维

勇气（Courage）

希望（Hope）

谦逊（Humility）

满意（Satisfaction）

信任（Trust）

消极且被动的

无聊（Boredom）

绝望（Despair）

失望（Disappointment）

受伤（Hurt）

悲伤（Sadness）

安静的积极情绪

平静（Calmness）

满足（Contentment）

激动

震惊（Shock）

放松（Relaxation）

宽慰（Relief）

宁静（Serenity）

反应性

兴趣（Interest）

礼貌（Politeness）

惊讶（Surprise）

　致　谢

我能有今天的生活，离不开我的父母 Kannammal 和 Muthuswamy，没有他们对我成长路上的悉心照顾，这本书也不可能问世，所以，我怀着感恩的心将这本书献给他们。

同时，我也非常感谢那些在情绪具身实践方面为我铺路的人，许多在引言里提到的人都对我的职业发展产生了重要影响。

在这个世界上，有成千上万的人让我心怀感激，而其中有些人对我的影响尤为深刻。在超过 25 年的时间里，我的荣格分析师 Richard Auger 不仅是我的治疗师，更像一位对我关怀备至的父亲。我的爱人 Cécile Ziemons 是我的伴侣、妻子、依靠、港湾、激励者和批评者，同时也是一位获奖作家。她在这本书的写作过程中始终不离不弃地支持我。Cécile，我爱你！

我也要感谢我的舅舅 Jegadeesan，他的爱支撑我度过了早期与母亲分离的时光；感谢我的叔叔 Ramaswamy，他一直支持我读书，还说我有一天会写书；感谢七年级时的班主任 Alice Matthews，在我几乎不会英语的情况下，她及时鼓励了我，让我对自己有了信心（我在六年级时进入了英语寄宿学校，但几乎不具备任何英语知识）；感谢泰米尔语乡村学校的校长 Murugesan，他在午休时间帮我适应了寄宿学校的生活；还有我的好朋友 Ron Doctor，多年来，他在生活和事业上给了我很多支持。

我人生中最幸运的一件事，就是能和来自世界各地、拥有不同文化的人深入交流，并且建立很多深厚的友谊，这同时也让我意识到，作为人类，我们其实有很多相似之处。我要向所有这些朋友表达我的爱与感激，感谢他们让我走进他们的生活，让我的人生变得如此丰富多彩。

我还想特别感谢北大西洋图书出版社，这是一家非营利机构，每一位和我合作的同事都非常真诚、用心。尤其要感谢 Tim Mckee，他非常耐心地和我签订了合同，还帮我介绍了一位优秀的策划编辑；同时感谢组稿编辑 Shayna Keyles，她不辞辛劳，逐章地为我提出了很多宝贵的建议；感谢策划编辑 Lisbeth White，她不仅让这本书更加完善，也让我在写作方面进步了很多；还要感谢 Brent Winter，他细致又专业的文字编辑工作让这本书更加出色；感谢 Trisha Peck，作为制作编辑，她帮我解决了从稿件提交到出版过程中遇到的种种复杂问题。

我也要感谢我的同事和朋友 Maggie Kline，感谢她花时间为我提出了非常有价值的意见。最后，我还要特别感谢两个人。首先是 Louise Peyrot，她几乎独自承担了情绪具身疗法有限责任公司的所有组织事务，这给了我足够的时间来写作。Louise，我真的不知道该如何表达对你的感激，感谢你一直以来对我和机构的支持，你展现了专业、善良、同情和服务精神！还有 Robert Gussenhoven，他在我们的团队中身兼数职（包括商业咨询和网站设计），工作总是做得非常出色，我也要感谢他为这本书的艺术部分所做的贡献。

引言

1 Stolorow, R. D., & Atwood, G. E. (1993). *Faces in a cloud: Intersubjectivity in personality theory.* Lanham, MD: Jason Aronson.

2 Marcher, L., & Fich, S. (2010). *Body encyclopedia: A guide to the psychological functions of the muscular system.* Berkeley, CA: North Atlantic Books.

3 Levine, P. A., & Frederick, A. (1997). *Waking the tiger: Healing trauma.* Berkeley, CA: North Atlantic Books.

4 Shea, M. J. (2007). *Biodynamic Craniosacral Therapy, volume one.* New York: Random House USA.

5 Damasio, A. R. (2005). *Descartes' error: Emotion, reason, and the human brain.* New York: Penguin Books.

6 Damasio, A. R. (2004). *Looking for Spinoza: Joy, sorrow and the feeling brain.* New York: Vintage.

7 Pert, C. (1999). *Molecules of emotion: The science behind mind-body medicine.* New York: Simon & Schuster.

8 Gendlin, E. T. (1981). *Focusing.* New York: Bantam Books.

9 Johnson, M. (2017). *Embodied mind, meaning, and reason: How our bodies give rise to understanding.* Chicago: The University of Chicago Press.

10 Barrett, L. F. (2018). *How emotions are made: The secret life of the brain.* Boston: Mariner Books.

11 Beilock, S. (2017). *How the body knows its mind: The surprising power of the physical environment to influence how you think and feel.* New York: Atria Books.

12 Colombetti, G. (2014). *The feeling body: Affective science meets the enactive mind.* Cambridge, MA: MIT Press.

13 Colombetti, G., & Thompson, E. (2008). The feeling body: Towards an enactive approach to emotion. In W. F. Overton, U. Muller, & J. L. Newman (Eds.), *Developmental perspectives on embodiment and consciousness* (pp. 45–68). Hillsdale, NJ: Lawrence Erlbaum Associates.

14 Niedenthal, P. (2007). Embodying emotion. *Science, 316,* 1002–1005.

15 Hufendiek, R. (2016). *Embodied emotions: A naturalistic approach to a normative phenomenon.* London: Routledge Taylor & Francis Group.

16 Sills, F. (2002). *The polarity process: Energy as a healing art.* Berkeley, CA: North Atlantic Books.

17 Sills, F. (2011). *Foundations in craniosacral biodynamics.* Berkeley, CA: North Atlantic Books.

第 1 章

1 Parker, C., Doctor, R. M., & Selvam, R. (2008). Somatic therapy treatment effects with tsunami survivors. *Traumatology, 14*(3), 103–109.

2 Barrett, L. F. (2018). *How emotions are made: The secret life of the brain* (chapter 6). Boston: Mariner Books.

3 Damasio, A. R. (2004). *Looking for Spinoza: Joy, sorrow and the feeling brain* (chapter 3). New York: Vintage.

4 Craig, A. D. (2015). *How do you feel? An interoceptive moment with your neurobiological self* (chapter 2). Princeton, NJ: Princeton University Press.

5 Barrett, *How emotions are made.*

6 Dossey, L. (1997). *Healing words: The power of prayer and the practice of medicine.* New York: Harper Paperbacks.

7 Selvam, R. (2017, July). *How to avoid destroying emotions when tracking body sensations.* Integral Somatic Psychology. https://integralsomaticpsychology.com/how-to-avoid-destroying-emotions-when-tracking-body-sensations/

8 Niedenthal, P. (2007). Embodying emotion. *Science, 316,* 1002–1005.

9 Oschman, J. L. (2015). *Energy medicine: The scientific basis.* London: Elsevier.

10 Foa, E. B., Hembree, E. A., & Rothbaum, B. O. (2007). *Prolonged exposure therapy for PTSD: Emotional processing of traumatic experiences.* New York: Oxford University Press.

第 2 章

1 Porges, S. W. (2011). *The polyvagal theory: Neurophysiological foundations of emotions, attachment, communication, and self-regulation.* New York: W. W. Norton.

2 Okon-Singer, H., Hendler, T., Pessoa, L., & Shackman, A. J. (2015). The neurobiology of emotion-cognition interactions: Fundamental questions and strategies for future research. *Frontiers in Human Neuroscience, 9.* https://doi.org/10.3389/fnhum.2015.00058

3 Burghardt, G. M. (2019). A place for emotions in behavior systems research. *Behavioural Processes, 166,* 103881. https://doi.org/10.1016/j.beproc.2019.06.004

4 Tyng, C. M., Amin, H. U., Saad, M., & Malik, A. S. (2017). The influences of emotion on learning and memory. *Frontiers in Psychology, 8,* 1454.

5 Damasio, A. R. (2005). *Descartes' error: Emotion, reason, and the human brain.*

New York: Penguin Books.

6 Damasio, A. R. (2004). *Looking for Spinoza: Joy, sorrow and the feeling brain.* New York: Vintage.

7 Pert, C. (1999). *Molecules of emotion: The science behind mind-body medicine.* New York: Simon & Schuster.

8 Harrsion, A. M. (1993). Affective interactions in families with young children. In Ablon, S. L., Brown, D., Khantzian, E. J., & Mack, J. E. (Eds.), *Human feelings: Explorations in affect development and meaning* (pp. 145–160). Hillsdale, NJ: Analytic Press.

9 Siegel, D. (2012). *The developing mind: How relationships and the brain interact to shape who we are* (p. 222). New York: Guilford Press.

10 Landa, A., Peterson, B. S., & Fallon, B. A. (2012). Somatoform pain: A developmental theory and translational research review. *Psychosomatic Medicine, 74,* 717–727.

11 Haller, H., Cramer, H., Lauche, R., & Dobos, G. (2015). Somatoform disorders and medically unexplained symptoms in primary care: A systematic review and meta-analysis of prevalence. *Deutsches Ärzteblatt International, 112*(16), 279–287.

第 3 章

1 van der Kolk, Bessel A. (1996). The body keeps the score: Approaches to the psychophysiology of posttraumatic stress disorder. In Bessel A. van der Kolk, A. C. McFarlane, & L. Weisaeth, (Eds.), *Traumatic stress: The impact of overwhelming experience on mind, body, and society* (pp. 214–241). New York: Guilford Press.

2 Levine, P. (1997). *Waking the tiger: Healing trauma.* Berkeley, CA: North Atlantic Books.

3 Kabat-Zinn, J. (2013). *Full catastrophe living: How to cope with stress, pain, and illness using mindfulness meditation.* New York: Little Brown Book Group.

4 Wallen, D. J. (2007). *Attachment in psychotherapy.* New York: Guilford Press.

5 Oschman, J. L. (2015). *Energy medicine: The scientific basis.* London: Elsevier.

6 Widom, C. S., Czaja, S. J., & Dumont, K. A. (2015). Intergenerational transmission of child abuse and neglect: Real or detection bias? *Science, 347*(6229), 1480–1485. https://doi.org/10.1126/science.1259917

7 Sandler, J. (Ed.). (2019). *Projection, identification, and projective identification.* London: Routledge.

8 Oschman, J. L. (2015). *Energy medicine: The scientific basis.* London: Elsevier.

9 Dossey, L. (2014). *One mind: How our individual mind is part of a greater consciousness and why it matters.* Carlsbad, CA: Hay House.

第 4 章

1 Siegel, D. J. (2010). *The mindful therapist: A clinician's guide to mindsight and neural integration.* New York: W. W. Norton.

2 Barrett, L. F. (2018). *How emotions are made: The secret life of the brain* (p. 182). Boston: Mariner Books.

3 Salzman, C. D., & Fusi, S. (2010). Emotion, cognition, and mental state representation in amygdala and prefrontal cortex. *Annual Review of Neuroscience, 33,* 173–202. https://doi.org/10.1146/annurev.neuro.051508.135256

4 Beilock, S. (2017). *How the body knows its mind: The surprising power of the physical environment to influence how you think and feel.* New York: Atria Paperback.

5 Damasio, A. R. (2005). *Descartes' error: Emotion, reason, and the human brain.* New York: Penguin Books.

6 Niedenthal, P. (2007). Embodying emotion. *Science (316),* 1002–1005.

7 Tyng, C. M., Amin, H. U., Saad, M., & Malik, A. S. (2017). The influences of emotion on learning and memory. *Frontiers in Psychology, 8,* 1454. https://doi.org/10.3389/fpsyg.201

8 Dolan, R. J. (2002). Emotion, cognition, and behavior. *Science, 298*(5596), 1191–1194. https://doi.org/10.1126/science.1076358

9 Nakazawa, D. J. (2015). *Childhood disrupted: How your biography becomes your biology, and how you can heal.* New York: Atria Books.

10 Scaer, R. C. (2014). *The body bears the burden: Trauma, dissociation, and disease.* London: Routledge.

11 Psychophysiologic Disorders Association. (n.d.). https://ppdassociation.org/

12 Landa, A., Peterson, B. S., & Fallon, B. A. (2012). Somatoform pain: A developmental theory and translational research review. *Psychosomatic Medicine, 74,* 717–727.

13 Wallen, D. J. (2007). *Attachment in psychotherapy.* New York: Guilford Press.

14 Stern, D. N. (2000). *The interpersonal world of the infant: A view from psychoanalysis and developmental psychology.* New York: Basic Books.

15 Oschman, J. L. (2015). *Energy medicine: The scientific basis.* London: Elsevier.

16 Dossey, L. (2014). *One mind: How our individual mind is part of a greater consciousness and why it matters.* Carlsbad, CA: Hay House.

17 Howard, K. I., Kopta, S. M., Krause, M. S., & Orlinsky, D. E. (1986). The dose–effect relationship in psychotherapy [Review]. *American Psychologist, 41,* 159–164. https://doi.org/10.1037/0003-066X.41.2.159

第 5 章

1 Fox, A. S., Lapate, R. C., Shackman, A. J., & Davidson, R. J. (2018). *The nature of emotion: Fundamental questions.* New York: Oxford University Press.

2 Johnston, E., & Olson, L. (2015). *The feeling brain: The biology and psychology of emotions.* New York: W. W. Norton.

3 Damasio, A. (2003). *Looking for Spinoza: Joy, sorrow, and the feeling brain* (p. 37). New York: Harcourt.

4 James, W. (1884). What is an emotion? *Mind, 9*(34), 188–205.

5 Lange, C. (1885). Om Sindsbevægelser. Et Psyko-Fysiologisk Studie [On emotions. A psycho-physiological study]. Copenhagen: Lund. Also published in German (1887, 1910), French (1895, 1902), and English (1922).

6 Friedman, B. H. (2010). Feelings and the body: The Jamesian perspective on autonomic specificity of emotion. *Biological Psychology, 84*(3), 383–393. https://doi.org/10.1016/j.biopsycho.2009.10.00

7 Laird, J. D. (2007). *Feelings: The perception of self.* New York: Oxford University Press.

8 Levenson, R. W., Ekman, P., & Friesen, W. V. (1990). Voluntary facial action generates emotion-specific nervous system activity. *Psychophysiology, 27*, 363–384.

9 Cannon, W. B. (1932). *The wisdom of the body* (177–201). New York: W. W. Norton.

10 Dror, O. E. (2014). The Cannon-Bard thalamic theory of emotions: A brief genealogy and reappraisal. *Emotion Review, 6*(1), 13–20.

11 Craig, A. D. (2015). *How do you feel: An interoceptive moment with your neurological self* (chapter 2). Princeton, NJ: Princeton University Press.

12 Damasio, *Looking for Spinoza* (chapter 3).

13 Kreibig, S. D. (2010). Autonomic nervous system activity in emotion: A review. *Biological Psychology, 84*(3), 394–421. https://doi.org/10.1016/j.biopsycho. 2010.03.010

14 Barrett, L. F. (2017). *How emotions are made: The secret life of the brain* (chapter 5). Boston: Mariner Books.

15 Ekman, P., Levenson, R. W., & Friesen, W. V. (1983). Autonomic nervous system activity distinguishes among emotions. *Science, 221*(4616), 1208–1210. https://doi.org/10.1126/science.6612338

16 Philippot, P. Chapelle, G., & Blairy, S. (2002). Respiratory feedback in the generation of emotion. *Cognition & Emotion, 16*(5), 605–627. https://doi.org/10.1080/02699930143000392

17 Rainville, P., Bechara, A., Naqvi, N., & Damasio, A. R. (2006). Basic emotions are associated with distinct patterns of cardiorespiratory activity. *International Journal of Psychophysiology, 61*(1), 5–18. https://doi.org/10.1016/j.ijpsycho.2005.10.024

18 Nummenmaa, L., Glerean, E., Hari, R., & Hietanen, J. K. (2013). Bodily maps of emotions. *Proceedings of the National Academy of Sciences,111*(2), 646–651. https://doi.org/10.1073/pnas.1321664111

19 Nummenmaa, L., Hari, R., Hietanen, J. K., & Glerean, E. (2018). Maps of subjective feelings. *PNAS Proceedings of the National Academy of Sciences of the United States of America, 115*(37), 9198–9203. https://doi.org/10.1073/pnas.1807390115

20 Damasio, *Looking for Spinoza* (chapter 3).

21 Barrett, *How emotions are made* (p. 119).

22 Damasio, *Looking for Spinoza* (chapter 2).

23 Damasio, *Looking for Spinoza* (chapter 3).

24 Damasio, *Looking for Spinoza* (chapter 3).

25 Barrett, *How emotions are made* (chapter 6).

26 Picard, F., & Friston, K. (2014). Predictions, perception, and a sense of self. *Neurology, 83*(12), 1112–1118. https://doi.org/10.1212/WNL.0000000000000798

27 Barrett, *How emotions are made* (chapter 5).

28 Häusser, L. F. (2012). Empathie und Spiegelneurone. Ein Blick auf die gegenwärtige neuropsychologische Empathieforschung [Empathy and mirror neurons. A view on contemporary neuropsychological empathy research]. *Praxis der Kinderpsychologie und Kinderpsychiatrie, 61*(5), 322–335. https://doi.org/10.13109/prkk.2012.61.5.322

29 Oschman, J. L. (2015). *Energy medicine: The scientific basis.* London: Elsevier.

30 Lipton, B. H. (2016). *The biology of belief: Unleashing the power of consciousness, matter and miracles.* Carlsbad, CA: Hay House.

31 Damasio, *Looking for Spinoza* (p. 96).

32 Damasio, A., Grabowski, T., Bechara, A., Damasio, H., Ponto, L., Parvizi, J., et al. (2000). Subcortical and cortical brain activity during the feeling of self-generated emotions. *Nature Neuroscience 3,* 1049–1056. https://doi.org/10.1038/79871

33 Critchley, H. D., & Nagai, Y. (2012). How emotions are shaped by bodily states. *Emotion Review, 4*(2), 163–168. https://doi.org/10.1177/1754073911430132

34 Craig, *How do you feel* (p. 6).

35 Tsakiris, M., & Preester, H. D. (2019). *The interoceptive mind from homeostasis to awareness.* New York: Oxford University Press.

36 Ekman, P. (2009). Darwin's contributions to our understanding of emotional expressions. *Philosophical Transactions of the Royal Society B: Biological Sciences, 364*(1535), 3449–3451. https://doi.org/10.1098/rstb.2009.0189

37 Ekman, P. (2004). *Emotions revealed: Understanding faces and feelings to improve communication and emotional life.* New York: Henry Holt and Company, LLC.

38 Davidson, R. J., Ekman, P., Saron, C., Senulis, J., & Friesen, W. V. (1990). Emotional expression and brain physiology I: Approach/withdrawal and cerebral asymmetry. *Journal of Personality and Social Psychology, 58,* 330–341.

https://doi.org/10.1037/0022-3514.58.2.330

39 Cannon, W. B. (1927). The James-Lange theory of emotions: A critical exam-ination and an alternative theory. *American Journal of Psychology, 39,* 106–124.

40 Bard, P. (1928). A diencephalic mechanism for the expression of rage with special reference to the sympathetic nervous system. *American Journal of Psychology, 84,* 490–516.

41 Papez, J. W. (1937). A proposed mechanism of emotion. *Archives of Neurology and Psychiatry, 79,* 725–743.

42 MacLean, P. D. (1964). Man and his animal brains. *Modern Medicine, 12,* 95–106.

43 Panksepp, J. (1998). *Affective neuroscience: The foundations of animal and human emotions.* New York: Oxford University Press.

44 LeDoux, J. (1998). *The emotional brain: The mysterious underpinnings of emo-tional life.* New York: Simon & Schuster.

45 Pert, C. (1999). *Molecules of emotion: The science behind mind-body medicine* (p. 137). New York: Simon & Schuster.

第 6 章

1 Fincher-Kiefer, R. (2019). *How the body shapes knowledge: Empirical support for embodied cognition.* Washington, DC: American Psychological Association.

2 Beilock, S. (2017). *How the body knows its mind: The surprising power of the phys-ical environment to influence how you think and feel.* New York: Atria Books.

3 Colombetti, G. (2017). *The feeling body: Affective science meets the enactive mind.* Cambridge: MIT Press.

4 James, K. H. (2010). Sensori-motor experience leads to changes in visual processing in the developing brain. *Developmental Science, 13*(2), 279–288. https://doi.org/10.1111/j.1467-7687.2009.00883.x

5 Beilock. *How the body knows its mind* (p. 61–65).

6 Marcher, L., & Fich, S. (2010). *Body encyclopedia: A guide to the psychological functions of the muscular system.* Berkeley, CA: North Atlantic Books.

7 van den Bergh, B., Schmidt, J., & Warlop, L. (2011). Embodied myopia. *Journal of Marketing Research, 48*(6), 1033–1044.

8 Beilock. *How the body knows its mind* (chapter 9).

9 Muehlhan, M., Marxen, M., Landsiedel, J., Malberg, H., & Zaunseder, S. (2014). The effect of body posture on cognitive performance: A question of sleep quality. *Frontiers in Human Neuroscience, 8,* 171. https://doi.org/10.3389/fnhum.2014.00171

10 Peper, E., Lin, I., Harvey, R., & Perez, J. (2017). How posture affects memory recall and mood. *Biofeedback, 45*(2), 36–41. https://doi.org/10.5298/1081-5937-45.2.01

11 Winkielman, P., Niedenthal, P., Wielgosz, J., Eelen, J., & Kavanagh, L. C.

(2015). Embodiment of cognition and emotion. In M. Mikulincer, P. R. Shaver, E. Borgida, & J. A. Bargh (Eds.), *APA handbook of personality and social psychology, vol. 1. Attitudes and social cognition* (pp. 151–175). Washington, DC: American Psychological Association. https://doi.org/10.1037/14341-004

12　Niedenthal, P. (2007). Embodying emotion. *Science (316)*, 1002–1005.

13　Peper et al., How posture affects memory recall and mood.

14　Damasio, A. (2005). *Descartes' error: Emotion, reason, and the human brain.* New York: Penguin Books.

15　LeDoux, J. (1998). *The emotional brain: The mysterious underpinnings of emotional life.* New York: Simon & Schuster.

16　Kahn, J. (2013, September 11). Can emotional intelligence be taught? *New York Times Magazine.* https://www.nytimes.com/2013/09/15/magazine/can-emotional-intelligence-be-taught.html

17　Dolan, R. J. (2002). Emotion, cognition, and behavior. *Science, 298*(5596), 1191–1194. https://doi.org/10.1126/science.1076358

18　Tyng, C. M., Amin, H. U., Saad, M., & Malik, A. S. (2017). The influences of emotion on learning and memory. *Frontiers in Psychology, 8,* 1454.

19　Laird, J. D. (2007). *Feelings: The perception of self.* New York: Oxford University Press.

20　Storbeck, J., & Clore, G. L. (2007). On the interdependence of cognition and emotion. *Cognition & Emotion, 21*(6), 1212–1237. https://doi.org/10.1080/02699930701438020

21　Salzman, C. D., & Fusi, S. (2010). Emotion, cognition, and mental state representation in amygdala and prefrontal cortex. *Annual Review of Neuroscience, 33,* 173–202. https://doi.org/10.1146/annurev.neuro.051508.135256

22　Okon-Singer, H., Hendler, T., Pessoa, L. & Shackman, A. J. (2015). The neurobiology of emotion and cognition interactions: Fundamental questions and strategies for future research. *Frontiers in Human Neuroscience, 9.* https://doi.org/10.3389/fnhum.2015.00058

23　Duncan, S., & Barrett, L. F. (2007). Affect is a form of cognition: A neurobiological analysis. *Cognition & Emotion, 21*(6), 1184–1211. https://doi.org/10.1080/02699930701437931

第 7 章

1　Reich, W. (1990). *Character analysis.* New York: Noonday Press.

2　Lowen, A. (1994). *Bioenergetics.* New York: Penguin/Arkana.

3　Marcher, L., & Fich, S. (2010). *Body encyclopedia: A guide to the psychological functions of the muscular system.* Berkeley, CA: North Atlantic Books.

4　Marcher, *Body encyclopedia* (p. 255).

5　Marcher, *Body encyclopedia* (p. 171).

6　Porges, S. W. (2011). *The polyvagal theory: Neurophysiological foundations of emotions, attachment, communication, and self-regulation.* New York: W. W. Norton.

7　Marcher, *Body encyclopedia* (p. 503).

8　Lowen, A. (1979). *The language of the body* (chapter 17). New York: Collier Macmillan.

9　Reich, *Character analysis.*

10　Lowen, *Bioenergetics.*

11　Ekman, P. (2004). *Emotions revealed: Understanding faces and feelings to improve communication and emotional life.* New York: Henry Holt and Company, LLC.

12　Marcher, *Body encyclopedia.*

13　Niedenthal, P. (2007). Embodying emotion. *Science (316),* 1002–1005.

14　Faulkner, G. E. (2010). *Exercise, health and mental health: Emerging relationships.* London: Routledge.

15　Grof, S., & Grof, C. (2010). *Holotropic breathwork: A new approach to self-exploration and therapy.* Albany: State University of New York Press.

16　Craig, A. D. (2015). *How do you feel: An interoceptive moment with your neurological self* (p. 6). Princeton, NJ: Princeton University Press.

17　Keleman, S. (1987). *Embodying experience: Forming a personal life.* Berkeley, CA: Center Press.

18　Reich, *Character analysis.*

19　Keleman, *Embodying experience.*

20　Peper, E., Lin, I., Harvey, R., & Perez, J. (2017). How posture affects memory recall and mood. *Biofeedback, 45*(2), 36–41. https://doi.org/10.5298/1081-5937-45.2.01

21　Slattery, D. P. (2000). *The wounded body: Remembering the markings of flesh.* Albany: State University of New York Press.

22　Darwin, C., & Ekman, P. (2009). *The expression of the emotions in man and animals.* New York: Oxford University Press.

23　Ekman, *Emotions revealed.*

24　Niedenthal, Embodying emotion.

25　Ablon, S. L., & Brown, D. P. (2015). *Human feelings: Explorations in affect development and meaning* (chapter 1). London: Routledge.

26　Fogel, A., & Reimers, M. (1989). On the psychobiology of emotions and their development. *Monographs of the Society for Research in Child Development, 54*(1–2), 105–113.

27　Porges, S. W. (2011). *The polyvagal theory: Neurophysiological foundations of emotions, attachment, communication, and self-regulation* (chapter 10). New York: W. W. Norton.

28　Finzi, E. (2014). *The face of emotion: How Botox affects our moods and relationships.* London: Palgrave Macmillan.

29 Porges, *The polyvagal theory.*

30 Rossi, M., Bruno, G., Chiusalupi, M., & Ciaramella, A. (2018). Relationship between pain, somatisation, and emotional awareness in primary school children. *Pain Research and Treatment,* 1–12. https://doi.org/10.1155/2018/4316234

31 Cloitre, M., Khan, C., Mackintosh, M., Garvert, D. W., Henn-Haase, C. M., Falvey, E. C., et al. (2019). Emotion regulation mediates the relationship between ACES and physical and mental health. *Psychological Trauma: Theory, Research, Practice, and Policy, 11*(1), 82–89. https://doi.org/10.1037/tra0000374

32 Fisher, H. E. (2017). *Anatomy of love: A natural history of mating, marriage, and why we stray.* New York: W. W. Norton.

33 Oschman, J. L. (2015). *Energy medicine: The scientific basis.* London: Elsevier.

34 Lipton, B. H. (2015). *The biology of belief: Unleashing the power of consciousness, matter and miracles.* Carlsbad, CA: Hay House.

35 Basford, J. R. (2001). A historical perspective of the popular use of electric and magnetic therapy. *Archives of Physical Medicine and Rehabilitation, 82*(9), 1261–1269. https://doi.org/10.1053/apmr.2001.25905

36 Sills, F. (1989). The polarity process. *Self & Society, 17*(6), 23–28. https://doi.org/10.1080/03060497.1989.1108502

37 Sills, F. (2011). Craniosacral biodynamics. *Energy Medicine East and West,* 249–258. https://doi.org/10.1016/b978-0-7020-3571-5.00019-6

第 8 章

1 Gonzalez, M. J., Sutherland, E., & Olalde, J. (2019). Quantum functional energy medicine: The next frontier of restorative medicine. *Journal of Restorative Medicine, 9*(1), 1–7. https://doi.org/10.14200/jrm.2019.0114

2 Ross, C. L. (2019). Energy medicine: Current status and future perspectives. *Global Advances in Health and Medicine, 8,* 216495611983122. https://doi.org/10.1177/2164956119831221

3 Madrid, A. (2005). Helping children with asthma by repairing maternal-infant bonding problems. *American Journal of Clinical Hypnosis, 48*(2–3), 199–211. https://doi.org/10.1080/00029157.2005.1040151

4 Sills, F. (2002). *The polarity process: Energy as a healing art.* Berkeley, CA: North Atlantic Books.

5 Turculeț, A., & Tulbure, C. (2014). The relation between the emotional intelligence of parents and children. *Procedia—Social and Behavioral Sciences, 142,* 592–596. https://doi.org/10.1016/j.sbspro.2014.07.671

6 Ablon, S. L., & Brown, D. P. (2015). *Human feelings: Explorations in affect development and meaning* (chapter 1). London: Routledge.

7 Madrid, Helping children with asthma.

8 Sills, *The polarity process.*

9 Turculeṭ, The relation between the emotional intelligence of parents and children.

10 Ablon, *Human feelings* (chapter 1).

第 9 章

1 Barrett, L. F. (2018). *How emotions are made: The secret life of the brain* (p. 182). Boston: Mariner Books.

2 Suvak, M. K., Litz, B. T., Sloan, D. M., Zanarini, M. C., Barrett, L. F., & Hofmann, S. G. (2011). Emotional granularity and borderline personality disorder. *Journal of Abnormal Psychology, 120*(2), 414–426. https://doi.org/10.1037/a0021808

3 Damasio, A. (2003). *Looking for Spinoza: Joy, sorrow, and the feeling brain* (p. 29). New York: Harcourt.

4 Pert, C. (1999). *Molecules of emotion: The science behind mind-body medicine* (p. 131). New York: Simon & Schuster.

5 Shiota, M. N. (2016). Ekman's theory of basic emotions. In H. L. Miller (Ed.), *The Sage encyclopedia of theory in psychology* (pp. 248–250). Thousand Oaks, CA: Sage Publications. https://doi.org/10.4135/9781483346274.n85

6 Ekman, P., & Cordaro, D. (2011). What is meant by calling emotions basic. *Emotion Review, 3*(4), 364–370. https://doi.org/10.1177/1754073911410740

7 Johnston, E., & Olson, L. (2015). *The feeling brain: The biology and psychology of emotions* (p. 50). New York: W. W. Norton.

8 Ekman, P. (1994). All emotions are basic. In P. Ekman & R. J. Davidson (Eds.), *The nature of emotion: Fundamental questions* (pp. 15–19). New York: Oxford University Press.

9 Lazarus, R. S., & Lazarus, B. N. (1996). *Passion and reason: Making sense of our emotions.* New York: Oxford University Press.

10 Cowen, A. S., & Keltner, D. (2017). Self-report captures 27 distinct categories of emotion bridged by continuous gradients. *Proceedings of the National Academy of Sciences, 114*(38). https://doi.org/10.1073/pnas.1702247114

11 James, B. G. (2016). HUMAINE emotion annotation and representation language (EARL): Proposal. https://pdfcoffee.com/humaine-emotion-annotation-and-representation-language-earl-proposal-emotion-research-pdf-free.html

12 Smith, T. W. (2016). *The book of human emotions: An encyclopedia of feeling from anger to wanderlust.* London: Profile Books.

13 Plutchik, R. (2000). *Emotions in the practice of psychotherapy: Clinical implications of affect theories.* Washington, DC: American Psychological Association. https://doi.org/10.1037/10366-000

14 Johnston, E., & Olson, L. (2015). *The feeling brain: The biology and psychology of emotions* (pp. 46–48). New York: W. W. Norton.

15　Barrett, *How emotions are made* (pp. 32–39).

16　Sullivan, M. W., & Lewis, M. (2003). Emotional expressions of young infants and children: A practitioner's primer. *Infants and Young Children, 16*(2), 120–142.

17　Grossmann, T. (2010). The development of emotion perception in face and voice during infancy. *Restorative Neurology and Neuroscience, 28*(2), 219–236. https://doi.org/10.3233/rnn-2010-0499

18　Ablon, S. L., & Brown, D. P. (2015). *Human feelings: Explorations in affect development and meaning* (pp. 346-403, Kindle edition). London: Routledge.

19　Méndez-Bértolo C., Moratti S., Toledano R., Lopez-Sosa F., Martínez-Alvarez R., Mah Y. H., et al. (2016). A fast pathway for fear in human amygdala. *Nature Neuroscience, 19,* 1041–1049. https://doi.org/10.1038/nn.4324

20　Parrott, W. (2001). *Emotions in social psychology.* Philadelphia: Psychology Press.

21　Niedenthal, P. (2007). Embodying emotion. *Science (316),* 1002–1005.

22　Ablon, *Human feelings* (pp. 587–596, Kindle edition).

23　Pert, C. (1999). *Molecules of emotion: The science behind mind-body medicine* (chapters 7 and 9). New York: Simon & Schuster.

24　Shaver, P., Schwartz, J., Kirson, D., & O'Connor, C. (1987). Emotion knowledge: Further exploration of a prototype approach. *Journal of Personality and Social Psychology, 52*(6), 1061–1086. https://doi.org/10.1037/0022-3514.52.6.1061

第 10 章

1　Barrett, L. F. (2018). *How emotions are made: The secret life of the brain* (p. 78). Boston: Mariner Books.

2　Greenberg, L. S., & Goldman, R. N. (2019). *Clinical handbook of emotion-focused therapy* (chapter 1). Washington, DC: American Psychological Association.

第 11 章

1　Turculeț, A., & Tulbure, C. (2014). The relation between the emotional intelligence of parents and children. *Procedia—Social and Behavioral Sciences, 142,* 592–596. https://doi.org/10.1016/j.sbspro.2014.07.671

2　Shai, D., & Meins, E. (2018). Parental embodied mentalizing and its relation to mind-mindedness, sensitivity, and attachment security. *Infancy, 23*(6), 857–872. https://doi.org/10.1111/infa.12244

3　van der Kolk, B. A., McFarlane, A. C., & Weisaeth, L. (Eds.) (1996). *Traumatic stress: The impact of overwhelming experience on mind, body, and society* (pp. 306–308). New York: Guilford Press.

第 12 章

1 Selvam, R. (2017, July 25). How to avoid destroying emotions when tracking body sensations? Integral Somatic Psychology. https://integralsomaticpsychology.com/how-to-avoid-destroying-emotions-when-tracking-body-sensations/

2 Oschman, J. L. (2015). *Energy medicine: The scientific basis* (chapter 12). London: Elsevier.

3 Nicholas, A. S., & Nicholas, E. A. (2015). *Atlas of osteopathic techniques*. Philadelphia: Lippincott Williams and Wilkins.

4 Gyer, G., & Michael, J. (2020). *Advanced osteopathic and chiropractic techniques for manual therapists: Adaptive clinical skills for peripheral and extremity manipulation*. London: Singing Dragon.

5 Porges, S. W. (2011). *The polyvagal theory: Neurophysiological foundations of emotions, attachment, communication, and self-regulation* (chapter 10). New York: W. W. Norton.

6 Niedenthal, P. (2007). Embodying emotion. *Science (316),* 1002–1005.

7 Marcher, L., & Fich, S. (2010). *Body encyclopedia: A guide to the psychological functions of the muscular system*. Berkeley, CA: North Atlantic Books.

8 Bordoni, B. (2020). The five diaphragms in osteopathic manipulative medicine: Myofascial relationships, part 1. *Cureus.* https://doi.org/10.7759/cureus.7794

9 Bordoni, B. (2020). The five diaphragms in osteopathic manipulative medicine: Myofascial relationships, part 2. *Cureus.* https://doi.org/10.7759/cureus.7795

10 Agustoni, D. (2011). *Harmonizing your craniosacral system: Self-treatments for improving your health*. Berkeley, CA: North Atlantic Books.

第 14 章

1 Turculeț, A., & Tulbure, C. (2014). The relation between the emotional intelligence of parents and children. *Procedia—Social and Behavioral Sciences, 142,* 592–596. https://doi.org/10.1016/j.sbspro.2014.07.671

2 Wallen, D. J. (2007). *Attachment in psychotherapy* (p. 48). New York: Guilford Press.

3 Turculeț, The relation between the emotional intelligence of parents and children.

4 Häusser, L. F. (2012). Empathie und Spiegelneurone. Ein Blick auf die gegenwärtige neuropsychologische Empathieforschung [Empathy and mirror neurons. A view on contemporary neuropsychological empathy research]. *Praxis der Kinderpsychologie und Kinderpsychiatrie, 61*(5), 322–335. https://doi.org/10.13109/prkk.2012.61.5.322

5 Sandler, J. (Ed.). (2019). *Projection, identification, and projective identification*. London: Routledge.

6　Oschman, J. L. (2015). *Energy medicine: The scientific basis.* London: Elsevier.

7　Oschman, J. L. (2003). *Energy medicine in therapeutics and human performance.* Burlington, MA: Butterworth-Heinemann.

8　McCraty, R. (2015). *Science of the heart: Exploring the role of the heart in human performance, vol. 2* (p. 36). Boulder Creek, CA: HeartMath Institute. https://doi.org/10.13140/RG.2.1.3873.5128

9　Lipton, B. H. (2016). *The biology of belief: Unleashing the power of consciousness, matter and miracles.* Carlsbad, CA: Hay House.

10　Sheldrake, R., & Brown, D. J. (2001). The anticipation of telephone calls: A survey in California. *Journal of Parapsychology, 65*(2), 145–146.

11　Jennifer, C. (2018, August 19). Light from ancient quasars helps confirm quantum entanglement. *MIT News Office.* https://news.mit.edu/2018/light-ancient-quasars-helps-confirm-quantum-entanglement-0820

12　Quantum "spooky action at a distance" travels at least 10,000 times faster than light. (2013, March 10). *New Atlas.* https://newatlas.com/quantum-entanglement-speed-10000-faster-light/26587/

13　Wolchover, N. (2020, October 20). Quantum tunnels show how particles can break the speed of light. *Quanta Magazine.* https://www.quantamagazine.org/quantum-tunnel-shows-particles-can-break-the-speed-of-light-20201020/

14　Musser, G. (2016). *Spooky action at a distance: The phenomenon that reimagines space and time—and what it means for black holes, the big bang, and theories of everything* (chapter 6). New York: Scientific American/Farrar, Straus and Giroux.

15　Dossey, L. (2014). *One mind: How our individual mind is part of a greater consciousness and why it matters.* Carlsbad, CA: Hay House.

16　Stolorow, R. D., & Atwood, G. E. (1996). The intersubjective perspective. *Psychoanalytic Review, 83,* 181–194.

17　Siegel, D. J. (1999). *The developing mind: How relationships and the brain interact to shape who we are* (p. 232). New York: Guilford Press.

18　Oschman, J. L. (2015). *Energy medicine: The scientific basis* (chapter 8). London: Elsevier.

总结

1　Pert, C. (1999). *Molecules of emotion: The science behind mind-body medicine* (p. 145). New York: Simon & Schuster.

2　Colombetti, G., & Thompson, E. (2008). The feeling body: Towards an enactive approach to emotion. In W. F. Overton, U. Müller, and J. L. Newman (Eds.), *Developmental perspectives on embodiment and consciousness* (pp. 45–68). Hillsdale, NJ: Erlbaum.

3　Damasio, A. (2003). *Looking for Spinoza: Joy, sorrow, and the feeling brain.* New York: Harcourt.

4　Craig, A. D. (2015). *How do you feel: An interoceptive moment with your neurological self.* Princeton, NJ: Princeton University Press.

5　Barrett, L. F. (2018). *How emotions are made: The secret life of the brain.* Boston: Mariner Books.

6　Ekman, P. (1999). Basic emotions. In T. Dalgleish & M. Power (Eds.), *Handbook of cognition and emotion* (pp. 45–60). Hoboken, NJ: Wiley.

7　Pert, *Molecules of emotion* (chapter 7).

8　*CERN accelerating science.* (n.d.). https://home.cern/about

9　Bohm, D. (2008). *Wholeness and the implicate order.* London: Routledge.

10　Schwartz, J. M., Stapp, H. P., & Beauregard, M. (2005). Quantum physics in neuroscience and psychology: A neurophysical model of mind–brain interaction. *Philosophical Transactions of the Royal Society B: Biological Sciences, 360*(1458), 1309–1327. https://doi.org/10.1098/rstb.2004.1598

11　Ning, Z., & Lao, L. (2015). Acupuncture for pain management in evidence-based medicine. *Journal of Acupuncture and Meridian Studies, 8*(5), 270–273. https://doi.org/10.1016/j.jams.2015.07.012

12　Connolly, S. M. (2004). *Thought field therapy: Clinical applications.* Sedona, AZ: George Tyrrell Press.

13　Church, D. (2018). *The EFT manual.* Fulton, CA: Energy Psychology Press.

14　*Meta analyses, reviews, and theoretical articles on energy psychology* (revised August 2020). Bryn Mawr, PA: Association for Comprehensive Energy Psychology. https://cdn.ymaws.com/www.energypsych.org/resource/resmgr/research/Theoretical_Articles_Reviews.pdf

15　Brown, S. (2008). Use of complementary and alternative medicine by physicians in St. Petersburg, Russia. *Journal of Alternative and Complementary Medicine, 14*(3), 315–319. https://doi.org/10.1089/acm.2007.7126

16　Zhu, B. (Ed.) (2011). *Basic theories of traditional Chinese medicine.* London: Singing Dragon.

17　Sills, F. (2011). *Foundations in craniosacral biodynamics.* Berkeley, CA: North Atlantic Books.

18　Sills, F. (2002). *The polarity process: Energy as a healing art.* Berkeley, CA: North Atlantic Books.

19　Kirlian effect—scientific tool to study mind body functions by reading aura. (n.d.). Thiaoouba. https://www.thiaoouba.com/kir.htm

20　Feinstein, D. (2008). Energy psychology in disaster relief. *Traumatology, 14*(1), 127–139. https://doi.org/10.1177/1534765608315636

21　Parker, C., Doctor, R. M., & Selvam, R. (2008). Somatic therapy treatment effects with tsunami survivors. *Traumatology, 14*(3), 103–109. https://doi.org/10.1177/1534765608319080

22 *Meta analyses,* Association for Comprehensive Energy Psychology.

23 Hannah, C., Stapleton, P., Porter, B., Devine, S., & Sheldon, T. (2016). The effectiveness of cognitive behavioral therapy and emotional freedom techniques in reducing depression and anxiety among adults: A pilot study. *Integrative Medicine, 15*(2), 27–34.

附录

1 Emotion classification. (n.d.). In *Wikipedia.* https://en.wikipedia.org/wiki/Emotion_classification

2 Emotion classification, *Wikipedia.*

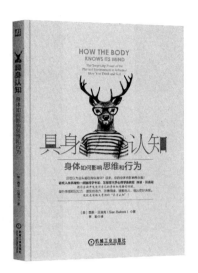

具身认知：身体如何影响思维和行为

作者：（美）西恩·贝洛克 著 ISBN 978-7-111-53778-6

你的身体对头脑也有巨大影响，这就是有趣又有用的"具身认知"！
著名脑科学专家、芝加哥大学心理学系教授西恩·贝洛克教你全面开发
自己的身体潜能。

创 伤 疗 愈

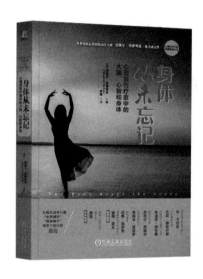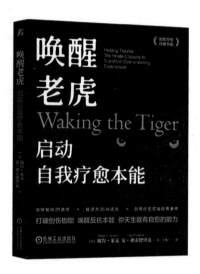

身体从未忘记：心理创伤疗愈中的大脑、心智和身体

作者：（美）巴塞尔·范德考克（Bessel van der Kolk）著 ISBN 978-7-111-53263-7

心理创伤治疗的"圣经"
世界知名心理创伤治疗大师巴塞尔·范德考克集大成之作

唤醒老虎：启动自我疗愈本能

作者：（美）彼得·莱文（Peter A. Levine）安·弗雷德里克（Ann Frederick)著 ISBN 978-7-111-74667-6

体感疗愈（somatic experiencing）学习必备
美国躯体心理治疗协会终身成就奖得主经典著作